PATRIC HEIZMANN

ICH BIN DANN MAL
SCHLANK

Mit Fotos von Udo Bojahr

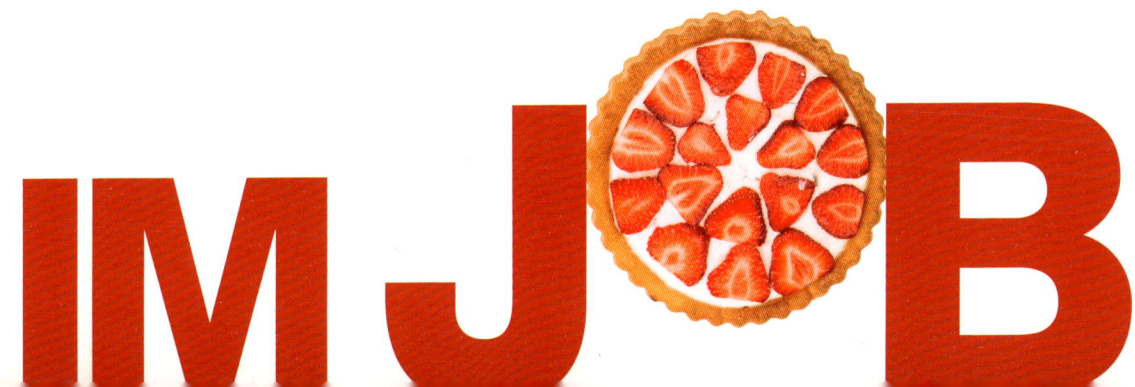

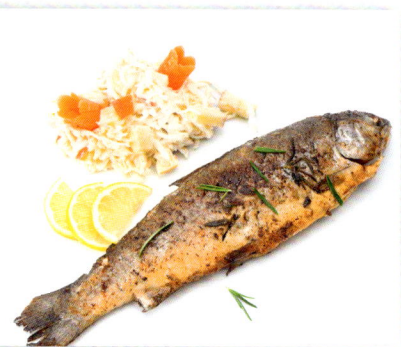
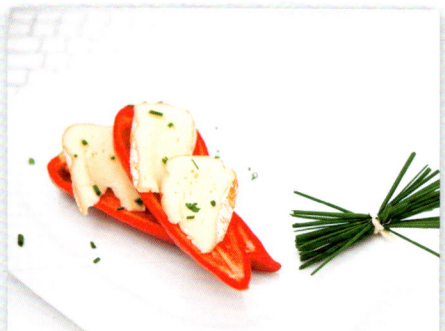
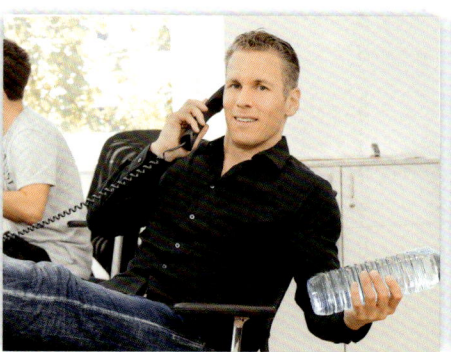
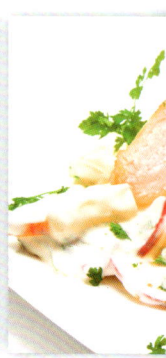

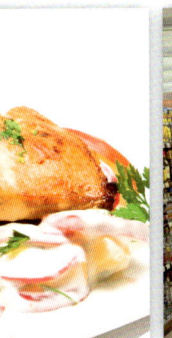
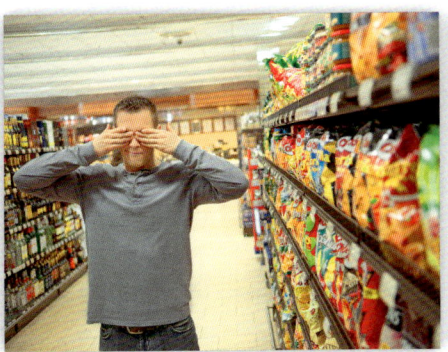
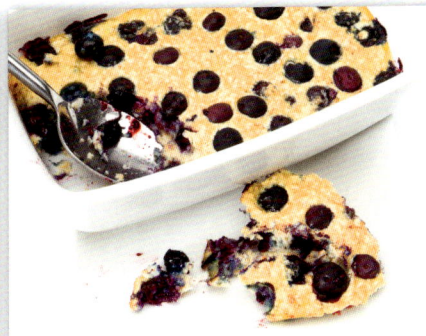
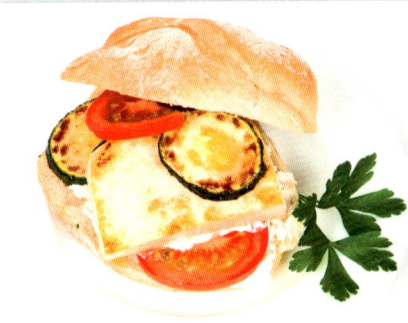

Liebe Leserin und lieber Leser,

beim Besser-Essen im Beruf ist es oft wie bei einem wichtigen Job-Projekt: Erst müssen Dinge aus dem Weg geräumt werden, die den Erfolg behindern. Dann kommt's auf die richtige Idee zur richtigen Zeit an. Die Erfolgskiller beim Abnehmen im Büro kennen Sie allzu gut: Stress, keine Zeit, keine Küche und keine brauchbare Kantine. Daran scheitern viele gute Vorsätze. Doch das ist kein Grund zum Aufgeben. Denn das richtige Rezept zur passenden Zeit ist in diesem Fall die Rettung.

Wir haben hundert Ideen zusammengestellt, die sich schnell, einfach und ohne Kleckern umsetzen lassen. Wussten Sie zum Beispiel, dass Sie die Zutaten für Roastbeef-Rouladen in Originalverpackung ins Büro bringen können? Dass Suppen sicher verpackt in die Aktentasche passen, und Sie Kichererbsen zur Not auch auf der Autobahn vertilgen dürfen, wenn Sie vorher einen Brotaufstrich daraus machen? Haben Sie schon mal für einen schnellen Snack Ananas in Parmaschinken gewickelt? Oder den Kollegen bewiesen, dass nicht jedes Tiramisu eine Kalorienbombe sein muss?

Sie werden staunen, was alles möglich ist, wenn Sie die Ich-bin-dann-mal-schlank-Methode ins Büro bringen. Dazu gibt's nicht nur Rezepte. Ich zeige Ihnen auch neue Sport-Übungen speziell für Schreibtischtäter und verrate Motivations-Tricks für alle Berufsgruppen.

Ihr *Patric Heizmann*

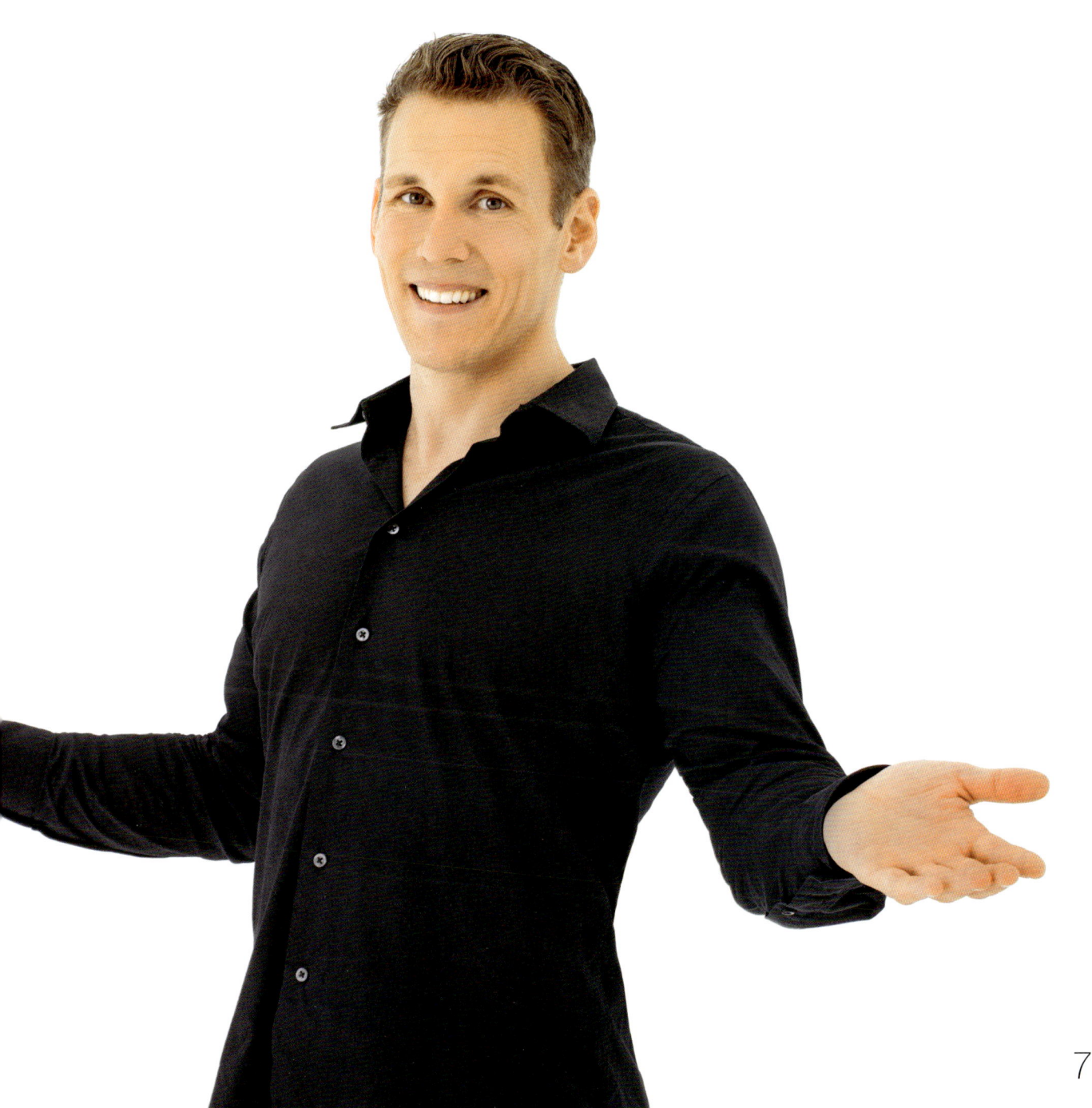

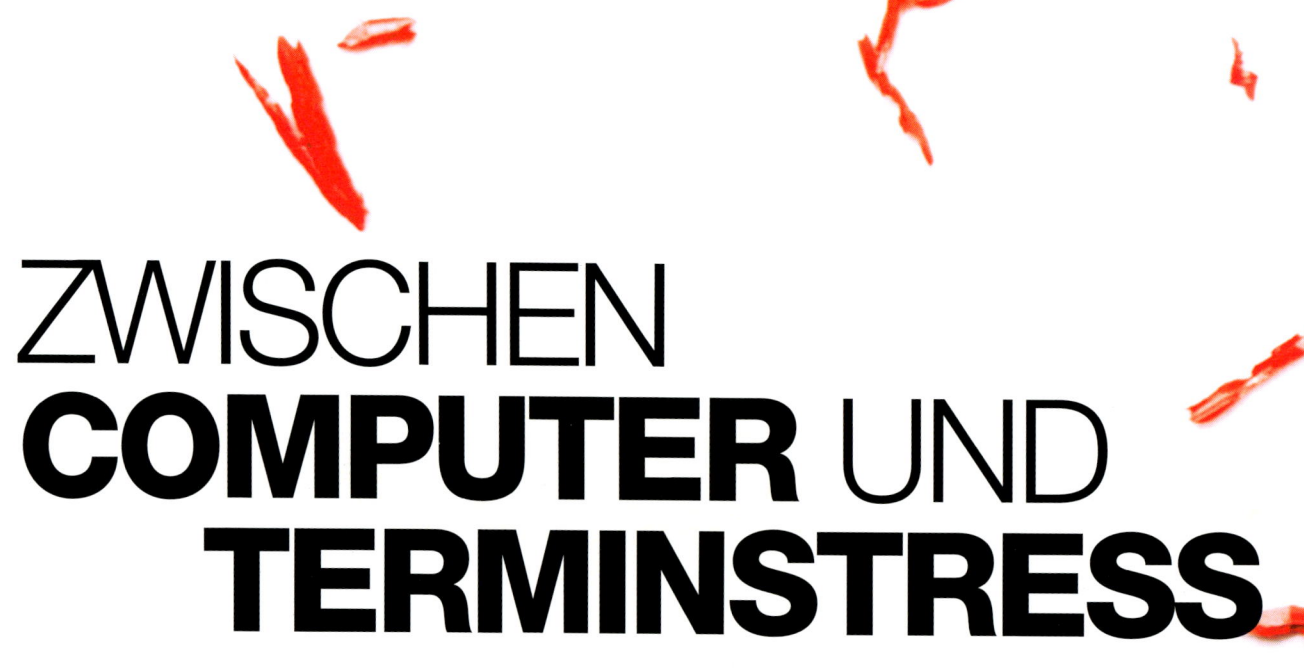

ZWISCHEN
COMPUTER UND
TERMINSTRESS

Schlank werden mit festen Mahlzeiten, mehr Eiweiß, weniger Kohlenhydraten und ohne Hunger – das funktioniert auch am Arbeitsplatz. Lernen Sie die Grundlagen der Ich-bin-dann-mal-schlank-Methode kennen und erfahren Sie, wie einfach sie sich im Büro und unterwegs umsetzen lässt.

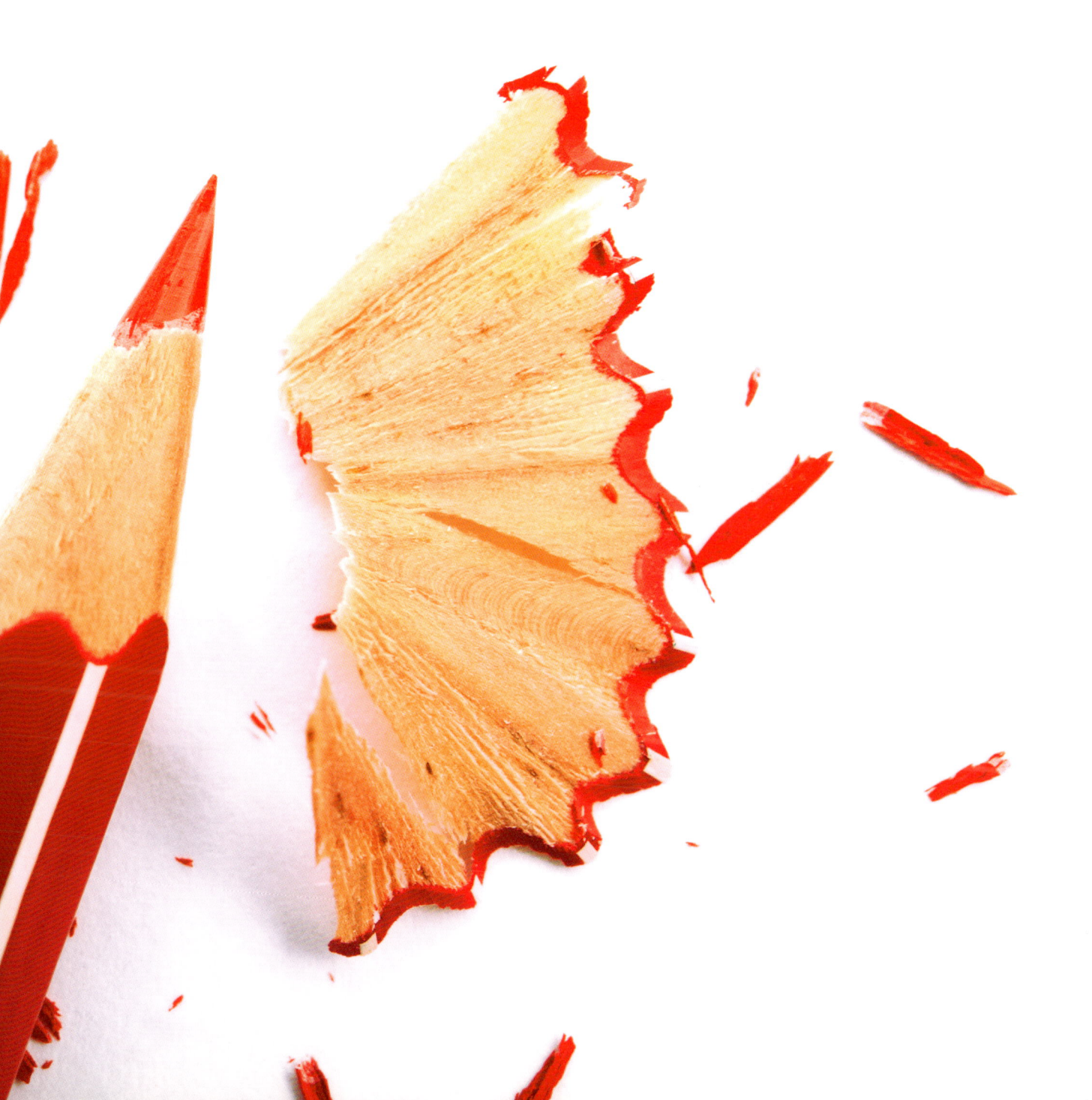

Das Essen täglich frisch auf den Tisch, am liebsten selbst gekocht, vitaminreich und ohne überflüssige Dickmacher. Ein Wunschtraum für die meisten Berufstätigen. Denn irgendetwas davon klappt höchstwahrscheinlich nicht. Wer arbeiten muss oder viel unterwegs ist, kann sich sehr selten an den Herd stellen, um eine gesunde Mahlzeit zuzubereiten. Ob mittags im Büro, morgens am Konferenztisch, auf Dienstreisen im Auto, unterwegs nach dem Sport oder abends im Hotel – bis eine Küche erreichbar, der Topf warm, der Teller auf dem Tisch und das Geschirr gespült ist, dauert es meist viel zu lange.

Stattdessen müssen schnelle Sattmacher her. Und weil's die am nächsten Automaten, in der Fastfood-Bude oder beim Bäcker sofort auf die Hand gibt, fallen wir immer wieder darauf herein. Das darf natürlich auch mal sein, sollte aber immer nur die Ausnahme bleiben.

Wenn Sie im Großen und Ganzen nicht allzu viel an Ihren Essgewohnheiten verändern möchten und an klassischen kalorienreduzierten Diäten mit festen Rezepten immer wieder gescheitert sind, ist die Ich-bin-dann-mal-schlank-Methode genau das Richtige für Sie. Denn Ernährung nach der Ich-bin-dann-mal-schlank-Uhr – das heißt grundsätzlich: Sie dürfen alles essen, müssen dabei aber auf den richtigen Zeitpunkt achten. Glauben Sie mir, einfacher geht's nicht.

Gehören Sie zu den Frühaufstehern, die schon morgens um sechs das Haus verlassen und um sieben zur Arbeit antreten? Oder dürfen Sie ein bisschen länger schlafen und erst um zehn am Schreibtisch sitzen, um den PC einzuschalten? Müssen Sie in wechselnden Schichten schaffen? Gleichgültig zu welchen Zeiten Sie Ihren Lebensunterhalt verdienen – Ihre Ernährung richtet sich im 24-Stunden-Rhythmus nach Ihren Schlaf- und Wachphasen. Denn die bestimmen, wann und wie der Körper all das verarbeitet, was Sie ihm geben.

Essen nach der Uhr: Das hält Körper und Geist fit

Auf der Innen-Klappe vorne in diesem Buch sehen Sie in Form einer Uhr, wie Sie alles, was Sie essen, so verteilen, dass es für die gute Figur optimal ist. Wenn Sie sich daran halten, stellen Sie Ihre Ernährung nicht nur auf schlank, sondern auch auf gesund um. Denn dann bekommen Sie alle wichtigen Nährstoffe, die Körper und Geist brauchen, um fit und leistungsfähig durch den Arbeitsalltag zu kommen.

Warum diese Form der Ernährung schlank macht? Ganz einfach: Unser Körper verbrennt alles, was wir essen, wie ein Ofen. Die Nährstoffe sind dabei sein Heizmaterial. Schnelle Kohlenhydrate werden abgefackelt wie Papier, ans Fett (vergleichbar mit schweren Briketts) macht der Organismus sich erst, wenn das leicht entflamm-

bare Papier zur Neige geht. Das heißt: Erst wenn keine schnellen Kohlenhydrate mehr nachgelegt werden, steigert sich die Fettverbrennung. Also verlängern Sie die ohnehin essfreie Nacht (die effektivste Phase des Fettabbaus!) mit Verzicht auf Kohlenhydrate am Abend und werden schneller schlank.

Für die meisten Menschen beginnt der Job morgens – und zwar nach den Regeln der gesunden Ernährung mit einem Frühstück. So ist es auch bei der Ich-bin-dann-mal-schlank-Methode. Doch was einfach klingt, macht vielen Berufstätigen schon Probleme. „So früh kriege ich noch nichts runter" – „Ich habe morgens gar keine Zeit" – „Ich will abnehmen und morgens fällt mir das Nicht-Essen am leichtesten" – „Ich bleibe lieber noch ein bisschen länger liegen" – die Ausredenliste der Frühstücksmuffel ist lang. Trotzdem sollte jeder einen Weg finden, sich vor der Arbeit mit guten Kohlenhydraten zu versorgen. Denn die sind das beste Futter fürs Gehirn. Wir brauchen sie zum Denken. Nicht nur, weil der Job das erfordert, sondern auch, weil der Speicher nach der nächtlichen Fastenphase leer ist und wieder aufgefüllt werden kann.

Nur wer morgens isst, bringt sein Hirn in Job-Form

Deshalb ist der Morgen nicht nur die beste Zeit, um hochwertige Kohlenhydrate aus Vollkornprodukten zu tanken. Beim Frühstück dürfen Sie auch zu Lieblingsleckerei-

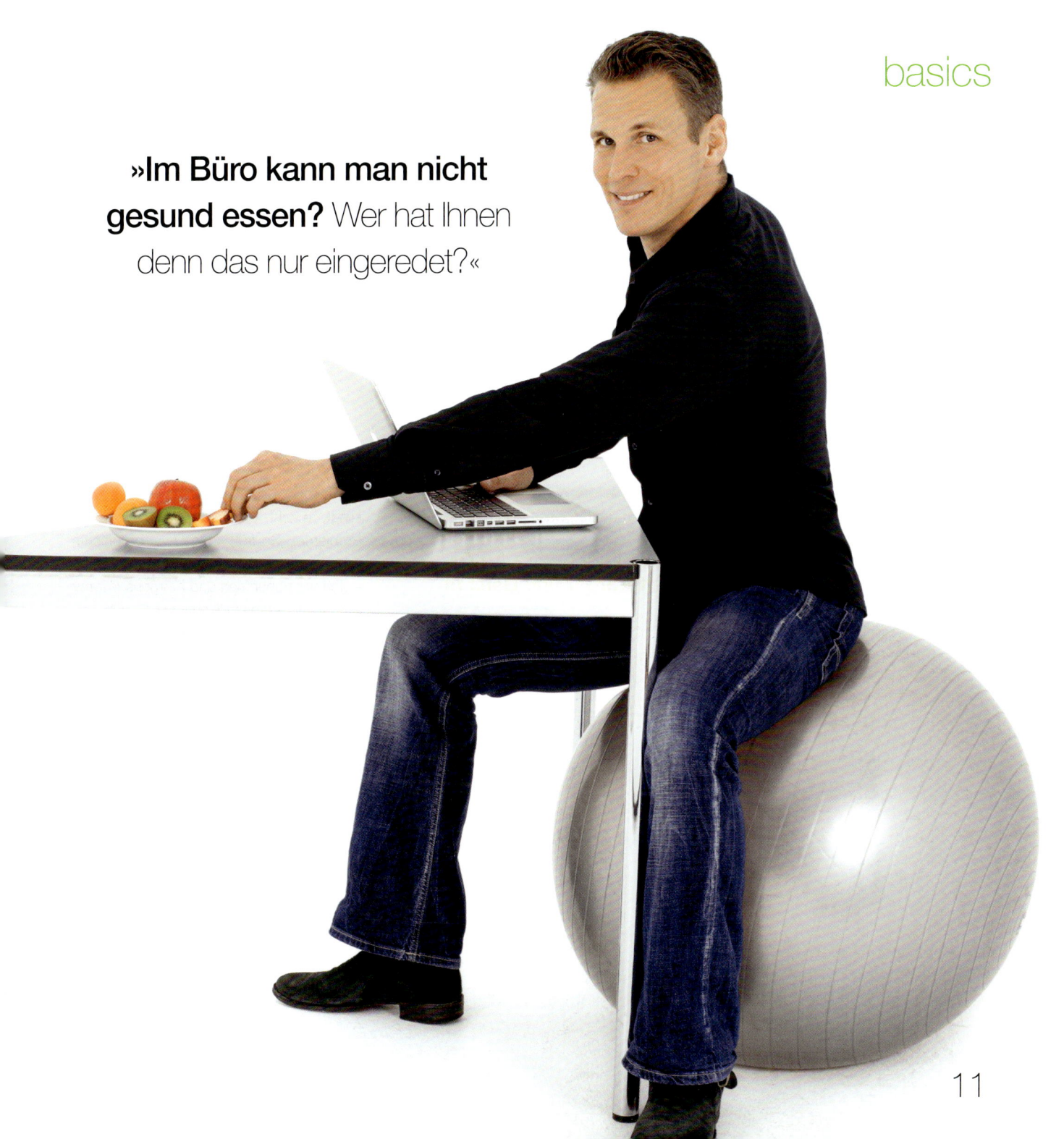

»Im Büro kann man nicht gesund essen? Wer hat Ihnen denn das nur eingeredet?«

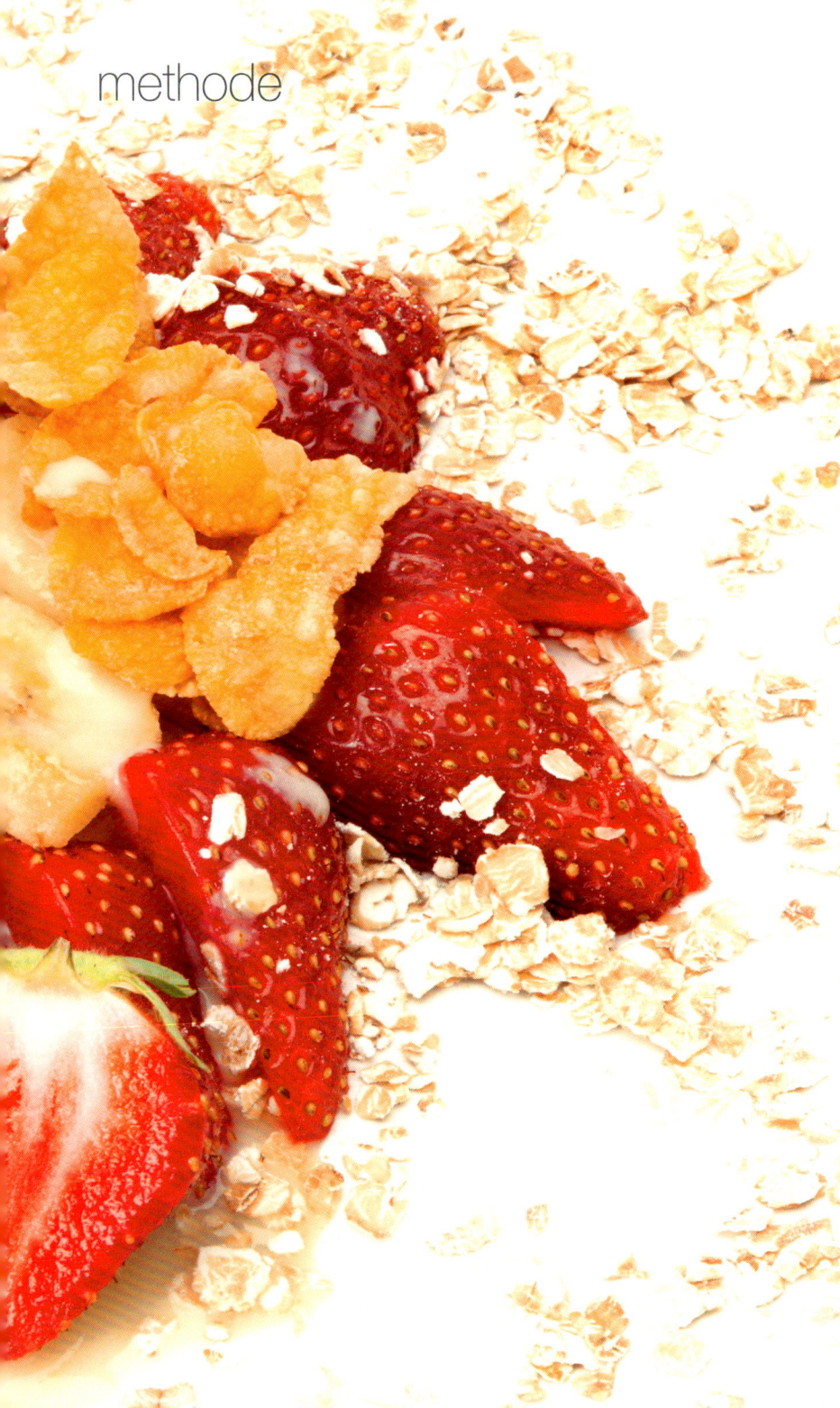

en greifen, auf die Sie künftig im Laufe des Tages verzichten. Riesenlust auf ein Marmeladen-Croissant, auf das Stück Kuchen, das Sie sich gestern verkniffen haben, oder auf die Schokolade, die im Kühlschrank wartet? Dann essen Sie diese Dinge ruhig zum Frühstück, um danach von ihnen in Ruhe gelassen zu werden.

Frühstück gerne verschieben, aber nicht ausfallen lassen

„Ich würde ja gerne morgens etwas essen, aber ich kriege einfach nichts runter." Wer zu den Menschen gehört, die das von sich sagen, darf sich ruhig selbst ein bisschen austricksen. Denn selbst wenn das frühe Kauen schwerfällt – trinken klappt fast immer. Probieren Sie doch zum Beispiel mal einen leckeren Eiweiß-Shake mit frischen pürierten Früchten. Oder Milch mit Haferflocken. Auch ein Vollkorn-Müsli rutscht viel leichter in den Magen als ein Vollkornbrot.

Eine andere Möglichkeit: Sie trinken nach dem Aufstehen wie bisher erst einmal nur eine Tasse Kaffee, nehmen sich aber ein Butterbrot oder etwas anderes Leckeres mit zur Arbeit, um dort dann zu essen, wenn der Hunger sich bemerkbar macht. Für Frühstarter hat das den Vorteil, dass sie besser bis zur Mittagspause durchhalten und am Vormittag ohne Snack auskommen, wenn sie zum Beispiel morgens um sieben einen Kaffee trinken und um neun am Arbeitsplatz frühstücken.

Alles, was Sie zum Frühstück oder als Vormittags-Snack essen dürfen, sehen Sie im Morgen-Bereich der Ernährungsuhr. Da wird auch gleich deutlich, wie die Mengenverteilung idealerweise aussieht. Der grüne Streifen enthält Obst und eiweißreiche Lebensmittel, der gelbe die guten Kohlenhydrate aus Vollkorn und der rote Süßes, das früh am Tag noch sein darf, mittags nur noch in geringen Mengen auf den Tisch kommt und abends ganz vom Speiseplan verschwunden ist (der rote Bereich wird deshalb im Laufe des Nachmittags immer kleiner). Neue Ideen für ein morgendliches Paket „Hirnfutter" – und zwar der leckersten Sorte – finden Sie im Rezeptteil ab Seite 48. Jedes Gericht können Sie wahlweise zu direkt Hause frühstücken oder es in einer Plastikbox mit an den Arbeitsplatz nehmen, um es später dort zu genießen.

Mittags kombinieren Sie Eiweißreiches mit Vitaminen

Kantine, Bäcker, Imbiss, Butterbrot, gar nichts, Restaurant, was holen oder was kommen lassen – mittags haben Berufstätige die Qual der Wahl. Das hört sich nach vielfältigen Möglichkeiten an, doch die meisten Angebote sind keine zufriedenstellenden Lösungen. Ob Bäcker oder Schnell-Imbiss – die Entscheidung zwischen Kuchen und Fastfood verspricht zwar Leckeres, was aber meist weder gesund noch schlankmachend, sondern zuckersüß, salzig und fett ist. Und uns im Nachhinein ein schlechtes Gewissen macht.

Denn natürlich wissen wir, was gesund und ungesund ist. Trotzdem bricht der Urmensch in uns durch, wenn die Wahl zwischen „schnell und fettig" und „schlank und gesund" heißhungrig getroffen werden muss. Obwohl die meisten Menschen mit guten Vorsätzen zu Tisch gehen, stehen in deutschen Kantinen die klassischen Lieblingsessen ganz vorne auf der Hitliste: Schnitzel und Pommes, Spaghetti Bolognese oder Nudeln in verschiedenen Variationen, Pizza, Hamburger, Wurst (insbesondere Currywurst) und Kartoffel-Fleisch-Kombis – wer sich als Betreiber einer Kantine beliebt machen möchte, muss diese Gerichte zumindest im Angebot haben. Und wenn sie erst mal da sind, ihren Duft verbreiten und dann auch noch billiger als das magere Filet daherkommen – wer kann dazu schon nein sagen?

Auf der Ernährungs-Uhr sehen Sie in der Mittags-Zone unten im Kreis, wie die besten Mittagskombinationen zusammengestellt werden. Sie bestehen zum einen aus sättigendem Eiweiß – zum Beispiel in Fisch, Fleisch, Käse oder Sojaprodukten – zum anderen aus viel Gemüse oder Salat. Obst gibt's wegen des hohen Fruchtzuckeranteils jetzt weniger. Die Kohlenhydrate (Nudeln & Co im gelben Kreis) kommen ebenfalls nur in geringen Mengen auf den Tisch. Wenn für Sie mittags die Möglichkeit besteht, das in der Kantine oder anderswo umzusetzen, haben Sie es gut. Wenn nicht, erfahren Sie im nächsten Kapitel, wie Sie das, was Ihnen zur Verfügung steht, sinnvoll ergänzen können. Oder wie Sie sich mit Hilfe unserer Rezepte fürs Mittagessen (ab Seite 72) so wappnen, dass nichts schiefgeht.

Feierabend ab jetzt ohne Butterbrot und Nudeln

Wenn der Arbeitstag zuende geht, ist der Ess-Tag keineswegs vorbei. Die letzte große Mahlzeit vorm Schlafengehen nehmen die meisten Berufstätigen zu Hause ein – mit dem Vorteil, dass sie sich selbst

»**Schnell und fettig** oder schlank und gesund? Bei der Wahl bricht in der Kantine gerne mal der Urmensch in uns durch.«

versorgen können, und dem Nachteil, dass die Zeit knapp und der Wunsch, etwas zu essen, um im Feierabend zu entspannen, besonders groß ist.

Am Abend geht es ab sofort auch ohne Butterbrot

Den Abend-Bereich finden Sie links auf der Ernährungs-Uhr. Vom späten Nachmittag an sind nicht nur Süßigkeiten tabu. Auch Beilagen wie Nudeln, Knödel, Reis oder Kartoffeln fallen weg. Der Verzicht aufs Butterbrot wird Ihnen vor allem am Anfang schwerfallen. Deshalb ist es wichtig, für leckeren Ersatz zu sorgen, der aus einer Mischung aus Gemüse, Salat, Käse, Fisch, Fleisch und Milchprodukten besteht. Passende Abendrezepte finden Sie im Rezeptteil auf Seite 122. Kleine Tricks, wie Sie es schaffen, sich schlechte Gewohnheiten wie Chips-Knabbern vorm Fernseher abzugewöhnen, oder wie man im Supermarkt-Blitzdurchgang die Zutaten für ein komplettes 10-Minuten-Schlank-Mahl einkaufen kann, erfahren Sie im nächsten Teil.

Aber wie sieht's mit Getränken und Snacks aus? Auch hier gilt: Meiden Sie Süßes – vor allem zwischendurch. Ob Traubensaft, Limo, Cola oder eine vermeintlich gesunde Buttermilch mit Geschmack – die meisten Getränke enthalten viel Zucker und gehören deshalb eher in die Abteilung Süßigkeiten als in die Gesund-Schublade. Auch Snacks im herkömmlichen Sinne – also ein Schokoriegel, ein Paket Kekse, eine Tüte Lakritz, ein Croissant in Plastikfolie, wie sie zum Beispiel am Automaten im Büroflur angeboten werden, – befriedigen zwar die Lust auf Leckeres, helfen aber nicht richtig gegen Hunger.

Pausen sind Schlankmacher – wer sie vergisst, wird dick

Der Appetit meldet sich kurz danach zurück und verlangt mehr. Die Ausrede „Okay, noch ein Schokobrötchen, ist ja nicht viel" geht einem in hungergeschwächten Phasen naturgemäß schnell über die Lippen. Und das ist fatal – für die gute Figur und die guten Vorsätze. Das Prinzip „Ich esse ja nur ganz wenig, dafür aber immer" ist eine regelrechte Dickmach-Strategie, denn jedes noch so kleine Häppchen stoppt die Fettverbrennung und füllt nebenbei das Kalorienkonto. Zum Schlankwerden sind Esspausen unumgänglich. Drei bis vier Stunden sollten zwischen den Mahlzeiten liegen. Geeignete Snacks für zwischendurch finden Sie im Rezeptteil ab Seite 98, kleine Lösungen zur Überbrückung enthält der „Notfallkoffer" nebenan.

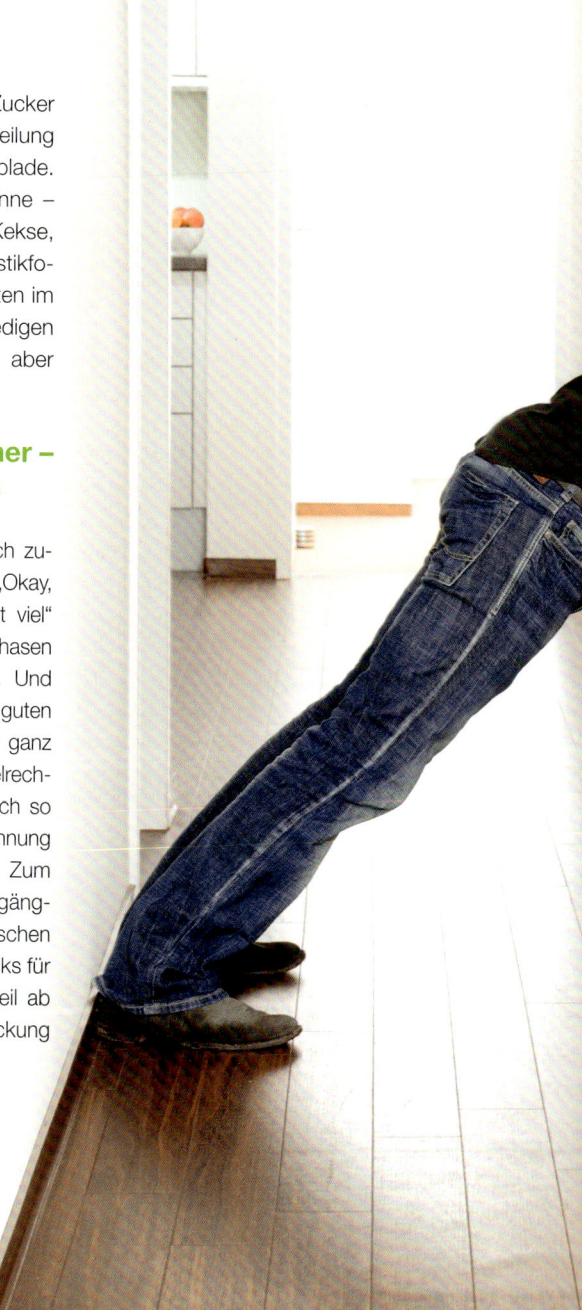

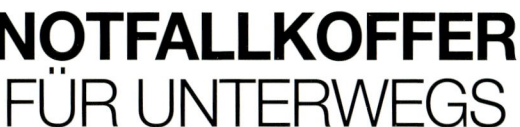

NOTFALLKOFFER
FÜR UNTERWEGS

Für alle, die im Stau zum Termin stecken oder Hunger haben, wenn sie ihn am wenigsten brauchen können …

Ein Termin wurde verschoben. Bei der Konferenz finden ein paar Wichtigtuer mal wieder kein Ende. Ein Kunde braucht plötzlich ganz dringend etwas. Das Telefon klingelt nonstop. Oder ein Projekt muss bis zum Feierabend fertig sein – nicht immer kann man im Job pünktlich um halb eins zu Tisch schreiten. Damit in dieser Zeit kein Heißhunger entsteht, der einem hinterher zum Verhängnis wird, sollten Besser-Esser immer einen kleinen Notfallkoffer mit Snacks dabeihaben, die weder kleben noch kleckern. Das passt rein:

♦ **Ein kleine Tüte mit Nüssen** macht schnell und nachhaltig satt, ist gut fürs Herz-Kreislaufsystem und bringt das Hirn wieder in Fahrt, wenn Ermüdung droht. Weil Nüsse viele Kalorien haben, ersetzt dieser Snack auch mal eine Mahlzeit.

♦ **Ein Apfel** ist rundum gesund, muss nicht verpackt werden und hat wenig Kalorien. Der kompakte Snack ist ein guter Überbrückungs-Helfer für den Vormittag, damit Sie bis zum Mittagessen durchhalten.

♦ **Ein Stück Käse** entweder in der Original-Verpackung, in Folie oder käsegerecht „getuppert" liefert viel sättigendes Eiweiß, besänftigt den Magen und schützt vor Heißhunger-Attacken. Wenn das Mittagessen nicht nur verschoben, sondern ganz aufgehoben werden muss, hilft eine Scheibe Vollkorn- oder Knäckebrot dazu.

♦ **Ein schneller Shake** Fettarme Milch (nehmen Sie von zu Hause mit oder steht in der Büroküche) oder Wasser vermischt mit Eiweißpulver ergibt – je nach Menge – sowohl eine fixe Ersatzmahlzeit als auch einen Snack.

♦ **Protein-Riegel** Sehen aus und schmecken (fast) wie Schokoriegel, wirken aber ganz anders. Sie dienen nicht als Appetitanreger, von denen man immer mehr braucht, wenn man einmal damit angefangen hat, sondern sättigen tatsächlich so, dass Sie schnell von alleine sagen: Danke, ich bin satt.

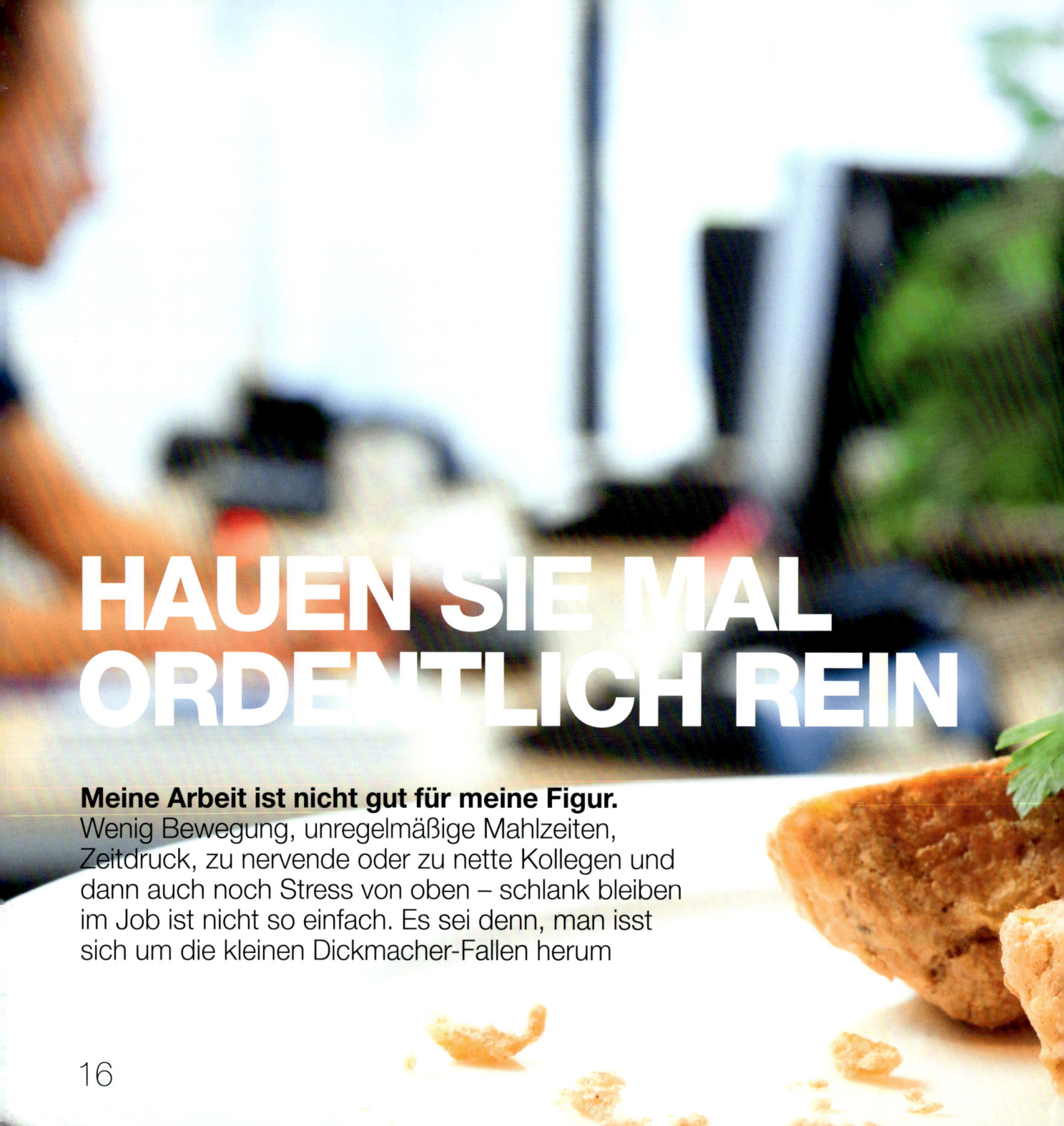

HAUEN SIE MAL ORDENTLICH REIN

Meine Arbeit ist nicht gut für meine Figur.
Wenig Bewegung, unregelmäßige Mahlzeiten,
Zeitdruck, zu nervende oder zu nette Kollegen und
dann auch noch Stress von oben – schlank bleiben
im Job ist nicht so einfach. Es sei denn, man isst
sich um die kleinen Dickmacher-Fallen herum

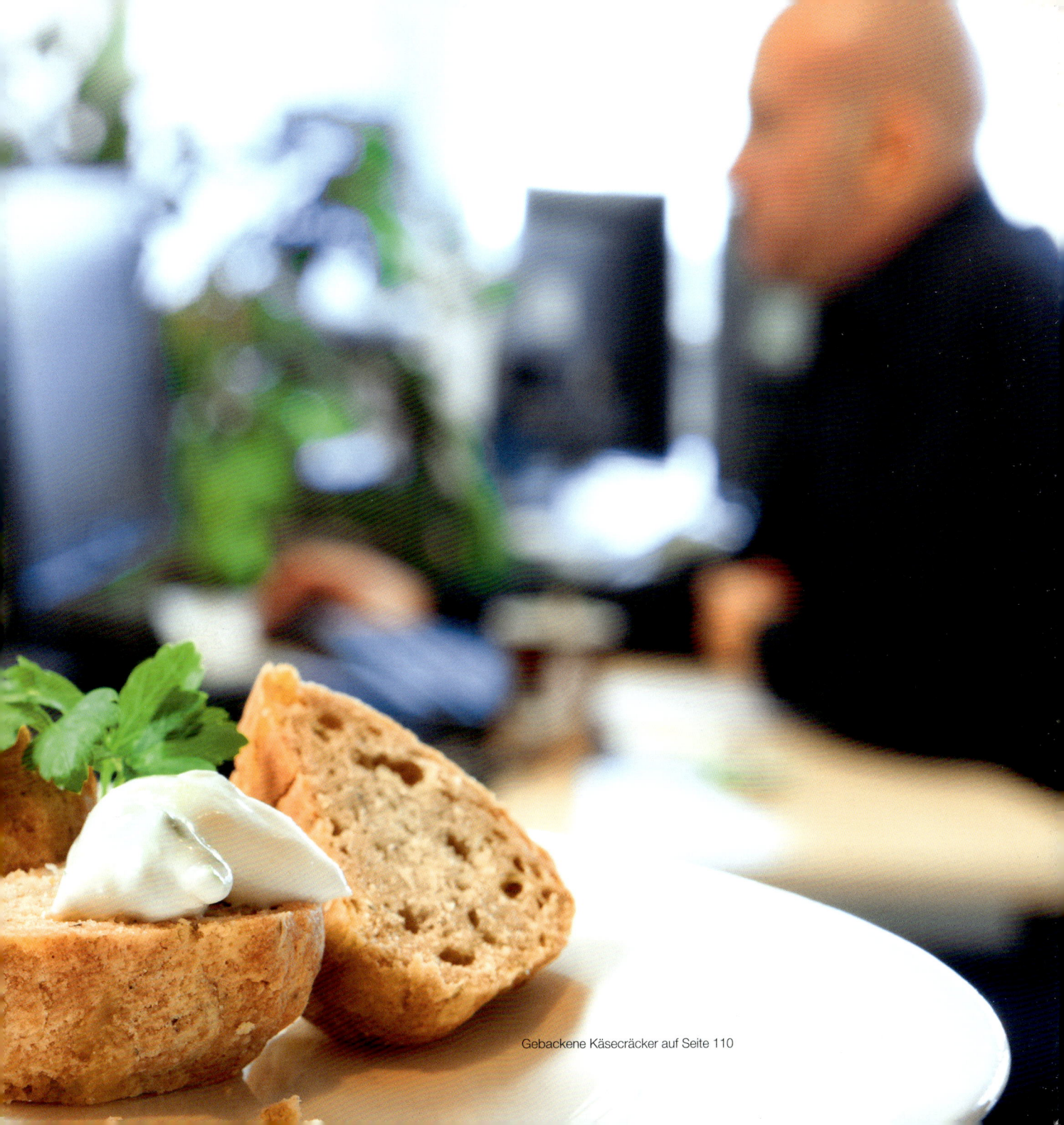

Gebackene Käsecräcker auf Seite 110

Sandra ist satt. Sie hat einen Gemüseteller mit Putensteak in der Kantine verputzt und fühlt sich jetzt rundum wohl. Nicht vollgestopft bis zum Magendrücken, aber auch nicht resthungrig genug, um noch mal nachzulegen. Schnell raus zum Verdauungsspaziergang mit Frischluftbetankung – und dann beschwingt zurück an den Schreibtisch. So könnte es gehen, wenn's gut läuft. Unzählige Male hat Sandra sich fest vorgenommen, ihre Job-Mahlzeiten genauso durchzuziehen. Doch auch heute klappt es nicht. Eine Kollegin kommt vorbei („Ich muss dir unbedingt was erzählen, bleib mal kurz sitzen, ich hole uns einen Nachtisch"). Klar, dass Sandra jetzt nicht wegläuft. Zweifellos hat die Kollegin Interessantes zu berichten – und dann wäre es ganz schön gemein, sich erst den neuesten Klatsch servieren zu lassen und dann die Sahnetorte zu verweigern, die es gratis obendrauf gibt. Sandra genießt Tratsch und Torte, murmelt leise „Ich kann ja auch morgen noch mit einer Diät anfangen", und lässt dann den geplanten Spaziergang zu Gunsten des Zweittörtchens mit Top-Infos aus der Chefetage sausen. Fazit: Schade, aber gute Vorsätze scheitern an guten Kollegen.

Vorbildliches Verhalten ist den anderen unheimlich

„Och nö, Didi, das nicht auch noch!" Die Kollegen haben Dieter gerade mit einem Teller Grünzeug erwischt. Der sieht zwischen den Pommes-Currywurst-Platten der anderen echt provokant aus. Dieter ist dabei, sich ins soziale Aus zu katapultieren. Nicht etwa weil er das Kollegenschwein raushängt, sondern einfach weil er gesünder leben muss – und will. Er hat eine Tour vom Krankenbett zur Kur und zurück ins Arbeitsleben hinter sich, ist Nichtraucher geworden, hat abgenommen, treibt jetzt nach Feierabend Sport und atmet zwischendurch am Schreibtisch den Stress weg. Spinner, denken die anderen. So vorbildliches Verhalten ist ihnen unheimlich. Schließlich führt Dieter Dinge vor, die die

> ## Vorsicht bei
> „Ist ja nur …"
>
> **… ein bisschen Salat und zartes Fleisch** – wenn das vermeintliche Schlankgericht mit einer rosa Sauce überzogen ist. Statt „Thousand-Island" (besteht vor allem aus Fett und Zucker) besser Essig und Öl drüberkippen.
>
> **… eine einzlge kleine Kartoffel** – in Stangen geschnitten, in Fett gebraten, mit Salz umhüllt und in Mayo gebadet. Wer zur Rechtfertigung Fastfood auf seine Basis reduziert, kann sich viele Dickmacher schönreden.
>
> **… heute zum letzten Mal** – Die so genannten Henkersmahlzeiten (heute noch mal richtig und ab morgen Diät) führen zu Extra-Pfunden, weil morgen meist doch was dazwischenkommt.

Kollegen auch gerne schaffen würden, aber im Sog des Büro-Rudels nicht hinkriegen. Seit Dieter nicht mehr zum Rauchen auf der Terrasse erscheint, ist er vom wichtigen inoffiziellen Info-Netz abgeschnitten – und jetzt will auch in der Kantine keiner mehr neben ihm sitzen. Er darf erst zurück in die Gemeinschaft, wenn er sich und seinen Teller wieder an die Abteilungsgewohnheiten anpasst. Fazit: krank durch Gruppenzwang.

Bei Stress im Büro: Essen statt austoben

„Ich drehe durch. Der hat ja wohl einen Knall." Wenn die eifrige Anna von der Wochenplanungs-Konferenz kommt, ist sie kurz vorm Ausrasten. Angeblich hat sie ein wichtiges Projekt vermasselt, trotzdem hat der Chef ihr für die nächsten Monate ein Pensum auferlegt, für das sie ungefähr dreimal so viel arbeiten muss wie bisher. Gefühlt zumindest.

„Geht's noch? Nichts als Undank", schnaubt sie und marschiert wütend in ihr Büro. Eigentlich müsste sie jetzt die Wände hochlaufen, einmal durch den Park gegenüber rennen oder ihren ganzen Ärger in einen Box-Sack hauen. Doch zum körperlichen Abreagieren ist kein Platz, wäre ja auch peinlich, wenn sie jetzt herumtanzen würde wie ein Affe. Also greift sie instinktiv in die Schreibtischschublade, wo Dinge lagern, die dabei helfen, den akuten Stress abzubauen, beziehungsweise „aufzuessen": ein paar Sahnebonbons, ein Schokoriegel und eine Tüte mit Gummibärchen. Runter damit! Damit folgt Anna einem Ur-Instinkt.

Bei negativen Gefühlen schüttet unser Körper Stresshormone aus, die ihn in Sekundenschnelle in höchste Alarmbereitschaft versetzen – was einst wichtig war. Zum Beispiel, wenn in Höhlenzeiten ein wildes Tier um die Ecke guckte. Angriff oder Flucht? Jetzt musste es schnell gehen – und dafür gab's eine Extraportion Hormone. Weil der moderne Büromensch die nicht durch körperliche Bewegung entladen kann, fängt er an zu schlingen ohne Rücksicht auf die Frage: Habe ich eigentlich Hunger? Fazit: Essen, um Stress abzubauen, macht dick.

Hungern mit Show-Effekt? Das macht erst recht dick

Bernd, der Bürohengst, hat große Karrierepläne und will im Glaspalast seiner Firma langfristig hoch hinaus. Da muss er schon beim Mittagessen unter Beweis stellen, dass er seine künftigen Abteilungen im Griff haben wird und bei sich selbst anfangen. Weil das Essen in der Firmenkantine wie ein öffentlicher Auftritt ist, will er sich hier nicht als unbeherrschter und willensschwacher Vielfraß outen.

Also sortiert er beim Showdown am Salatbuffet nur ausgewählte grüne Blättchen und ein paar gedünstete Karotten auf seinen Teller, kassiert das komplette Komplimenteprogramm („wow, Sie haben sich aber im Griff") und isst sich erst satt, wenn weit und breit niemand mehr zu sehen ist. Hinter seiner verschlossenen Bürotür muss dann das Sechser-Pack Marsriegel dran glauben. Fazit: Übertriebene Schlank-Demos machen dick.

Wenig essen nebenbei führt unbemerkt zu Übergewicht

Von morgens bis abends Termine und dann auch noch Zeit fürs Essen abknapsen? Das ist bei Corinna einfach nicht drin. Ist doch effizient, wenn sie sich als Meisterin im Multitasking erweist. Mit der rechten Hand die Maus bedient, mit links ein paar Zuckerschnecken zerlegt und in den Mund führt, ohne dass das Gehirn beim E-Mail-Texten gestört wird. Corinna merkt kaum, dass sie überhaupt etwas isst. Sie hat das Gefühl, sich schlankmachend mit Zwischen-Griffen in die Keks- und Kuchenteller durch den Tag zu hungern, um abends guten Gewissens übermäßig zuzuschlagen. Wo die überflüssigen Pfunde herkommen? Das ist ihr ein großes Rätsel. „Ich esse doch den ganzen Tag fast nichts." Fazit: Wenig essen führt zu Übergewicht.

Sie wissen es wahrscheinlich längst aus eigener Erfahrung: Das Arbeitsleben ist figurgefährlich. Nicht viele Berufstätige haben das Glück, dass sie ihre Arbeitsabläufe selbst bestimmen und ihre Ernährungs- und Bewegungspläne danach ausrichten können. Stattdessen müssen sie improvisieren. Mal etwas mitnehmen, mal in die Kantine gehen, mal das Essen ausfallen lassen oder verschieben. Und das alles unter erschwerten Bedingungen: Gruppenzwang, Stressbelastung, Heißhunger auf Süßes, wenn das Gehirn gefordert oder unterfordert wird, kaum Bewegung, kein fester Rhythmus, kein Rückzugsort für Mahlzeiten ohne Ablenkung.

Außerdem sitzen Menschen um einen herum, die nicht unbedingt die gleichen Essbedürfnisse haben. Einer knuspert Chips, der andere schlürft an einer Cola, der dritte packt das Mettbrötchen mit Zwiebelfahne aus, der vierte geht mit der Kekstüte spazieren und knistert einmal vor jeder Nase: „Willst du auch was?" Die Folge: Die Schmatz- und Knabberkulisse nervt oder verführt zum ungeplanten Essen.

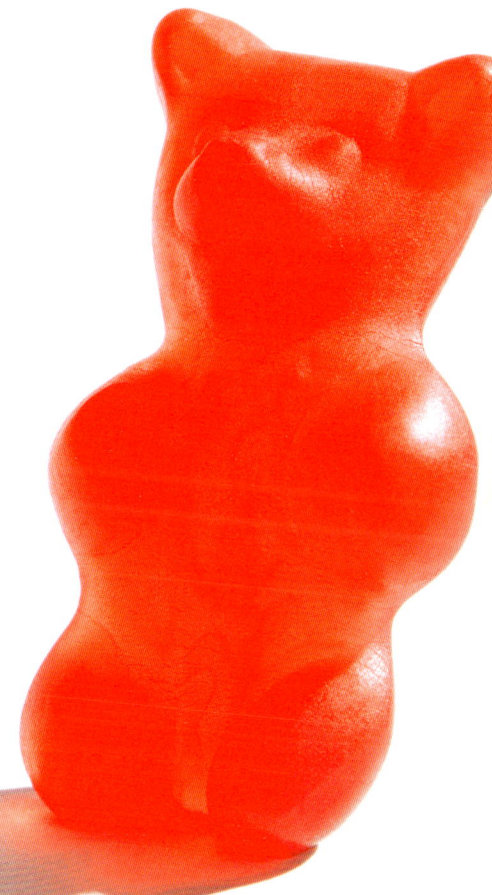

ISS DICH SCHLANK – Ab heute geht der Heizmann mit ins Büro

Sandra, Corinna, Bernd, Didi und die anderen – den alltäglichen Spagat zwischen Theorie und Praxis kennen Sie sicher auch. Wen wundert's also, dass das Dilemma oft schon am Morgen losgeht: Obwohl frühstücken so wichtig für den guten Start in den Tag ist, lassen 53 Prozent der Deutschen den Snack nach dem Aufstehen regelmäßig ausfallen. Die einen würden zwar gerne, aber schaffen's in der morgendlichen Hektik nicht, die anderen winken ab, weil sie um die Uhrzeit noch keinen Hunger haben. Und beide halten auf dem Weg zur Arbeit kurz beim Bäcker, um sich wider besseres Wissen mit einem (oder besser zwei) belegten Brötchen zu versorgen.

Morgenmuffel können ihr Frühstück abends eintuppern

Damit sich die Theorie in die Praxis umsetzen lässt, ohne uns noch zusätzlichen Alltagsstress zu machen, beginnen ab Seite xy Rezepte für jeden Frühstückstyp. Der Trick: Wer morgens noch zu Hause essen möchte, wird sich aus den Anregungen nach Lust und Laune einfach das herauspicken, was ihm schmeckt. Wem der Hunger hingegen vor zehn Uhr noch gänzlich abgeht, der kann jedes dieser Gerichte – getuppert und verpackt – mitnehmen und am Arbeitsplatz schlemmen. Und selbst, wenn

Sie zu den Morgen-Hektikern oder -Muffeln gehören, die es kaum schaffen, halbwegs hergerichtet die Wohnung zu verlassen, ist ein Heizmann-Frühstück kinderleicht einzuplanen, weil sich alle Zutaten bei Bedarf auch schon am Abend vorher zubereiten lassen. Ob Mini-Muffins (auf Seite 69) oder Paprika-Rührei (auf Seite 53), einem gemütlichen Morgen-Mümmeln mit Schlank-Effekt steht nichts mehr im Weg. Damit hätten Sie den Vormittag schon mal vorbildlich hinter sich gebracht. Doch schon naht die Mittagspause. Was ist jetzt die beste Wahl? Ein Schnitzel in der Kantine? Die Currywurst vom Imbiss an der Ecke? Eine fertige Salatbox aus dem Kühlregal im Supermarkt? Oder besser doch was Selbstgekochtes aus der Tupperdose? Ist das gesund? Und nimmt man dabei ab?

Punkt 13 Uhr ziehen Ströme von Berufstätigen in ihre Firmen-Kantine. Wer hier reinhaut, sollte immer Fett von Kohlenhydraten trennen – und schon ist das Mahl deutlich figurfreundlicher.

Mahlzeit ist Wahlzeit: Aus der Kantine das Beste rausholen

Doch zunächst kurz innehalten: Ist der Kohldampf schon so groß, dass er alle guten Vorsätze über den Haufen werfen könnte? Dann erst einmal die „Fressbremse" in Akti-

on bringen. Heißt: Bei großem Magenknurren einen Gang zuschalten – ob Vorsuppe oder ein kleiner Salat, beide dämpfen den größten Hunger. Danach geht's ganz entspannt in die zweite Runde – zum Hauptgericht. Das sollte mengenmäßig aus viel Gemüse, etwas Fleisch und wenig Beilagen bestehen. Die Kelle Rahmsauce muss nicht sein, stattdessen wird das Gemüse mit Olivenöl von der Salattheke perfektioniert oder mit einem Löffel Kräuterquark ergänzt.

Sollte Ihre Kantine gar mit einem Salatbuffet auftrumpfen können, umso besser. Mit Thunfisch, Shrimps, Kochschinken, hartgekochtem Ei und Käse ist er nicht nur gesund, sondern wird zum echten Sattmacher. Einzige Einschränkung: Die persönliche Mischung nicht in fettem Dressing ertränken, sondern sie mit einer leichten Essig-und-Öl-Dusche bestäuben.

Leider gibt es auch miese Betriebsrestaurants, in denen Salat und Gemüse Fremdworte sind. Dann besser schnell in den Supermarkt springen, Paprika und Gurke kaufen, ein bisschen Rohkost schnippeln und eine Flasche Wasser dazu. Ja, ja – wenn es nur so wäre. In Wahrheit schaffen es die wenigsten, einen Bogen um die Süßigkeitenregale, die Kuchentheke, Sonderangebots-Cola oder Chipstüten zu machen. Statt buntem Fertigsalat aus dem Kühlregal landet ruck, zuck 'ne Instant-Suppe im Korb, die im Büro mit einem Schwung heißem Wasser zum Eintopf wird. Der allerdings nicht lange sättigt, nicht vollwertig ist und nur eine Notlösung sein kann. Wer sich das nicht antun möchte, sollte selbst aktiv werden. Idealerweise verfügen Sie über eine gut ausgestattete Büro-Küche, in der Sie Ihre mitgebrachten Schlank-Gerichte blitzschnell aufwärmen oder fertig stellen können. Von der gebackenen Kartoffel mit Schafskäsecreme bis zu Spaghetti Bolognese – ab Seite 72 finden Sie Mittagsrezepte, die ohne Aufwand mit zur Arbeit genommen werden können.

Döner auf Hand – manchmal muss es einfach flott gehen

Wer allerdings beruflich ständig unterwegs ist – als Vertreter, Brummifahrer oder auf Dienstreisen – isst fast immer auswärts: spontan rein in die Dönerbude am Weg, ins nächstbeste Fastfood-Restaurant im Bahnhof oder zum Bäcker neben der Tankstelle. Auch hier spricht nichts dagegen, sich im Slalom um die Fettfallen zu essen und möglichst Gesundes herauszupicken.

Beispiel Fastfood: Auch zwischen Moppelwopper und Dickmeck gibt es Salate oder Wraps mit unpaniertem Geflügelfleisch, ein leichtes Dressing (Essig & Öl), dazu Wasser oder Apfelschorle und zum Nachtisch einen Kaffee. Selbst, wer Appetit auf einen Hamburger hat, muss sich den nicht verkneifen – einfach das pappige Brötchen drumherum weglassen und das Fleisch mit den Salatblättchen und Tomatenscheiben brotlos genießen.

Ein wichtiger Tipp: Niemals ein Menü bestellen – auch wenn es ein bisschen Geld sparen hilft. Dafür hat man später auch ein bisschen mehr Hüftgold, als einem lieb ist. Übrigens, ich bestelle an der Dönerbude statt des Fladenbrots eine Extra-Portion

»Chips und Süßes am laufenden Meter – dann hilft im Supermarkt nur eins: Augen zu und durch. Streber schaffen es auch ohne.«

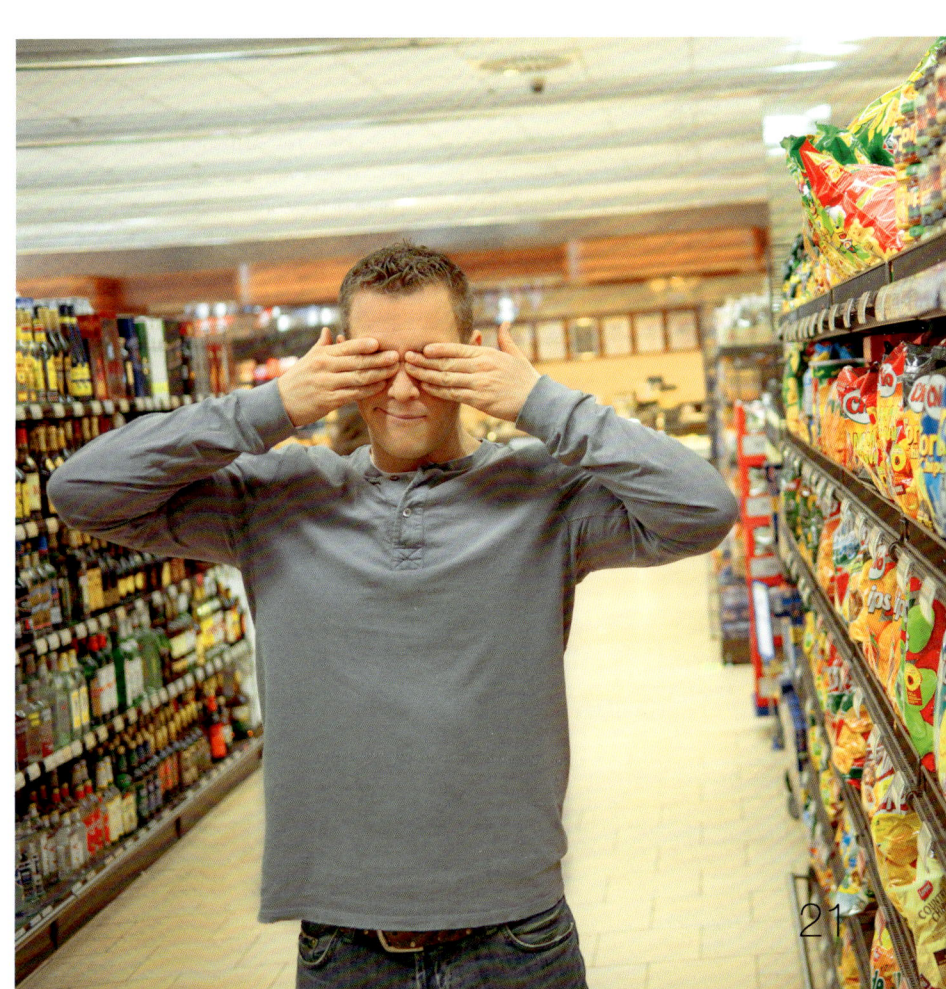

Salat. Davon haben die türkischen Imbisse oft eine erstaunlich gute Auswahl. Ich nenne das Menü immer „Döner auf Hand".

Viele Bäckereien bieten neben Kuchen und Gebäck inzwischen mittags auch belegte Brötchen oder sogar Aufläufe an. Ein Vollkornbrötchen mit Salat und Geflügelaufschnitt ist keine schlechte Wahl – vorausgesetzt, es handelt sich nicht nur um ein mit Malz dunkel gefärbtes Weizenbrötchen, auf das ein paar pseudogesunde Alibi-Körnchen geklebt wurden. Fragen Sie nach. Und knicken Sie beim Bäcker nicht ein, wenn es himmlisch duftet – ein Stück Kuchen kann bis zu 1000 Kalorien haben!

Geschäftsessen: Reinhauen und einen Ausgleich schaffen

Noch schwieriger wird es, wenn man ständig Geschäftsessen auf dem Zettel hat, bei denen die Kunden mit Argusaugen jede Bestellung taxieren. Wer da statt Wein nur Wasser trinkt und einen Salat bestellt, wenn es der Rest der Gruppe auf Firmenkosten kalorienmäßig so richtig krachen lässt, wird man schnell zum Spielverderber. Aber aus Höflichkeit reinhauen?

Meine Empfehlung: unauffälliger Verzicht. Bestellen Sie ein normales Gericht, allerdings eins mit viel Gemüse und Proteinen (beispielsweise mit einem saftigen Putensteak). Hilft das alles nichts, und Sie haben doch kräftig über die Stränge geschlagen, planen Sie einen Ausgleich: abends nur einen Salat essen oder sich mit einem Apfel begnügen. Falls Sie in einem Hotel übernachten: Auf dem Zimmer bleiben und den Notfallkoffer (Seite 15) plündern. Bei ganz schlechtem Gewissen vorher joggen oder Muskelübungen machen. Beispiele dafür finden Sie ab Seite 36.

Statt Pizza auf dem Sofa ein Blitzbesuch im Supermarkt

Doch auch zu Hause lauert am Feierabend auf die Berufstätigen manche Falle. Denn nach einem ganzen Tag Plackerei am Arbeitsplatz ist es mit dem Umsetzen guter Vorsätze so eine Sache. Ausgepowert zieht es uns eher aufs Sofa als an den Herd, um ein gesundes Abendessen zu brutzeln.Und wenn das Telefon dann auf dem Couchtisch liegt, ist der Pizzaservice schon so gut wie da. Dagegen hilft nur eines: den Abend vorplanen. Und selbst kochen. Denn das entspannt, und gut vorbereitet können Sie Schnelles mit wenigen Zutaten zusammenrühren. Express – aber gesund.

Wer clever plant, kann am Feierabend schlemmen

Statt den leeren Kühlschrank abends mit gefühlsgesteuerten Spontankäufen zu füllen, lieber jeden Samstag vorausschauend einkaufen – mit einer Liste, an die Sie sich strikt halten. So kommen statt fettiger Tiefkühlpizza und fieser Fertigmenü abends leckere Schlankgerichte auf den Teller. Werden Sie dafür nach der Heizmann-Ernährungsuhr selbst kreativ oder kochen die Abendrezepte (ab Seite 122) nach. Übrigens – die sind alle minutenschnell zubereitet und auch für Kochanfänger gut zu bewältigen. Wer am Wochenende vorkocht und einfriert, kann es in der Woche auftauen und ohne Schnippelei und Aufwand genießen.

Immer Basics im Haus haben. Dazu gehören Tiefkühl-Kräuter und -Gemüse, passierte Tomaten, Olivenöl, Gewürze, Senf, Doppelrahmfrischkäse sowie haltbare Lebensmittel, die zur Ich-bin-dann-mal-schlank-Methode passen. Dann funktioniert auch ein kontrollierter Blitzbesuch im Supermarkt (Chips- und Süßigkeiten-Regale weiträumig umgehen). So können Sie sich mit nur drei Sachen – Forellenfilets, Quark und saurer Sahne – ein köstliches Abendessen zaubern (Rezept auf Seite 124)

Abends bleibt die Küche kalt, weil Sie mittags warm essen? Kein Problem. Essen Sie gemischte Salate, beispielsweise mit Schafskäse und Geflügelwurst, stippen Sie Rohkost in leckere Dips oder genießen köstliche kalte Rouladen (Rezept auf Seite 93). Das Brot bleibt im Schrank. Ausnahme: eine Scheibe Eiweißbrot vom Bäcker.

Ihre Familie serviert Ihnen abends ein leckeres Menü – und Sie können nicht widerstehen? Müssen Sie auch nicht. Zu den Heizmann-Gerichten essen Ihr Partner und die Kinder Beilagen wie Pasta oder Reis, während Sie die einfach weglassen.

Manchmal muss es doch ein Fertiggericht sein? Nehmen Sie Tiefkühl-Gerichte, die weniger als zwei bis fünf Prozent Fett und fünf Prozent Kohlenhydrate haben. Gemüsesuppen aus dem Tetrapak kommen meist ohne Geschmacksverstärker aus. Dosensuppen einfach mit frischem Gemüse aufpeppen.

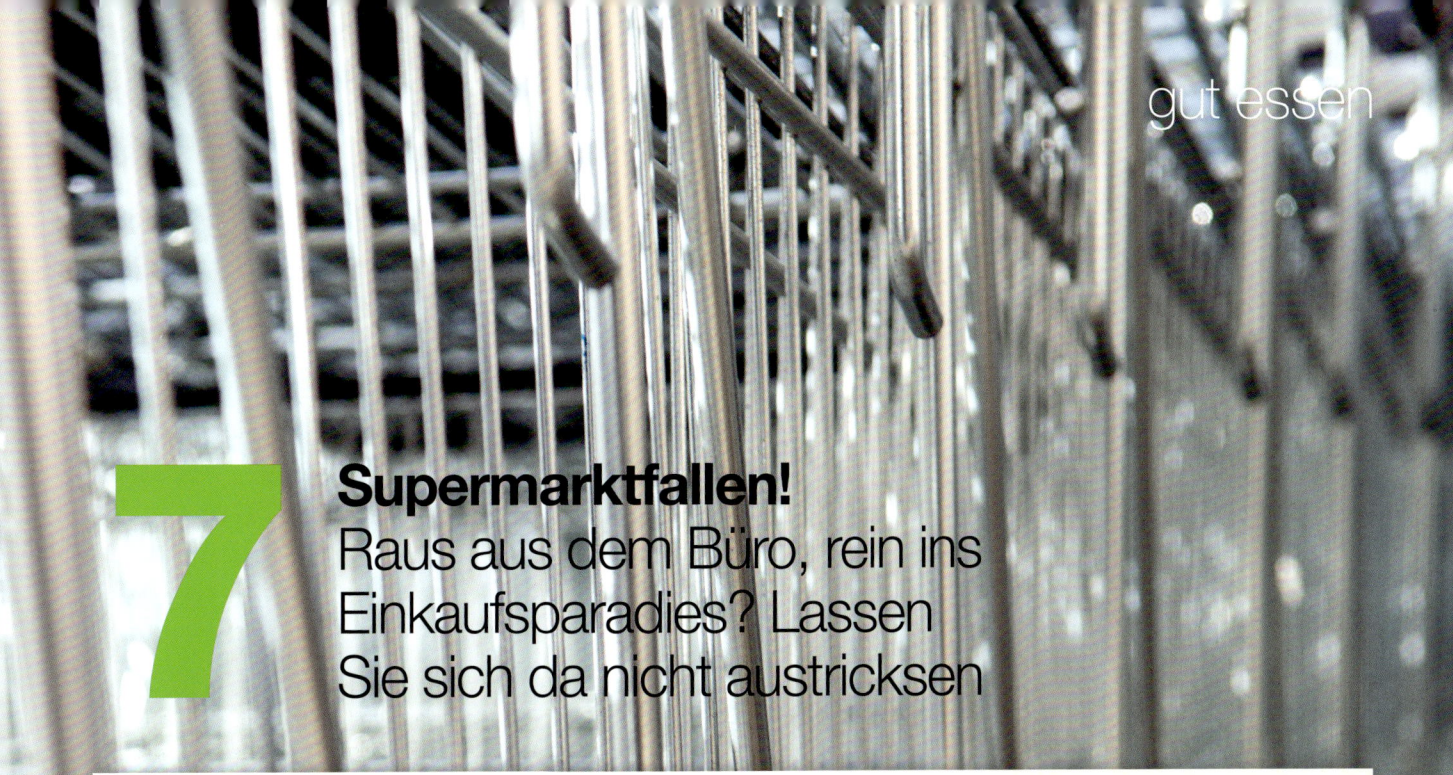

7 Supermarktfallen!
Raus aus dem Büro, rein ins Einkaufsparadies? Lassen Sie sich da nicht austricksen

1 Verführung Der Duft nach Omas Apfelkuchen, leise Musik und warmes Licht – der Supermarkt macht Lust auf Kuchen & Co. Machen Sie einen Bogen um die Backshop-Zonen, wenn Sie sich etwas Besseres vorgenommen haben.

2 Mal gucken, was es gibt Wer mit der Einstellung ins Einkaufsparadies kommt, nimmt mehr mit als nötig. Denn meist ist die Auswahl so groß, dass man kapituliert. Machen Sie keine Inspirations-Tour, sondern einen gezielten Einkauf.

3 Im Schnäppchen-Fieber Von der Schoko gibt's zwei zum Preis von

einer? Der XXL-Burger hat die meisten Kalorien für das wenigste Geld? Halten Sie sich bei angeblichen Schnäppchen zurück. Was erstmal gekauft ist, wird auch vertilgt.

4 Plastik im Portemonnaie Besser nicht. Geldkarten sind zwar praktisch, aber nichts für Besser-Esser. Forscher fanden heraus: Plastikgeld macht dick, weil es zum Mehr-Kaufen verführt. Also lieber nur wenig Bares mitnehmen.

5 Riesenkörbe Wer will schon ein paar gesunde Häppchen im XXL-Korb zur Kasse schieben? Also packt man den Gitterwagen voll. Greifen Sie

lieber zum Trage-Körbchen, um dem vorzubeugen.

6 Getarnter Zucker Ein Blick auf die Zutatenliste gibt scheinbar Entwarnung. Da steht ja gar kein Zucker drauf, sondern „nur" Fructose. Klingt gesünder, ist aber das Gleiche. Typischer Herstellertrick, um Ungesundes zu tarnen.

7 Ich habe was Tolles gesehen Das ist noch kein Grund zum schnellen Zugriff. Denn häufig wird besonders Teures oder Überflüssiges auf Augenhöhe deponiert. Das tatsächlich Beste liegt oft unten. Also mal in die Knie gehen.

23

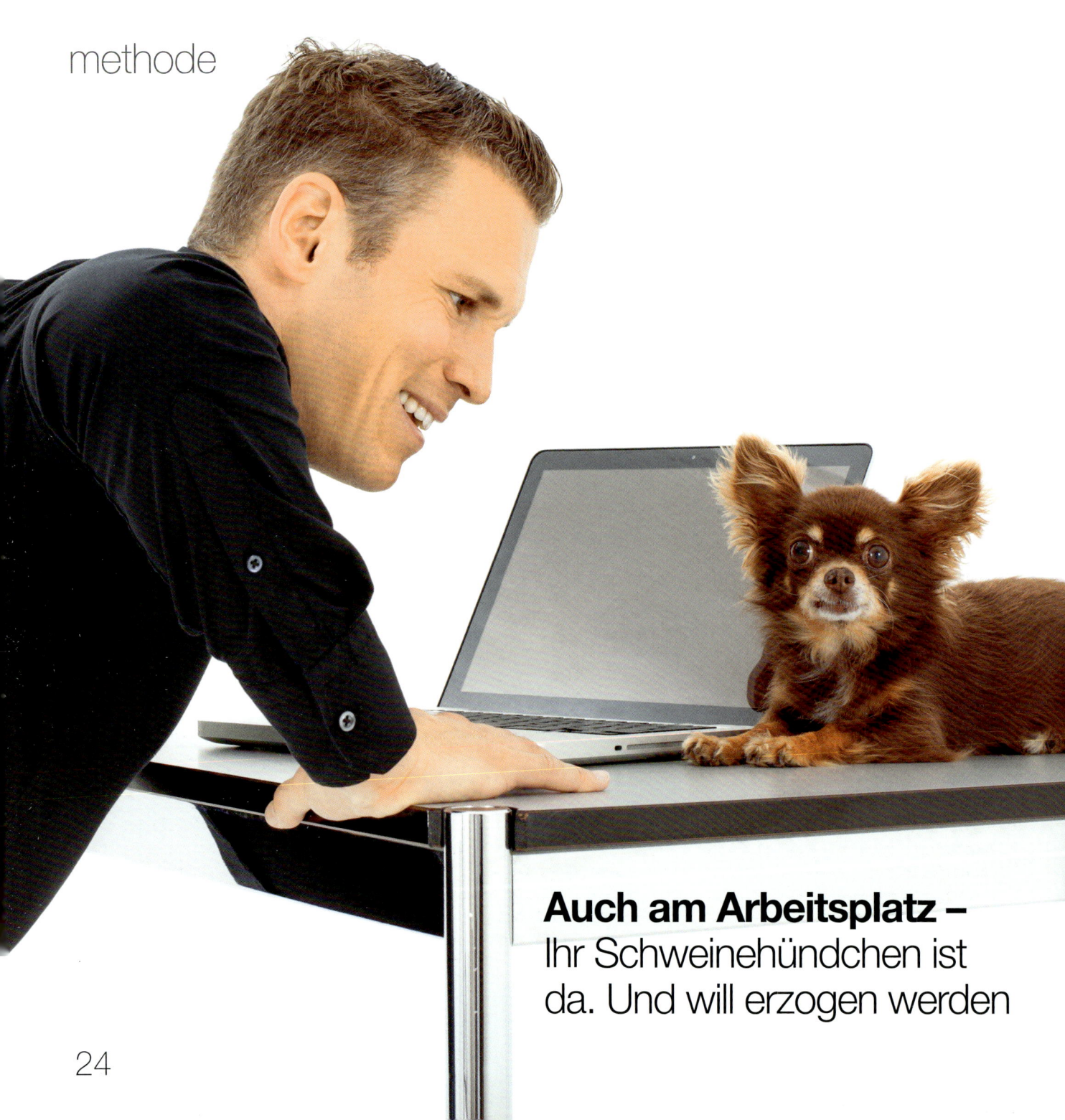

Auch am Arbeitsplatz –
Ihr Schweinehündchen ist
da. Und will erzogen werden

Die unterschiedlichen Berufsgruppen
Jedem, wie es ihm gefällt – und gut tut

Steh-Jobber – Den ganzen Tag auf den Beinen, aber für die Figur nichts getan – so lässt sich das Dilemma aller Berufstätigen zusammenfassen, die acht Stunden und mehr stehen müssen.

Obwohl Stehen anstrengend ist, bringt es in Sachen Kalorienverbrauch kaum etwas. Die Muskulatur in der oberen Hälfte des Körpers, die nicht gefordert ist, verspannt schnell – vor allem der Rücken leidet. Die Belastungen sind einseitig und machen auf die Dauer sogar krank. Menschen, die in stehenden Berufen arbeiten, werden überdurchschnittlich oft arbeitsunfähig. Das Beine-in-den-Bauch-Stehen ist nicht nur unbequem. Es tut weh (etwa die Hälfte aller Verkäuferinnen nehmen Schmerzmittel), führt zu Herz-Kreislauf-Problemen, schädigt Gelenke, Bänder und Sehnen.

Stehen ist oft Pflicht, aber leider kein Sport

Was kann man dagegen tun? Die naheliegende Lösung, nämlich langes Stehen zu vermeiden, lässt sich meist nicht umsetzen. Deshalb gilt für Steh-Jobber genauso wie für alle anderen Berufstätigen: Bewegen Sie sich am Arbeitsplatz so vielfältig, wie es geht. Am besten ist eine Mischung aus Sitzen, Stehen und Gehen. Die Füße hochlegen, sich mal auf dem Tisch abstützen, mal an eine Stange hängen, die müden Beine dehnen und bei jeder Gelegenheit kleine Sporteinheiten zwischendurch einlegen, das tut gut.

Ein bisschen Bewegung auf der Stelle entspannt

Ebenfalls wichtig: Bewahren Sie Haltung – und zwar nicht nur, wenn der Chef gerade vorbeikommt. Herunterhängende Schultern, Hohlkreuz, der Bauch nach vorne gewölbt – wer schlapp in der Gegend herumhängt, macht alles noch schlimmer. Wer seinem Körper etwas Gutes tun will, achtet darauf, immer schön gerade zu stehen. In Streberhaltung aufrecht, ohne zu verspannen. Die Knie werden nicht ganz durchgedrückt, der Brustkorb geht hoch, die Füße (in nicht zu engen Schuhen) stehen am besten schulterbreit.

Kleiner Trick: Die Härte des Stehens wird entschärft, wenn Sie sich stehend bewegen. Also zum Beispiel auf der Stelle einen Schritt vor und einen zurück machen. Abwechselnd einen Fuß heben, die Muskeln anspannen und dann wieder entspannen. Die Schultern kreisen und dehnen. Die Arme strecken und in der Hüfte nach links und rechts drehen. Meist merkt man selbst, welche Bewegungen einem gut tun. Eine besonders wirksame Übung ist die „Kotzende Katze". Die ist allerdings besser für zu Hause geeignet als für die Firma, wenn Sie nicht wollen, dass die Kollegen bei Ihrem Anblick bald miauen oder Ihnen über den Kopf streicheln.

Katzenbuckel für den Rücken

Wer dem Rücken Gutes gönnen will, sollte die **„Kotzende Katze"** machen. Sie stehen dabei auf allen Vieren, der Blick geht zum Boden, der Kopf verlängert die Wirbelsäule. Atmen Sie nun tief aus, während Sie den Bauch so weit wie möglich einziehen – **mit ganzer Muskelkraft.** Stellen Sie sich vor, dass der Bauchnabel an die Wirbelsäule gelangen soll. Dafür wird der Rücken ordentlich gekrümmt. Dann arbeiten Sie mit gleicher Kraft in die andere Richtung. Beim Ausatmen darf der Bauch hemmungslos heraushängen. Wiederholen Sie das Einziehen und Herausdrücken so oft, wie Ihr Bauch es schafft – perfekt ausgeführt, gleicht Ihr Auftritt dem einer kotzenden Katze. Die Übung kräftigt alle Bauchmuskeln (auch tiefliegende) und ist im Vergleich zu Sit-ups oder Crunches keine Belastung für die Halswirbelsäule.

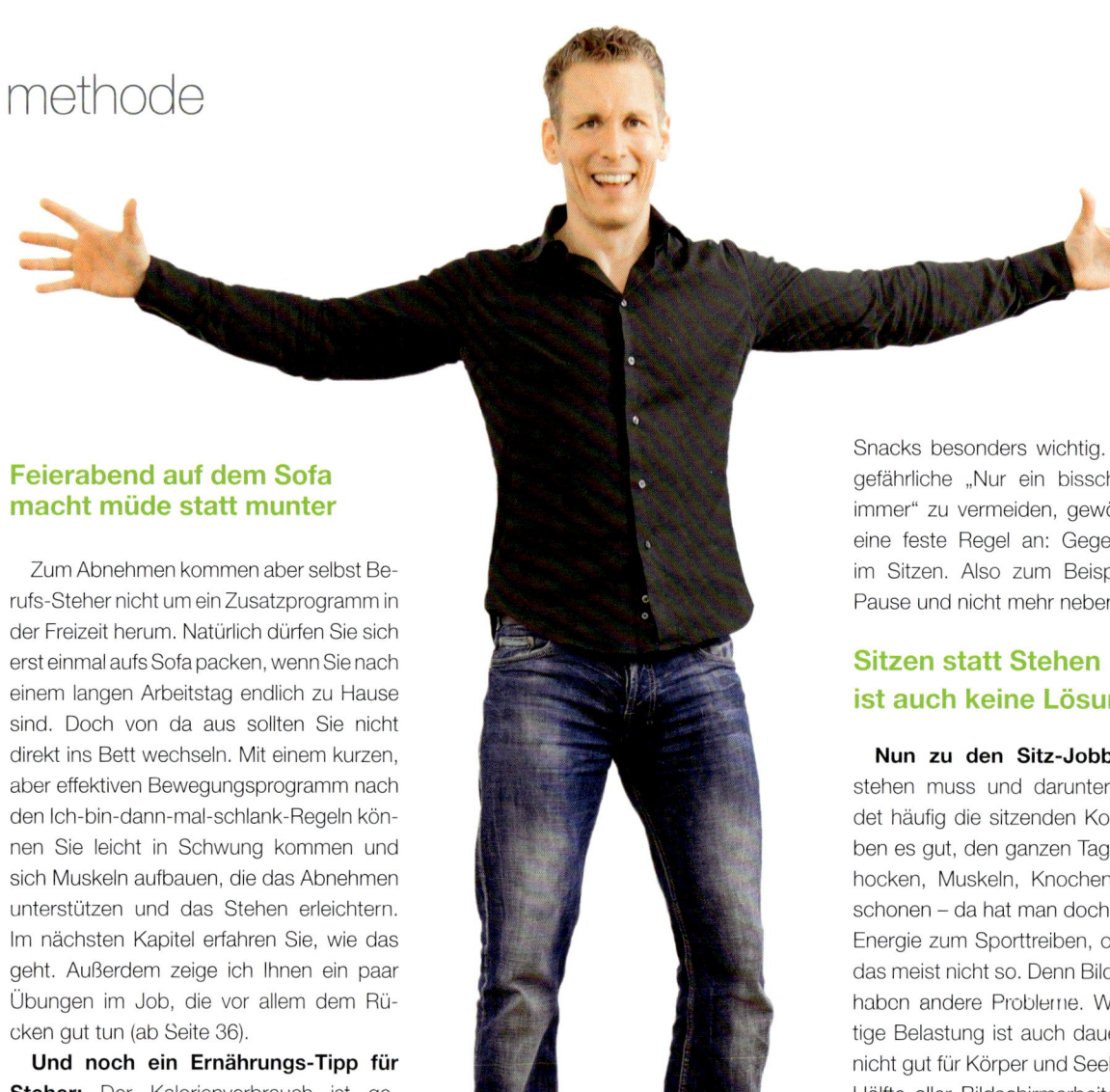

Feierabend auf dem Sofa macht müde statt munter

Zum Abnehmen kommen aber selbst Berufs-Steher nicht um ein Zusatzprogramm in der Freizeit herum. Natürlich dürfen Sie sich erst einmal aufs Sofa packen, wenn Sie nach einem langen Arbeitstag endlich zu Hause sind. Doch von da aus sollten Sie nicht direkt ins Bett wechseln. Mit einem kurzen, aber effektiven Bewegungsprogramm nach den Ich-bin-dann-mal-schlank-Regeln können Sie leicht in Schwung kommen und sich Muskeln aufbauen, die das Abnehmen unterstützen und das Stehen erleichtern. Im nächsten Kapitel erfahren Sie, wie das geht. Außerdem zeige ich Ihnen ein paar Übungen im Job, die vor allem dem Rücken gut tun (ab Seite 36).

Und noch ein Ernährungs-Tipp für Steher: Der Kalorienverbrauch ist gering, die Lust auf Essen zur Entspannung oder zum Stressabbau besonders groß. Das führt schnell dazu, dass man häufig zwischendurch zu süßen „Kleinigkeiten" greift und in der Pause (wenn die müden Beine sich ausruhen dürfen) mit dem Gefühl „Das habe ich mir jetzt aber verdient" im nächsten Fastfood-Restaurant landet. Für Steh-Arbeiter sind deshalb gesunde

Snacks besonders wichtig. Um das figurgefährliche „Nur ein bisschen, das aber immer" zu vermeiden, gewöhnen Sie sich eine feste Regel an: Gegessen wird nur im Sitzen. Also zum Beispiel nur in der Pause und nicht mehr nebenbei.

Sitzen statt Stehen ist auch keine Lösung

Nun zu den Sitz-Jobbern: Wer viel stehen muss und darunter leidet, beneidet häufig die sitzenden Kollegen. Die haben es gut, den ganzen Tag auf dem Stuhl hocken, Muskeln, Knochen und Gelenke schonen – da hat man doch abends richtig Energie zum Sporttreiben, oder? Leider ist das meist nicht so. Denn Bildschirmarbeiter haben andere Probleme. Wie jede einseitige Belastung ist auch dauerhaftes Sitzen nicht gut für Körper und Seele. Mehr als die Hälfte aller Bildschirmarbeiter klagen über Nackenschmerzen. Viele haben's im unteren Rücken. Knapp ein Drittel leidet unter Kopfschmerzen.

Unser Rücken ist fürs Dauersitzen einfach nicht gemacht. Die Muskeln erschlaffen und die Bandscheiben werden mehr belastet. Dagegen hilft vor allem Abwechslung. Wer lange sitzen muss, sollte sich in der Sitzposition viel bewegen (zum Beispiel auf einem Stuhl, der das so genannte dynamische Sitzen ermöglicht, also jede Bewegung mitmacht). Am Schreibtisch gilt genauso wie im Stehen: nicht hängen-lassen, nicht mit rundem Rücken und der Nase fast am Bildschirm erstarren, sondern aufrecht sitzen, die Schultern zurück, den Kopf gerade halten und möglichst häufig die Sitzposition ändern.

Auch Schreibtischtäter brauchen kör-perliche Herausforderungen, sobald der PC ausgeschaltet ist. Laufen Sie im Büro herum, besuchen Sie die Kollegen zwei Stockwerke höher nicht mit dem Fahr-stuhl, sondern über die Treppe. Gehen Sie in der Pause ein paar Schritte. Nutzen Sie die Wege zur Arbeit und zurück, um nicht einzurosten. Kurz: Überlegen Sie bei jeder Tätigkeit, ob sie sich mit Aufstehen, Her-umlaufen oder zumindest mit dem Ändern der Sitzposition verbinden lässt.

Spezielle Übungen zur Rückenstär-kung finden Sie im nächsten Kapitel. Die Bewegungs-Regeln der Ich-bin-dann-mal-schlank-Methode gelten für Menschen in sitzenden Berufen ebenso wie für Job-Ste-her und alle anderen, die abnehmen und gesund bleiben wollen.

Ein Ernährungs-Tipp für Sitzer: Auch geistige Arbeit braucht Energie. Das Gehirn verlangt dafür einen konstanten Zucker-spiegel und macht seinen Besitzer damit anfällig fürs Süßkram-Nachschieben. Viel besser: Halten Sie den Zuckerspiegel mit eiweißreicher Ernährung konstant, damit der „Hirnhunger" nicht dick macht und Sie trotzdem gut denken können. Das verhin-dert auch, dass Sie in Stress-Phasen jedes

zarte Hungergefühl verdrängen, um danach – wenn der harte Hunger den vernünftigen Teil des Gehirns ausschaltet – hemmungslos zuzuschlagen. Gute Merkregel, um das Ne-benbei-Essen zu vermeiden: Erlauben Sie sich kein Picknick am PC. Gegessen wird grundsätzlich woanders als am Schreibtisch.

Viel unterwegs? Achten Sie auf feste Zeiten

Der Immer-woanders-Jobber: Wer im Außendienst arbeitet oder aus anderen Gründen viel unterwegs ist, muss nicht nur lange sitzen und die Arbeit erledigen, sondern zwischendurch auch noch gegen Terminvorgaben, Verspätungen, Staus und andere Stressfaktoren kämpfen. Da bleibt natürlich selten Zeit für Turnübungen auf der Autobahnraststätte, Joggen auf dem Bahnsteig oder Walken in der Abflughal-le. Trotzdem haben Dienstreisende die Chance, sich zumindest abwechselnd zu belasten – mal sitzend hinterm Steuer, mal stehend in der Warteschlange, mal gehend auf dem Weg zum Kunden, mal die Füße hochlegend beim Picknick am Straßen-rand. Das Ich-bin-dann-mal-schlank-Bewe-gungs-Programm lässt sich dann abends im Hotel erledigen. Ein Spaziergang zur Entspannung, Kniebeugen und Liegestütze vor dem Frühstück oder eine Laufrunde als Ausdauertraining am Abend sind eine reine Willensfrage.

Der Ernährungstipp für Handlungs-reisende: Halten Sie sich auch un-terwegs immer an feste Essenszeiten. Achten Sie bei Geschäftsessen und am

Schicht im Schacht
Was essen, wenn die Nacht zum Tag wird?

Abnehmen **im Schichtdienst** – das bedeutet, dass Sie die Ernährungs-Uhr individuell verschieben.

Der Tag beginnt mit einem kohlenhydrat-haltigen Frühstück nach dem Aufstehen und endet vorm Schlafengehen mit ei-ner eiweißreichen Mahlzeit. Dazwischen ernähren Sie sich, wie die Ich-bin-dann-mal-schlank-Uhr es vorgibt. Wenn Sie besonders früh oder spät antreten, ver-legen Sie Ihr Essen entsprechend nach vorne oder nach hinten. Wer die Nacht durcharbeitet, stärkt sich am Abend mit einer proteinhaltigen Mahlzeit und isst etwa vier Stunden später einen nächt-lichen Imbiss.

Je nachdem, wie der Tag am nächsten Morgen weitergeht, entscheiden Sie sich dann für ein Frühstück, wenn Sie wach bleiben wollen, um in den norma-len Tag-Nacht-Rhythmus zurückzukeh-ren, oder ein Abendessen, wenn Sie anschließend schlafen gehen möchten.

Frühstücksbuffet im Hotel auf die Regeln der Ernährungsuhr. Und schützen Sie sich mit kleckerfreien gesunden Snacks (hartge-kochte Eier, Nüsse, tropffeste Sandwiches, Eiweißkekse oder -kuchen) vor den süßen und fettigen Tankstellen-Leckerbissen.

Selbst wer körperlich arbeitet, braucht Ausdauertraining

Sind Sie ein Muskel-Jobber? Ob auf dem Bau, im Paketzustell-Dienst, in der Gärtnerei oder Werkstatt – wer berufsbedingt Muskelkraftwerke betreibt, hat auf jeden Fall einen guten Grundumsatz und darf entsprechend viel essen. Wie gesund das Heben, Tragen, Treppenlaufen, Transportieren oder Hämmern ist – das hängt auch bei den Muskelmännern und -frauen davon ab, wie vielseitig die Belastungen sind. Je einseitiger, desto schneller gehen die Probleme los. Wichtig zu wissen: Regel- und gleichmäßige Belastungen machen den Muskel nicht stärker. Damit die Arbeit leichter fällt, muss intensives Aufbautraining nach den Ich-bin-dann-mal-schlank-Vorgaben gemacht werden. Das sollten Sie an Tagen machen, an denen Sie sich nicht schon in der Dienstzeit verausgaben. Ausdauertraining am Abend ist ein guter Ausgleich zur punktuellen Belastung eines Muskelarbeiters und sorgt dafür, dass die Muckis sich besser erholen können.

Ernährungs-Tipp für Muskelarbeiter: Hochwertige Fette und proteinreiche Kost liefern die nötigen Kalorien und unterstützen die Regeneration. Als Snack eignet sich alles, was sich gut transportieren lässt (Notfallkoffer, Seite 15). Wer sich mittags an der Dönerbude oder im Supermarkt bedient, achtet auf die richtige Mischung aus Eiweiß in Form von Fisch, Fleisch oder Käse mit viel Salat oder Gemüse und wenig kohlenhydrathaltigen Beilagen (Weißbrot, Nudeln, Reis, Knödel, Pommes und Co).

Das Heizmann-Wasserwerk
Bevor's zum Essen geht, ein paar Worte übers Trinken

Trinken geht immer, ist ja nichts zu essen und außerdem gesund – heißt es oft. Das ist zwar nicht ganz falsch, aber dennoch mit Vorsicht zu genießen. Denn keineswegs sind alle Getränke gleich.

Es gibt welche, die passen immer. Andere sollten auf bestimmte Tageszeiten begrenzt bleiben, und die (leider) leckersten gehören eigentlich auf die Verbotsliste – oder gleich in den Süßigkeitenschrank.

Wasser ist der beste Durstlöscher. Ob mit oder ohne Kohlensäure, aus der Flasche oder (gefiltert) aus dem Wasserhahn – die unscheinbare Flüssigkeit ist gesund, hat keine Kalorien, dämpft den Hunger und soll sogar schön machen. Zwei bis drei Liter pro Tag sollten's sein. Damit Sie das nicht vergessen, stellen Sie sich am besten morgens eine Wasserkaraffe auf den Schreibtisch, die Sie immer ans Trinken erinnert (diese im Foto können Sie unter www.ich-bin-dann-mal-schlank.de bestellen).

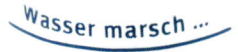

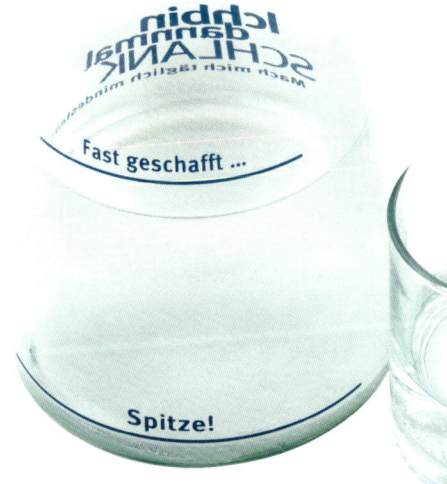

Tipp: Mit Orangen- und Zitronenscheiben aromatisieren, im Winter ein paar dünne Scheiben frischen Ingwer mit heißem Wasser übergießen, ziehen lassen, genießen.

Fruchtsaft und Smoothies – Frisch zubereitet sind die süßen Säfte aus Apfelsinen, Bananen & Co immerhin Vitaminlieferanten. Jedoch enthalten sie – genauso wie Obst – Fruchtzucker und damit viele Kohlenhydrate. Im Büro ist die Vitaminzufuhr per Saft natürlich leichter als Obstschneiden mit Geklecker. Deshalb sollten Fruchtsaftfreunde im Job nur vormittags davon trinken und später auf Wasser umsteigen.

Gemüsesäfte schmecken leider nicht so toll wie die süßen Obstsäfte, unterstützen das Abnehmen aber viel besser. Zum einen, weil sie am Arbeitsplatz – ganz ohne Gemüseschnippeln – wertvolle Nährstoffe und wenig Kohlenhydrate liefern. Zum anderen, weil sie sich auch als kleiner Sattmacher zwischendurch eignen (zum Beispiel ein aufgewärmtes Glas Tomatensaft mit Salz und Pfeffer gewürzt).

Kaffee ist der Bürotrunk schlechthin und keineswegs nur eine aufputschende Sünde. Die braune Brühe bringt den Kreislauf in Schwung, fördert das Miteinander („lass uns mal zusammen ein Käffchen trinken") und verschönert – besonders in Form von Milchkaffee –

die kleine Pause, solange er ohne Zucker und ohne Apfelkuchen durchläuft. Für die Gesundheit gilt: Übertreiben Sie nicht. Zwei bis drei Tassen pro Tag reichen aus.

Softdrinks wie Cola und Limo gehören gar nicht in die gesunde Küche. Sie gelten in Amerika bereits als einer der Hauptgründe für Fettleibigkeit. In New York gibt es Pläne, den Verkauf von XXL-Bechern mit mehr als 0,47 Litern in Restaurants und Fastfood-Lokalen zu verbieten. Wer's überhaupt nicht lassen kann, sollte auf die Lightversion umsteigen und sich den Spaß nur als seltenes Vergnügen in Ausnahmefällen leisten.

Tee (ohne Zucker) ist ähnlich wie Wasser ein energiefreier Schlankmacher, hat aber mehr Geschmack. Im Job kommt der Kuschelfaktor noch dazu. Ob allein oder während der Konferenz – ein heißer Tee beruhigt und entspannt. Vitaminkick: Im Sommer ein bisschen frisch gepressten Saft mit viel Tee vermischen und mit Eiswürfeln kühlen, im Winter wird Tee mit heißer Zitrone ein Gesundheitstrunk. Tee sollte möglichst nicht aromatisiert sein.

Milch und Shakes – Durstig zum Kühlschrank stürmen und erst mal einen halben Liter Milch herunterstürzen? Besser nicht. Milchprodukte passen zwar gut in die schlanke Küche, weil sie viel Eiweiß enthalten und satt machen.

Sie sind aber keine Durstlöscher. Ob Kefir, Buttermilch oder Eiweiß-Shakes – setzten Sie diese „Flüssigkeiten" im Büro nur als schnellen Ersatz für eine kleine Mahlzeit oder als Snack für zwischendurch ein.

Alkohol – Im Berufsleben geht's oft nicht ohne, und auch im Privaten gehört ein gutes Gläschen Wein für viele zum Essen. Leider ist Alkohol eine Kalorienbombe, stört die Fettverbrennung und setzt gute Vorsätze außer Kraft, so dass die Frikadellen mit Kartoffelsalat fast unbemerkt durchrutschen. Deshalb müssen Sie Maß halten: Ein Glas Bier oder Wein darf sein, eine Flasche ist zu viel.

Coffeeshop? Aber bitte ohne Sahne

Im Gegensatz zur Konditorei ist die Schwelle zum Coffeeshop leicht überschritten. Man will ja nur was trinken und keine Tortenschlacht veranstalten. Wenn dort tatsächlich lediglich ein Schlank-Kaffee gereicht würde, wären die Shops in der kleinen Pause kein Problem. Doch das sonst kalorienfreie Getränk wird hier mächtig aufgepimpt – mit Zucker, Eis, Sahne, Sirup oder Schokolade. Entscheiden Sie sich im Zweifelsfall fürs Original.

Welcher Büro-Ess-Typ sind Sie?
Hunger am Arbeitsplatz führt oft zu merkwürdigem Verhalten, das nicht unbedingt schlank macht

Der Heimlich-Esser geht seiner Leidenschaft unauffällig nach. Immer wenn öffentlich etwas Leckeres im Angebot ist, schüttelt er tapfer den Kopf. Nein danke. Doch kaum ist er allein, wird flugs alles Süße in sich hineingestopft, was Aktenkoffer, Handtasche und Schublade hergeben. Nach Hause geht's nur mit einem Umweg über McDonald's. Und weil das Heimlich-Schlingen nicht so richtig satt macht, muss er abends gleich doppelt zuschlagen. Erste Hilfe: Schluss mit dem Versteckspielen. Essen Sie sich richtig satt, wenn's alle tun, und lösen Sie die süßen Lager auf.

Der Bäcker-Snacker Köstlicher Kuchenduft ist sein Verhängnis. Kalorienkracher mit Streuseln redet er sich besser, indem er schwerpunktmäßig an die Kirschen darin denkt („Obst ist ja gesund"). Den Weg zurück vom Backshop zum Arbeitsplatz macht er nicht ohne Souvenir. Ein Cappuccino to go mit Schoko und Sahne ist sein treuer Begleiter. Erste Hilfe: Mal nachforschen, ob ein Fachgeschäft für Leckereien in der Nähe nicht auch einen Gemüseauflauf als Mittagstisch im Programm hat. Und statt to go sitzend den Kaffee mit fettarmer Milch genießen.

Der Nebenbei-Schlinger Egal, was er tut, für eine Mahlzeit hat er nie Ruhe. Wäre doch Zeitverschwendung, wenn er während der Nahrungsaufnahme nicht noch auf anderen Kanälen seine Kreativität ausleben könnte. Konferieren beim Kauen, Lesen beim Schlucken, Nachlegen beim Tippen – Essen ist für ihn Nebensache. Der Nebenbei-Schlinger hat nie richtig Hunger, ist aber auch nie richtig satt und stopft immer dagegen an. Weil das Gehirn keine Sättigungssignale sendet, wenn es anderweitig beschäftigt ist, braucht er extra viel. Erste Hilfe: Selbstverpflichtung zum Essen ohne Ablenkung.

Der Lass-mal-was-kommen-Typ steht zum Essen nicht mal auf. Bevor er seinen PC-Tisch in eine Mittagstafel verwandelt, wird telefoniert – und wenig später steht der Pizzabote vor der Tür. Mit-Esser findet er schnell, indem er mit der Rabattkarte winkt („wenn wir drei bestellen, sparen wir die Lieferkosten"). Erste Hilfe: Es gibt auch Bringdienste mit Gesundem im Gepäck. Lieferkosten fallen gar nicht erst an, wenn einer für alle rennt und täglich durchgetauscht wird. Oder wenn alle losmarschieren und gemeinsam Kalorien verbrauchen.

Der Gesamt-Versorger kümmert sich um die ganze Kompanie – ob die anderen wollen oder nicht. Er schleppt zu jedem Anlass Essbares an, füllt die Keks-Schale auf, sammelt Geld für Geburtstagsverköstigungen in der Arbeitszeit und backt zum Firmen-Jubiläum kastenweise Kuchen. Wer nicht mitmacht, fühlt sich schnell als Kollegenschwein. Erste Hilfe: Erklären Sie den Kollegen, warum Esspausen für Sie wichtig sind und dass niemand Ihr Nein persönlich nehmen soll. Vielleicht hilft das auch dem Gesamt-Versorger, einen Gang zurückzuschalten.

Der Schlechtes-Gewissen-Macher Ein Kollege greift zum zweiten Brötchen? „Huch, wie schaffst du bloß so viel am Morgen?" – Das Team trollt sich in die Kantine? „Müsst ihr dauernd futtern? Ich arbeite lieber durch." – Die Praktikantin sagt beim Nachtisch nicht nein? „Wahnsinn, was die runterkriegt. Ich könnte das nicht." Wer anderen ein schlechtes Gewissen macht, indem er beim Essen übers Nicht-Essen redet, verdirbt allen den Spaß. Erste Hilfe: Stellen Sie Kollegen nicht bloß, indem Sie Ihre Gewohnheiten lauthals zum Maßstab für andere machen.

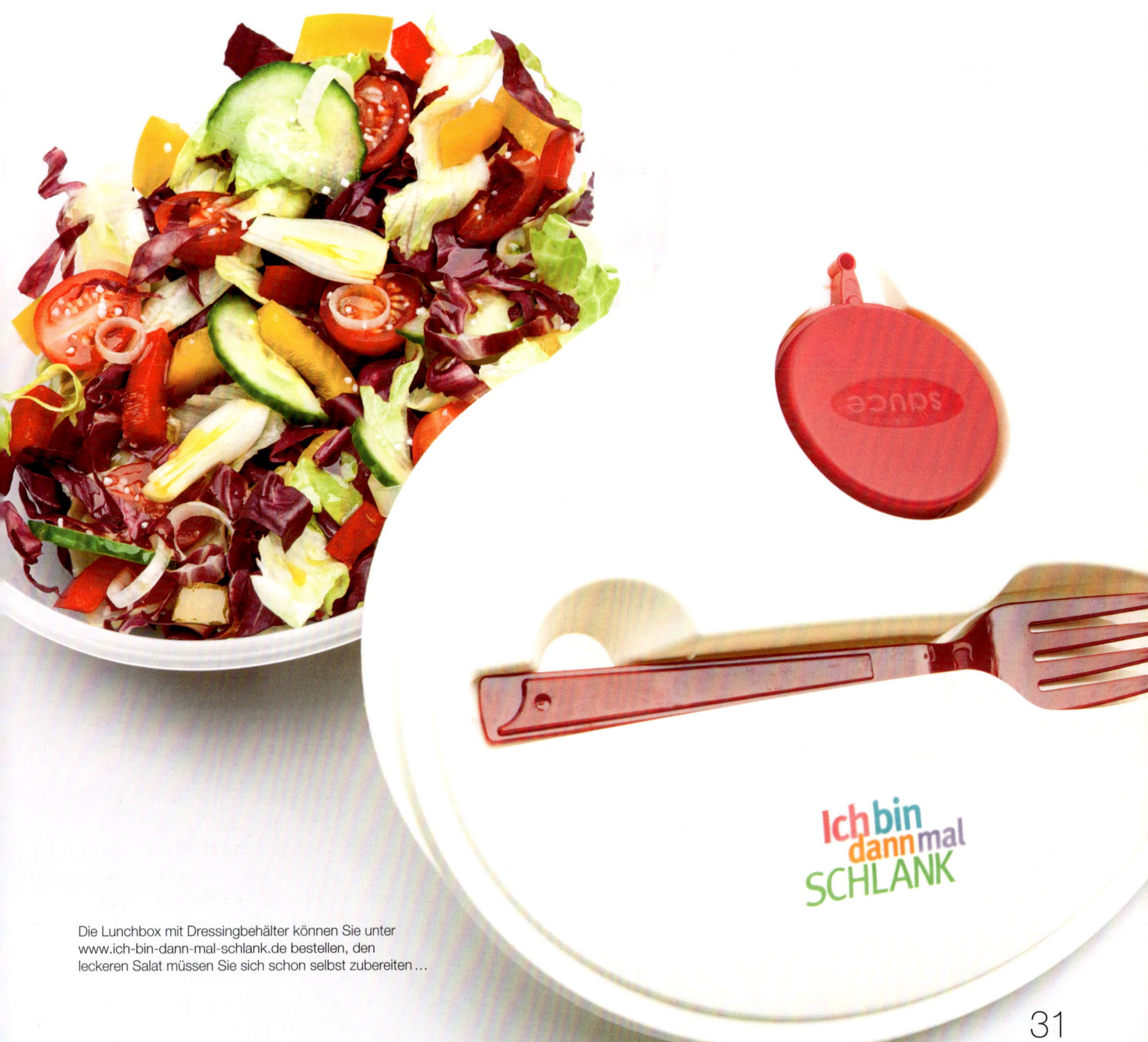

Die Lunchbox mit Dressingbehälter können Sie unter
www.ich-bin-dann-mal-schlank.de bestellen, den
leckeren Salat müssen Sie sich schon selbst zubereiten ...

Los geht's
"Ich bin kein Mann für die schnelle Nummer"

Klingt ja alles ganz einfach, werden Sie wahrscheinlich denken, wenn Sie die letzten Seiten gelesen haben. Aber dennoch bleiben möglicherweise Zweifel: „Wie soll ich das bloß alles von einem Tag auf den anderen schaffen? Ich habe doch schon so oft versucht, eine Diät durchzuhalten, und es hat nie richtig geklappt."

Ich kann Sie beruhigen: Sie müssen gar nicht viel schaffen – vor allem nicht von heute auf morgen. Denn nach den Ich-bin-dann-mal-schlank-Regeln dürfen Sie so langsam starten, dass Sie selbst kaum bemerken, wie sich Ihre Gewohnheiten verändern.

Das Prinzip dabei lautet: Der perfekte Tag. Das heißt, dass Sie sich erst einmal nur einen Tag in der Woche aussuchen, an dem Sie alles richtig machen in Sachen Bewegung, Ernährung und Entspannung.

Planen Sie diesen Tag gut durch. Oft ist es hilfreich, ihn zum Beispiel erst einmal auf ein Wochenende oder einen Feiertag zu legen. Das fällt den meisten sehr viel leichter, als im alltäglichen Büro-Stress zu starten. Beginnen Sie also einfach mit einem perfekten Tag, an dem Sie keinerlei Verpflichtungen und erst Recht keinen Chef im Nacken, sondern richtig viel Zeit haben. Der Vorteil: Er ist für Sie komplett arbeits- und stressfrei. Das Keine-Zeit-Argument, das Ihr innerer Schweinehund Ihnen vielleicht einflüstert, können Sie leicht entkräften.

Ein perfekter freier Tag für den sanften Einstieg

Schlafen Sie morgens ein bisschen länger und frühstücken Sie in aller Ruhe, bevor Sie aus dem Haus gehen, um sich zu bewegen, frische Luft zu genießen und dabei zu entspannen. Wenn Sie sich morgens gut satt gegessen haben, werden Sie nicht heißhungrig zurückkehren. Also bleibt Zeit zum Kochen – entweder nach Lust und Laune, aber mit Rücksicht auf die Ernährungsuhr. Oder nach einem Rezept aus dem Mittagsbereich in diesem Buch (ab Seite 72). Essen Sie langsam und ohne Ablenkung. Und freuen Sie sich ruhig schon morgens auf das kleine Stück Süßes am freien Tag, das Sie sich guten Gewissens als Dessert gönnen, damit Sie es abends nicht allzu schmerzlich vermissen.

Danach steht eine mehrstündige Esspause auf dem Programm. Ihr Schweinehund wird Ruhe geben, weil er satt und zufrieden ist. Und Sie haben Zeit für andere Dinge, die nichts mit Essen zu tun haben. Der späte Nachmittag ist dann ein guter Zeitpunkt fürs Muskelaufbautraining (siehe Seite 36). Keine Lust, keine Kraft, keine Motivation, sich aufzuraffen? Wenn die innere Stimme sich mit solchen Ausreden zu Wort meldet, kontern Sie mit einem unschlagbaren Gegenargument: „Es dauert ja nicht lange, und danach werde ich mich prima fühlen." Also legen Sie los, ohne allzu viel darüber nachzudenken.

Strategie für den Abend: Gewohnheiten austauschen

Ein proteinreiches Abendessen im Anschluss ans Training unterstützt den Muskelaufbau und sorgt wegen seines guten Sättigungseffekts dafür, dass Sie auch den letzten Teil des perfekten Tages überstehen – den Abend. Der fällt den meisten besonders schwer, weil sie Relaxen automatisch mit Naschen, Knabbern oder Alkohol trinken verbinden. Um das zu vermeiden, sollten Sie nicht ohne Strategie in den perfekten Abend gehen. Eine solche Strategie ist gleichzeitig eine sanfte Veränderung Ihrer Gewohnheiten, indem Sie schlechte durch bessere ersetzen. Statt einfach von sich zu verlangen „Heute darf ich nichts mehr", sagen Sie sich „Heute versuche ich mal etwas anderes".

Bereiten Sie zum Beispiel einen Knabberteller mit rohem Gemüse, mixen Sie sich einen erfrischenden Sommer-Joghurt mit ein paar Tiefkühl-Himbeeren oder einen winterlichen mit Zimt und Nüssen. Und diesen Snack holen Sie raus, wenn das Schweinehündchen Sie an die Chipstüte im Küchenschrank erinnert oder die halbe Tafel Schokolade ins Gespräch bringt, die noch auf ihre Vernichtung wartet. Wenn Sie dann erst einmal gemerkt haben, dass Karotten & Co auch ihren Zweck erfüllen, wird es Ihnen nicht mehr schwerfallen, diese Übung zu wiederholen, bis sie Routine geworden ist.

Trösten und Belohnen? Das geht ohne Essen

Dieses Gewohnheiten-Verändern in kleinen Schritten klappt auch bei anderen Dingen. Sie würden im Büro gerne auf Zucker im Kaffee verzichten, weg vom dauersüßen Geschmack? Dann werfen Sie nicht gleich die ganze Packung Zucker (oder Süßstoff) weg, sondern reduzieren Sie langsam die Menge, die Sie gewohnt sind. In der ersten Woche gibt's nur noch einen Löffel statt zweien. Sieben Tage später steigen Sie auf einen halben um, dann auf einen viertel Löffel, bis es ohne geht und Sie den Eigengeschmack des Kaffees genießen können.

Ob Sie im Berufsalltag gegen Stress oder Langeweile essen, sich von anderen verführen lassen, sich allzu oft selbst mit Süßem belohnen – fangen Sie an, sich bei jedem Happen außerhalb der festen Essenszeiten zu fragen: Muss das jetzt sein? Brauche ich es tatsächlich? Wie werde ich mich danach fühlen? Denken Sie daran: Alles, was man sich mal angewöhnt hat, kann man sich auch wieder abgewöhnen, wenn brauchbare Alternativen zur Verfügung stehen.

Ein heißer Tee als Trost, eine kurze Pause mit Augenschließen zur Entspannung, eine Runde Rausgehen zum Stressabbau, tolle Musik zur Belohnung – es muss nicht immer Essen sein. Alles, was einmal geklappt hat, sollten Sie regelmäßig wiederholen. Das gilt auch für die perfekten Tage. Hat Ihnen der erste gefallen? Dann machen Sie weiter. Sie werden automatisch die Aktivitäten und Rezepte aus dem perfekten Tag an anderen Tagen übernehmen. Weil es gut tut!

Positive Gefühle führen langfristig zum Erfolg

Übertragen Sie das am Wochenende gelernte Verhalten auf den Alltag im Job, bis Sie bei mehreren Tagen pro Woche angelangt sind. Wenn Sie Ihre alten Gewohnheiten kaum noch vermissen, haben Sie es geschafft. Ihr innerer Schweinehund hat die Vorteile Ihres neuen Lebensstils erkannt und sabotiert nicht mehr. Selbst hin und wieder eine Heimweh-Mahlzeit bedeutet keinen Rückfall mehr.

Warum funktioniert das? Ganz einfach: Der Erfolg des Prinzips „Per-fekter Tag" beruht auf positiver Motivation, die langfristig die stärkste Antriebskraft ist. Wer immer sofort alles will, scheitert schnell an den selbstauferlegten viel zu hohen Ansprüchen und gibt frustriert auf. Die schnelle Nummer „Zehn Kilo in zehn Tagen" klappt einfach nicht. Wer aber einmal erlebt hat, dass etwas gelingt (selbst wenn es nur ein kleiner Schritt ist), macht beflügelt weiter.

Warum Stress dick macht

Wenn Gefahr droht, schaltet unser Körper sein Notfallprogramm an. Das war früher sinnvoll, damit der Mensch sofort hellwach und leistungsfähig war, wenn wilde Tiere auftauchten. Die sind zwar in der Arbeitswelt von heute selten, doch die körperliche Reaktion auf Bedrohungen ist die alte geblieben. Wenn wir berufsbedingt in negativen Stress geraten, versetzen Hormone uns in Alarmbereitschaft. Das allein wäre nicht schlimm, wenn es einen kurzen Kick auslöst, der sich anschließend positiv entladen kann – durch Lösung eines Problems, durch körperliches Abreagieren oder durch Entspannung. Leider passiert das im Beruf selten. Viele Menschen stehen im Job unter Dauerdruck und verhalten sich deshalb wie auf einer Flucht. Sie schlingen zu schnell und zu viel, nehmen ihre Sättigungsgrenze nicht mehr wahr und werden stressbedingt dick.

33

Mein Tipp zum Start:
Projekt-Management mit Weitblick

Behandeln Sie Ihre eigene **Gesundheit wie ein äußerst wichtiges Job-Projekt.** Die Zielvereinbarung ist klar: Sie möchten so lange wie möglich fit, gesund und schlank bleiben. Dafür steht Ihnen ein großes Budget zur Verfügung. Ein Konto, auf das nur Sie Zugriff haben. **Ihr Lebenskonto.**

Am Anfang ist es gut gefüllt, ohne dass Sie groß etwas dafür tun müssen. Sie sind gesund und glauben, dass Sie ewig so bleiben. **In jungen Jahren fällt das leicht.** Der Körper verkraftet eine ganze Menge. Ob schlechte Ernährung, zu wenig Bewegung, zu viel Alkohol oder zu wenig Schlaf, ob Stress oder Umweltbelastungen – im ersten Drittel des Lebens geht vieles scheinbar spurlos an einem vorüber. „Warum soll ich Gemüse essen, wenn ich von Fastfood nicht krank werde?", sagt sich mancher, der noch keine negativen Folgen spürt. „Warum muss ich mich bewegen, wenn es mir auch auf dem Sofa gut geht?"

Doch dabei merkt man nicht, dass das **Lebenskonto schon kräftig schrumpft.** Man kontrolliert nie den Kontostand. Und es kommen auch keine Mahnungen. Es ist schließlich immer noch genug von allem da. Warum also scheinbar sinnlos sparen oder gar neue Lebenstaler scheffeln?

Das macht einfach keinen Spaß. „Ich lebe doch heute, warum soll ich mich um morgen sorgen?", heißt es dann. Oder: „Ich lebe doch nur einmal, vielleicht bin ich morgen schon tot."

Das ist nicht ausgeschlossen, aber unwahrscheinlich. **Viel häufiger meldet der Körper plötzlich und ohne Vorwarnungen eine Finanzkrise in Form von Krankheiten.**
Dann ist Schluss mit dem Abheben. Es gibt keinen Kredit mehr. Sie können die Not nur noch abwenden, indem Sie selbst aktiv werden und auch mal einzahlen, statt immer nur abzuheben. Gute Ernährung, viel Bewegung, gezielte Entspannung – mit allem, was gesund ist, **lässt sich das Lebenskonto Schritt für Schritt wieder auffüllen.** So dass Einnahmen und Ausgaben langfristig gleich – und Sie gesund bleiben.

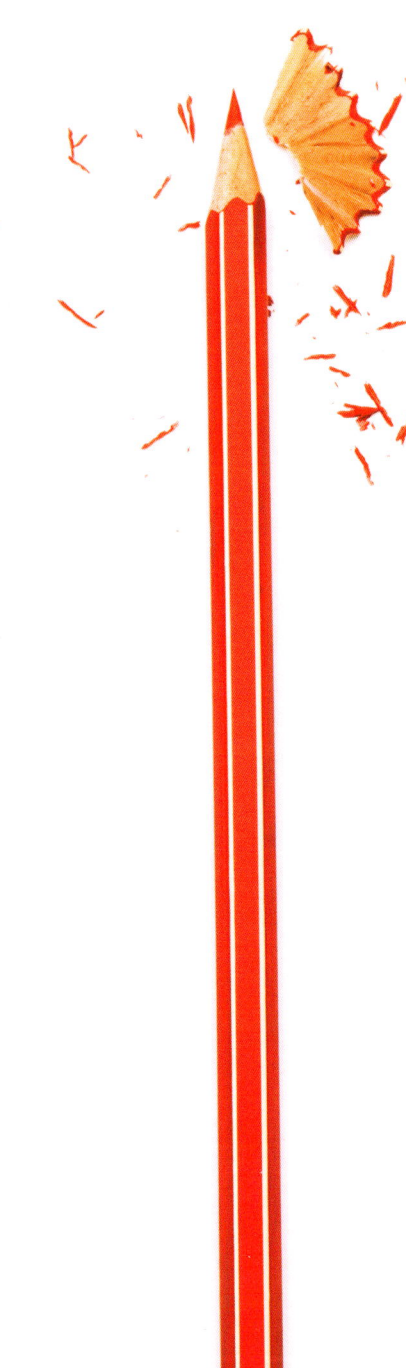

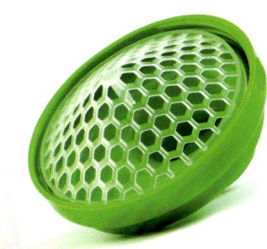

los geht's

Und jetzt – einfach anfangen!
Mit ein paar Tricks und Utensilien ist im Büro der Heizmann los

Von A bis W – das ist die Büroküchen-Grundausstattung

Da Sie die meisten Gerichte zu Hause vorbereiten, ist die Grundausstattung am Arbeitsplatz schnell zusammengestellt. Diese Utensilien haben sich beispielsweise in unserer Heizmann-Büroküche bewährt:

- Apfelreibe
- Dosenöffner
- Gabel
- Glas
- Löffel (Esslöffel, Teelöffel, Rührlöffel)
- Messer (Brotmesser, große und kleine Küchenmesser)
- Mikrowelle
- Müslischale
- Schneidebrett
- Schüssel
- Shaker für Eiweißdrinks
- Tasse
- Teller
- Wasserkaraffe
- Wasserkocher

Vorkochen und kühlen

Wer bereits am Abend seine Büromahlzeit vorkocht, sollte sie nach dem Abkühlen sofort in den Kühlschrank stellen. Am Morgen nach dem Transport bis zum Essen gleich wieder kühl lagern.

Mikrowelle oder Herd?

In den meisten Büroküchen gibt es nur eine Mikrowelle, weil ein Herd eine mögliche Gefahrquelle ist, falls abends vergessen wird, ihn abzuschalten. Aber zum Aufwärmen kleiner Portionen ist die Mikrowelle ohnehin unschlagbar, weil es durch das blitzschnelle Erwärmen kaum Nährstoffverluste gibt.

Hitzewelle – das passende Geschirr

Geeignet ist hitzebeständiges Geschirr aus Glas, Porzellan, Keramik und Ton sowie Mikrowellen geeignetes Kunststoffgeschirr (anderes Plastikgeschirr kann ab einer Erwärmung auf rund 70°C krebserregende Weichmacher freisetzen).

Nicht geeignet ist Metallgeschirr (lässt keine Mikrowelle durch), Melamin, Teller mit Goldrand oder Metalldekor (Funkenbildung), Alu-Folie und Bestecke, Kristallglas (enthält Blei), Holzgeschirr (enthält Wasser, das beim Garvorgang verdampft. Es trocknet so aus und bekommt dann Risse).

Noch mehr Ideen finden Sie unter www.ich-bin-dann-mal-schlank.de

Fürs Transport-Unternehmen

Plastikboxen mit fest schließenden Deckeln, zum Beispiel die Heizmann-Lunchbox. Am besten Gefäße, die geeignet für die Mikrowelle und zum Einfrieren sind. Außerdem: Twist-Off-Gläser für Quarkspeisen und andere Milchprodukte.

Eiweißpulver in der Schlank-Küche

Proteine gelten als Fettkiller. Wer viel davon isst, verhindert Heißhunger, zügelt den Appetit auf Süßes, kommt mit weniger Kalorien aus und beugt dem Jo-Jo-Effekt vor. Außerdem schützen Sie damit Ihre Dauerfettverbrenner, die Muskeln, vor dem Abbau. Deshalb unterstützen Eiweiß-Shakes die Low-Carb-Ernährung. Schnell und kleckerfrei zubereitet eignen sich Snacks und Gerichte mit Eiweißpulver prima fürs Büro. Beim Kochen lassen sich kohlenhydratreiche Lieblingsessen mit Koch- und Backeiweiß zubereiten, indem ein Teil des Mehls durch das Pulver ersetzt wird – wie zum Beispiel bei den Mini-Muffins auf Seite 69.

Einige Rezepte wurden mit Eiweiß-Produkten von Hanuko (S. 153) gekocht und gebacken. Verwenden Sie andere Produkte, sind leichte Abweichungen in den Mengenangaben möglich.

LASST ES
KNACKEN...

...Kollegen! Keine Angst, Liegestütze auf
dem Konferenztisch müssen nicht sein.
Aber sonst lässt sich am Arbeitsplatz
einiges anstellen, um in Form zu kommen

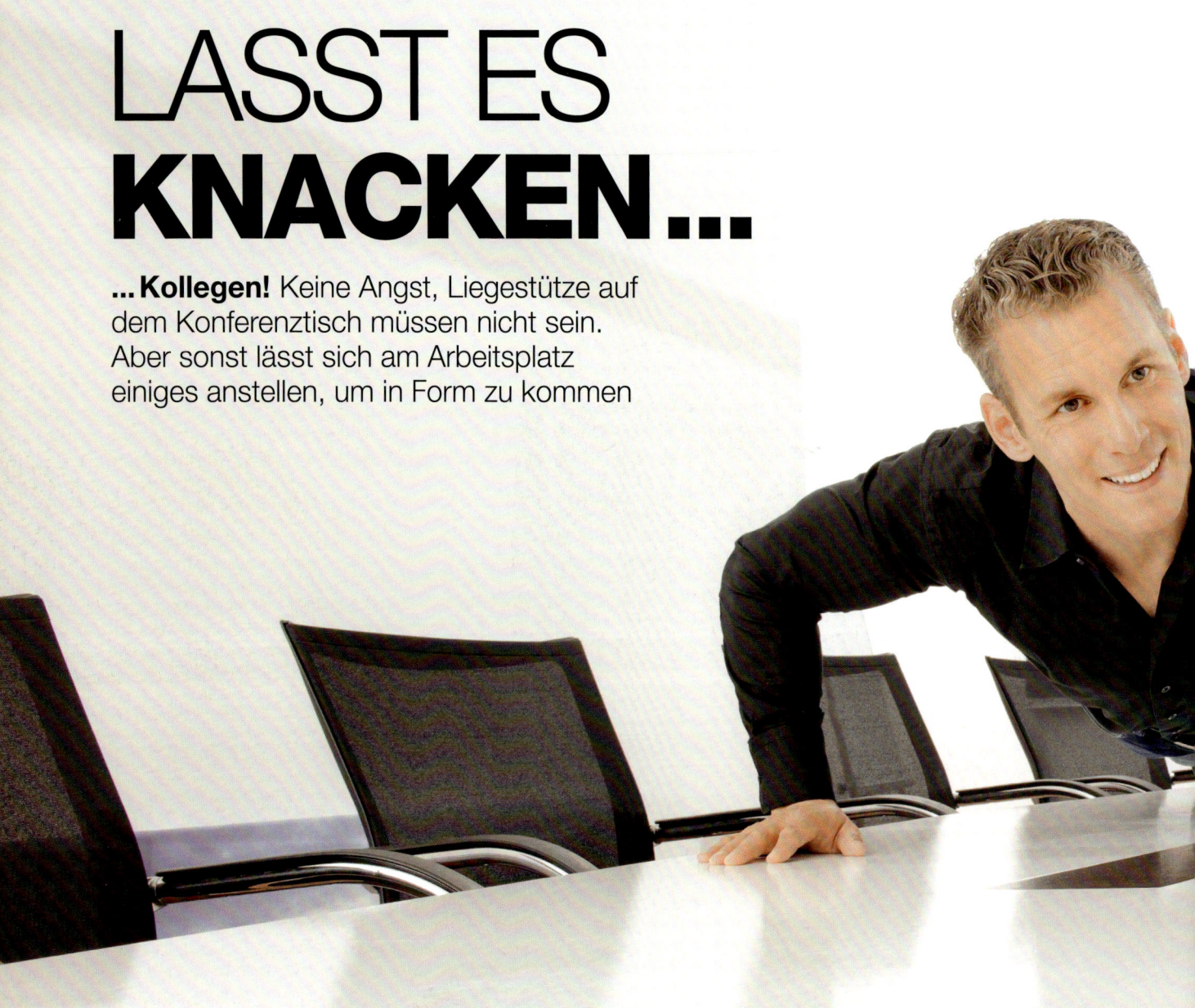

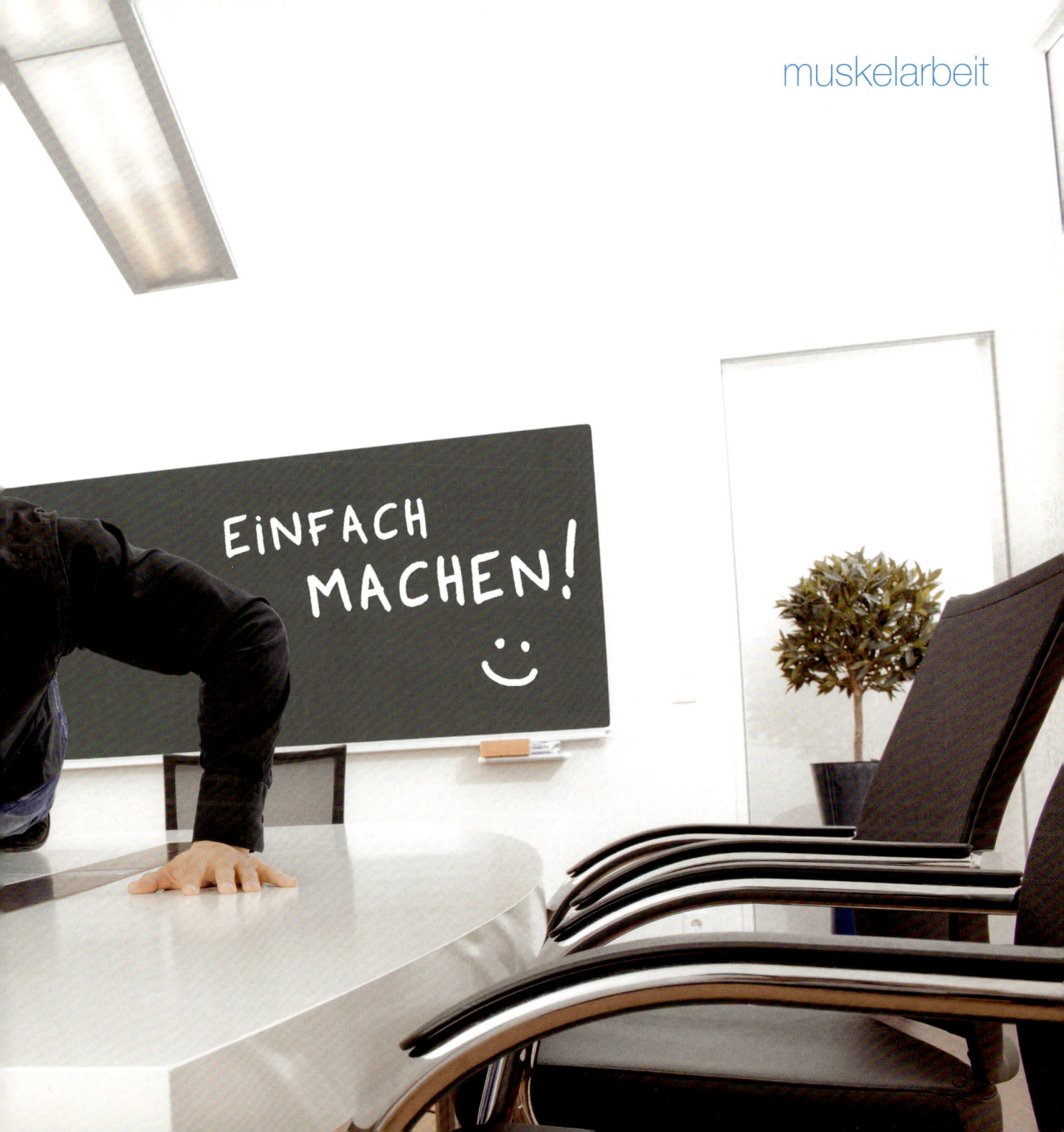

Bewegt euch doch mal
Sitzen macht nicht schlank

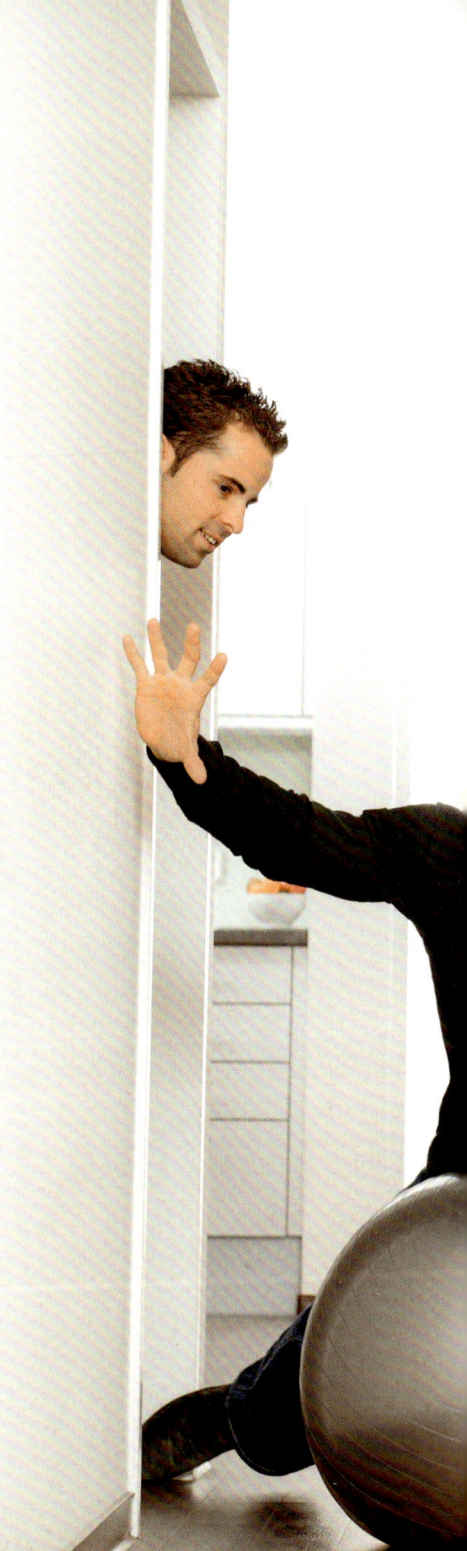

Egal, ob Sie den ganzen Tag am Schreibtisch hocken, stundenlang stehen, herumlaufen oder körperlich hart ran müssen – Arbeiten ist selten gesund.

Während der Körper von Computer-Sitzern vor allem unterm Nichts-Tun leidet, sind andere Berufsgruppen häufig ungesund einseitigen Belastungen ausgesetzt. Trösten Sie sich: Am Arbeitsplatz können Sie zumindest in Sachen Gesundheit Schadensbegrenzung betreiben. Wenn Sie das dann in der Freizeit unterstützen, indem Sie nach Dienstschluss gemäß den Ich-bin-dann-mal-schlank-Regeln sportlich antreten, bewegen Sie sich munter Richtung Traumfigur.

Im Job in Schwung kommen, zu Hause Muskeln aufbauen

Bestimmt kennen Sie das Phänomen aus dem Job: Je anspruchsvoller ein Projekt ist, desto länger schiebt man es vor sich her. Steigen Sie deshalb mit übersichtlichen Vorsätzen in unser Programm ein.

Das heißt: Sie betreiben zwei oder dreimal in der Woche zu Hause Muskelaufbautraining mit zwei Basisübungen: Kniebeugen (für Beine und Po) und Liegestütze (für Brust, Bauch, Schultern, Arme). Damit Sie sich weder unter- noch überfordern, bestimmen Sie das richtige Maß nach einer einfachen Regel: Wiederholen Sie jede Beuge und jeden Stütz so oft, bis es brennt – und dann noch fünf. Kurze Pause. Das Gleiche noch mal. Versuchen Sie, von Woche zu Woche die Anzahl der Wiederholungen zu steigern, damit Sie Muskeln aufbauen. Denn die verbrennen auch Fett, wenn Sie schon wieder in die PC-Tasten hauen.

Rücken stärken zwischen Küche und Computer

Das Ganze ergänzen Sie mit Ausdauer-Training. Dabei ist es gleichgültig, ob Sie walken, joggen, schwimmen, tanzen oder Rad fahren – Hauptsache, Sie bringen zweimal in der Woche den Kreislauf in Schwung. Je mehr Sie sich zwischendurch bewegen, desto besser. Das gilt vor allem fürs Büro. Auf den nächsten Seiten zeige ich Ihnen Übungen, die Sie zwischen Kaffeeküche und Computer machen können, damit Sie vor allem den Rücken entlasten, die Muskeln ein bisschen fordern und sich einfach frischer fühlen.

Alle Übungen sind leicht nachzumachen, sogar im Anzug, Sie brauchen nur die Krawatte etwas zu lockern. Im Ernst – ob Sie den Sitzball nehmen oder die Wasserflasche, die sowieso auf dem Schreibtisch steht, es braucht keinen großen Aufwand.

IMMER AM BALL BLEIBEN

Das Kreuz mit dem Kreuz – wer kennt das nicht? Rückenschmerzen gehören zu den häufigsten Bürokrankheiten. Den ganzen Tag sitzen – das tut niemandem gut. Dagegen lässt sich aber was machen. Zum Beispiel mit einem Büroball.

Jeder, der vorbeikommt, legt sich mal eben drauf

Der Rückenstabilisator fängt relaxt an. Mit dem Bauch nach unten ablegen und erst einmal alles hängen lassen. Die Füße dienen breitbeinig aufgestellt als Bremse, damit Sie nicht gegen Kollegen oder Kanten kullern.

Die Nasenspitze berührt fast den Ball, die Hände werden am Hinterkopf gehalten.

Jetzt geht es ohne Schwung, aber mit viel Kraft nach oben

Die Ellenbogen hängen locker an den Seiten herunter. Zählen Sie mit, während Sie sich langsam hochdrücken, bis der Rücken gerade ist: einundzwanzig, zweiundzwanzig, dreiundzwanzig. Der Kopf ist Verlängerung der Wirbelsäule; der Blick bleibt unten. Die Hände lösen sich dabei vom Kopf, so dass zwischen den Schultern Spannung aufgebaut wird.

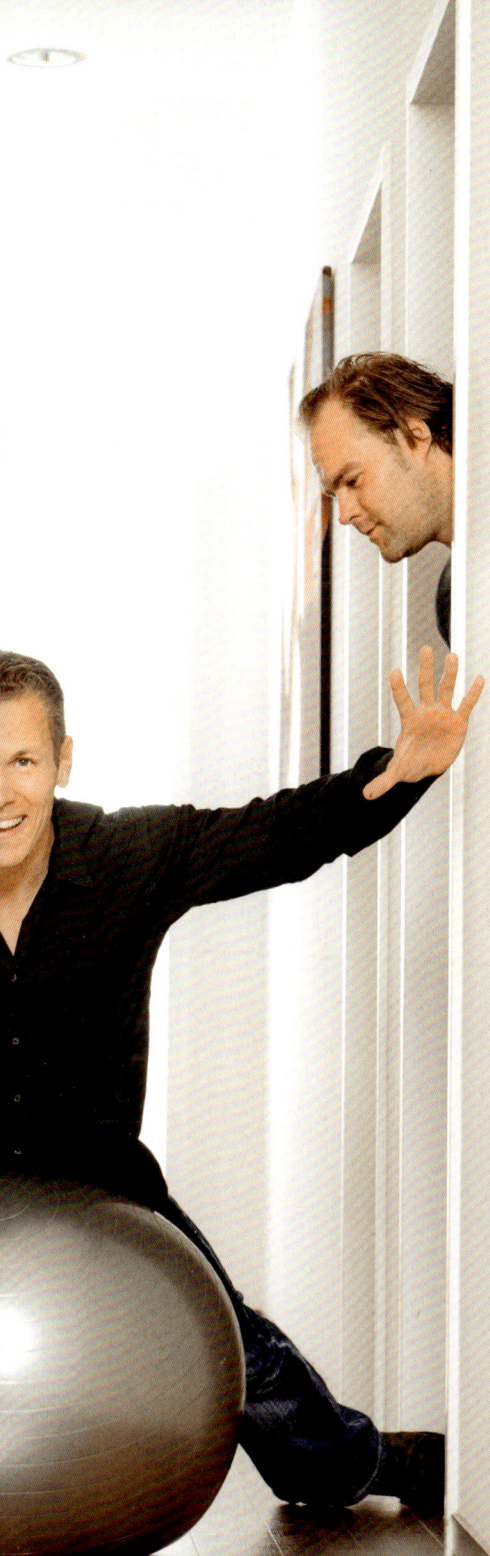

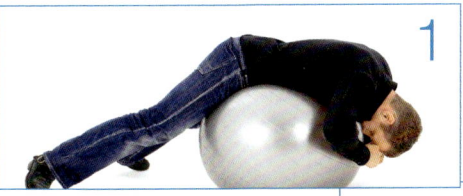

1

Los geht's ganz locker: Bevor Sie mit Kraft loslegen, nutzen Sie den Ball, um kurze Zeit bäuchlings zu relaxen.

Spannen Sie Arme-, Bauch-, Nacken-, Schulter- und Rückenmuskulatur an, um die Arme langsam nach oben zu ziehen.

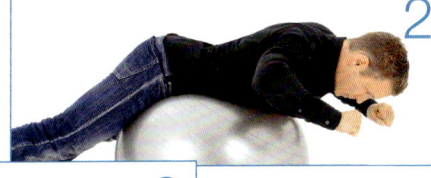

2

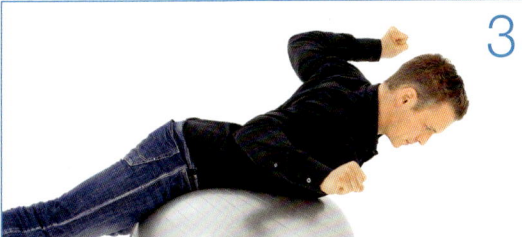

3

Zum Entspannen reichen ein paar Durchgänge. Wenn Sie Muskeln aufbauen wollen, machen Sie ruhig einige mehr.

TRAINING FÜR DEN BAUCH

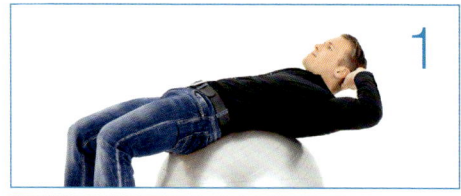

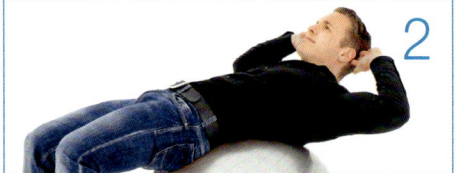

Der Bauchformer beginnt in Rückenlage. Der Blick geht nach oben (wichtig, damit Sie die Halswirbelsäule nicht zu stark belasten). Die Hände halten Sie am Kopf, die Ellenbogen werden nach hinten gezogen, bis zwischen den Schulterblättern eine leichte Spannung entsteht. Dann den Oberkörper schön langsam hochziehen – soweit Ihre Bauchkraft Sie trägt. Dann geht's langsam wieder herunter. Für die seitlichen Bauch-muskeln drehen Sie sich in der Aufwärtsbewegung abwechselnd nach links und rechts (Bild Nummer 3).

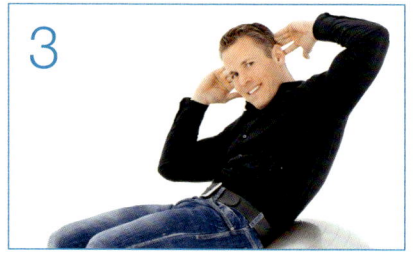

BITTE MAL AUFRICHTEN

Wer viel am Schreibtisch sitzt und sich mit rundem Rücken vorbeugt, verkürzt langfristig die Muskulatur in der Brust, der Beinrückseite und im Hüftbeuger. Drei Übungen wirken dem entgegen: Stellen Sie sich für den **Aufrichter** in einen Türrahmen, strecken Sie die Hände hoch gegen den Rahmen (Bild 1). Dann machen Sie einen kleinen Schritt vor, so dass Brust und Schultern leicht gespannt sind. Halten Sie das zweimal 10 Sekunden. Die Übung funktioniert auch mit angewinkelten Armen (Bild 2). Beim **Hüftöffner** ziehen Sie mit der Hand ein Bein nach oben (Bild 3), während Sie die Hüfte möglichst weit vor drücken. Die Position 30 Sekunden halten und die Spannung dabei steigern. Danach ist das andere Bein dran.

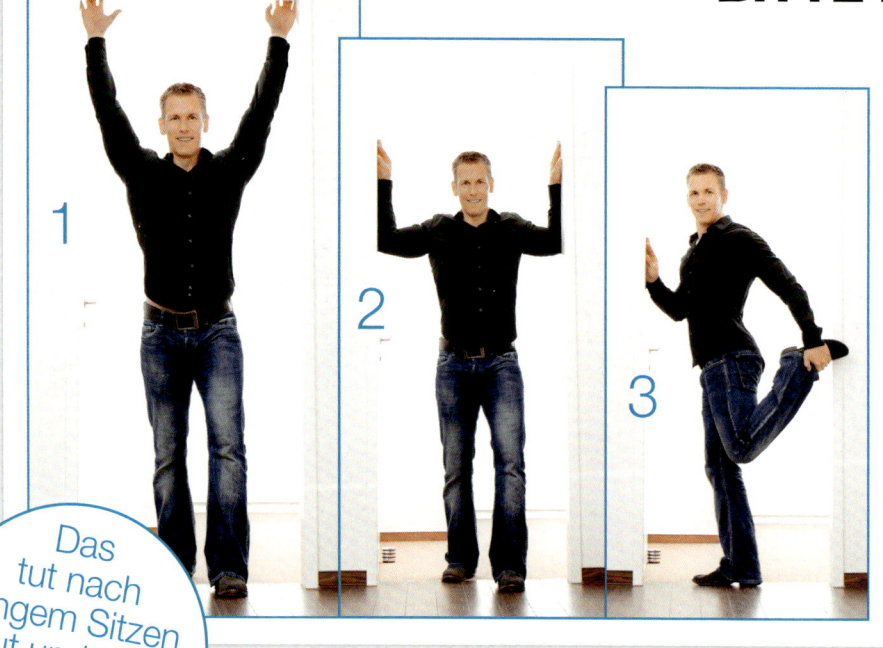

Das tut nach langem Sitzen gut und hebt die Stimmung

Machen Sie Ihr Büro zum Fitness-Studio für Pausen

Kein Ball weit und breit? Keine Turnstange in der Tür und kein Laufband im Flur? Macht nichts. Ein Stuhl und zwei Wasserflaschen genügen. Nehmen Sie die Flaschen in die Hand und strecken Sie die Arme mit den Gewichten weit auseinander.

Heben und senken Sie die Arme jetzt abwechselnd

Die Stirn liegt dabei auf der Tischkante, so dass der Hals die Wirbelsäule verlängert. Arbeiten Sie auch hier mit Kraft und nicht mit Schwung.

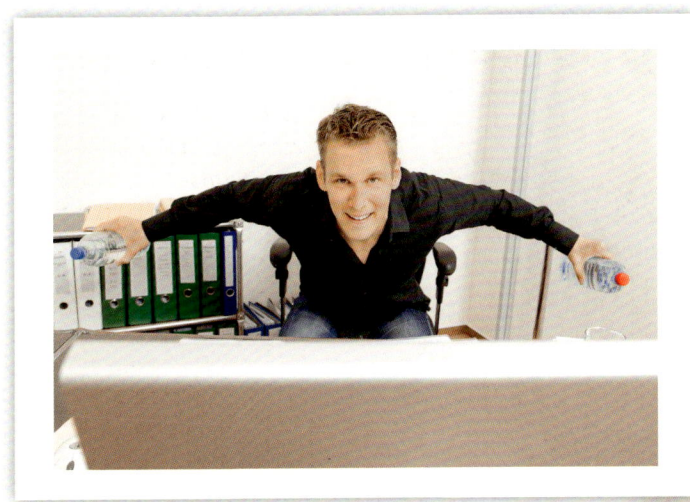

HOCH DIE FLASCHEN

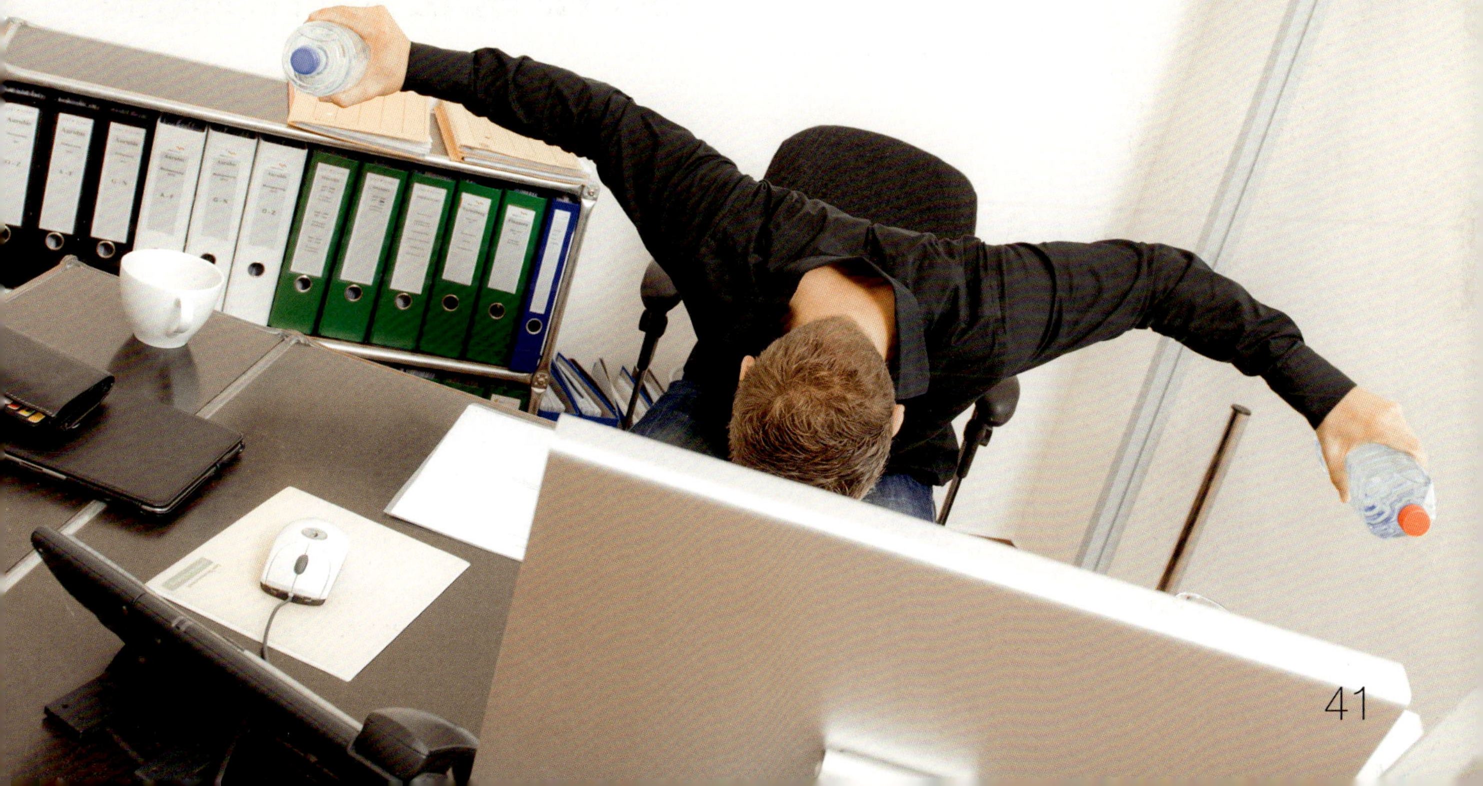

WO BITTE IST
MEINE MITTE?

Kerzengerade auf dem Kreisel: Halten Sie Balance

Kleine Spielerei mit Mehrwert: Ob beim Smalltalk mit Kollegen in der Büroküche oder lieber allein, wenn garantiert keiner guckt – mit dem **Balance-Board** fördern Sie Ihre Körperstabilität und das Trainieren der Koordination aller Muskeln lenkt die Gedanken kurz ab.
Sie schaffen locker dreißig Sekunden? Dann probieren Sie es mal auf einem Bein, wenn eine Festhaltemöglichkeit in der Nähe ist. Sicher ist sicher.

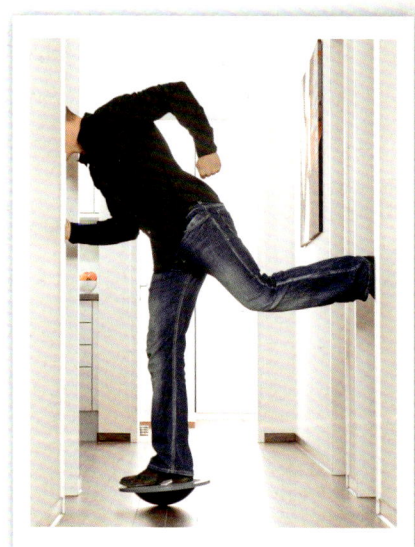

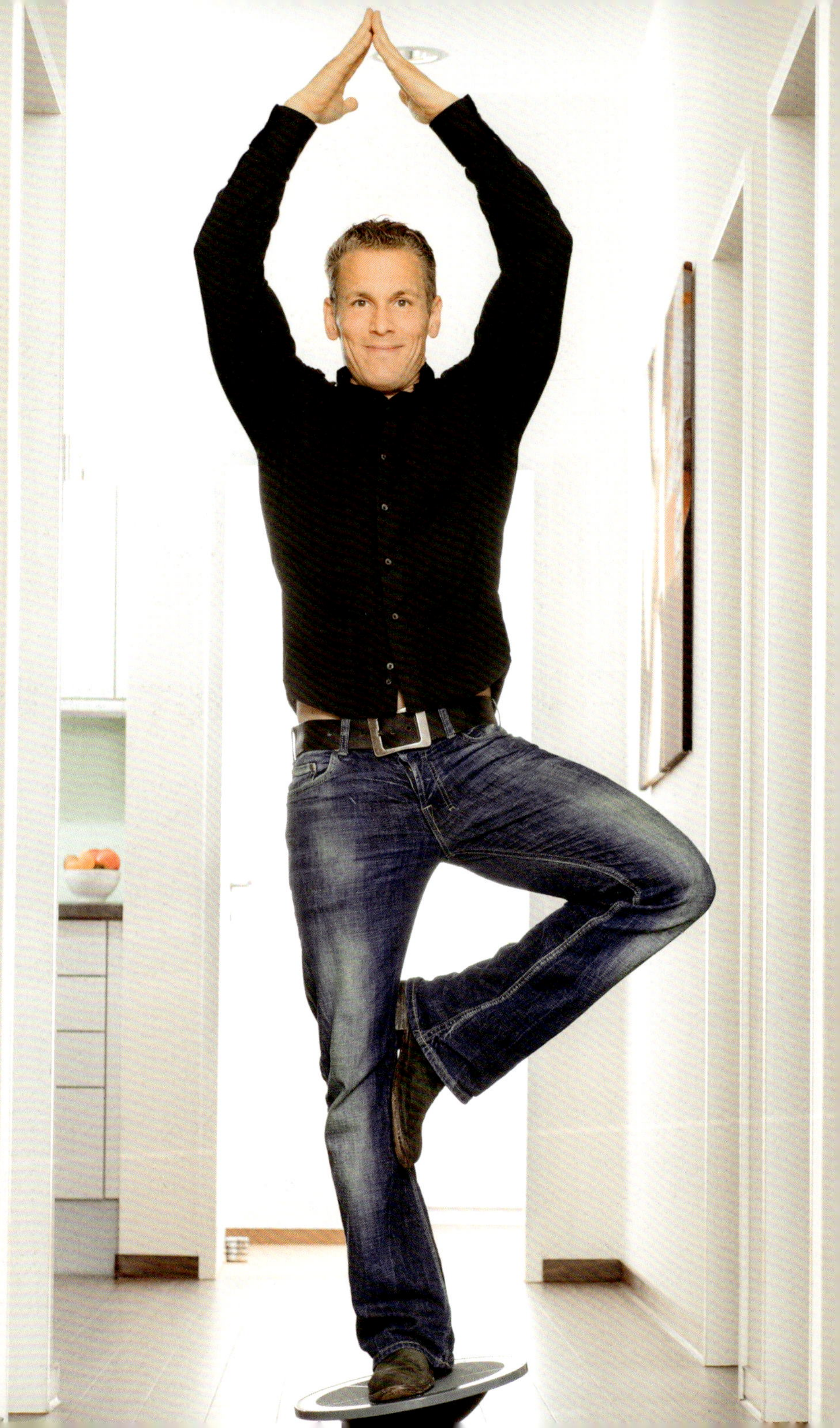

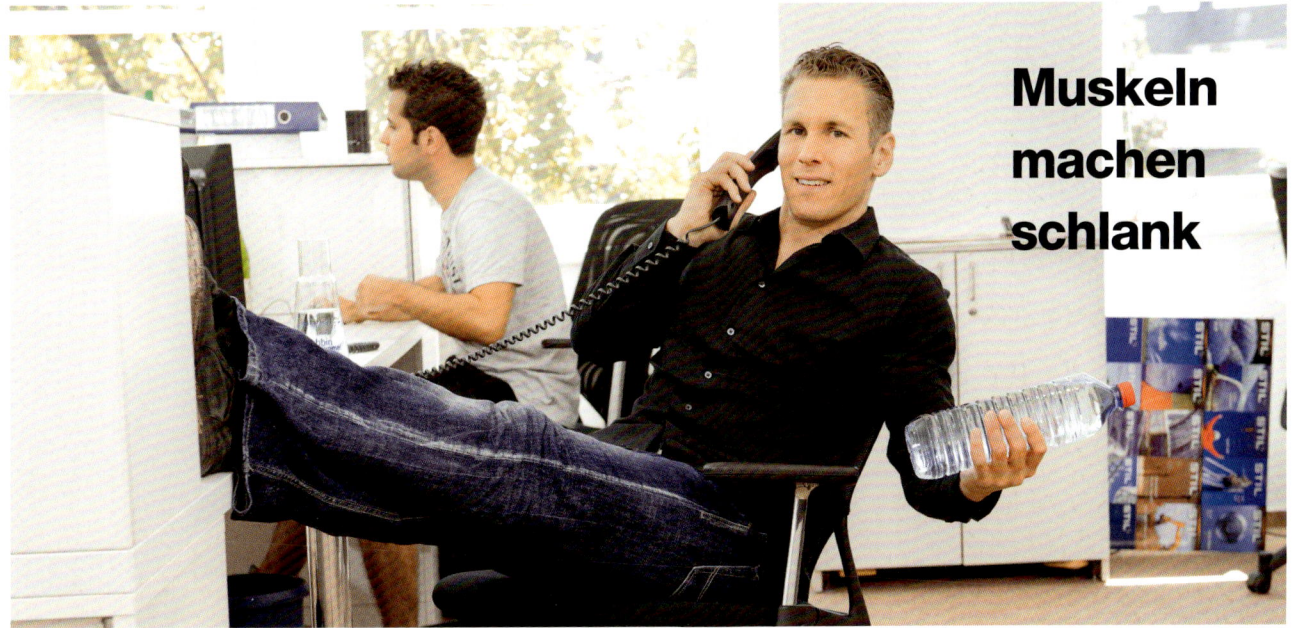

Muskeln machen schlank

Blümchen malen, den Block bekritzeln oder auf dem Bleistift kauen, während sich ein zähes Telefonat hinzieht? Reine Zeitverschwendung. Also ruhig nebenbei ein paar Kalorien verbrauchen. Es ist ja noch eine Hand frei – zum Beispiel zum **Gewichtheben**.

Nehmen Sie eine Wasserflasche und heben Sie sie hoch und runter. Der Oberarm bleibt dabei fast unbewegt, nur der Unterarm hebt und senkt sich, ohne dass er unten ganz durchgedrückt wird oder oben die Schulter berührt.

Mit Kraft arbeiten, nicht schwungvoll schleudern

Je nach Länge des Gesprächs wechseln Sie zwischendurch die Seite. Oder der andere Arm ist erst beim nächsten Telefonklingeln dran. Das kommt garantiert, kennt man ja …

BRINGT DIE BEINE IN FORM

Unsere Beinmuckis bilden den größten Muskelanteil im Körper. Sind die gut in Form, schmeißen sie die Fettschmelze regelrecht an. Bewaffnen Sie sich für den **Ausfallschritt** mit Gewichten (geht aber auch ohne) und „knicksen" Sie, bis es brennt. Dann wird das Bein gewechselt. Das hintere Knie tippt dabei vorsichtig auf den Boden; das vordere sollte die Fußspitze nicht überragen.

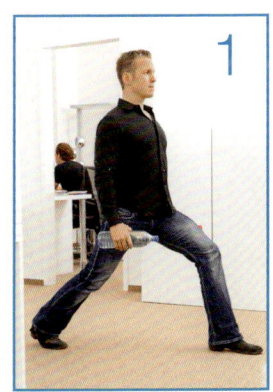
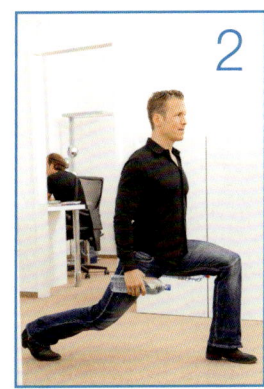
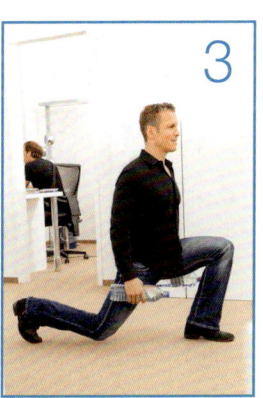

KRAFTVOLL AN DER KANTE

Sich hinlegen und Liegestütze stemmen – das passt besser in die Turnhalle, ins Fitness-Studio oder ins Wohnzimmer. Trotzdem können auch die Armmuskeln von kleinen Trainings-einheiten zwischendurch profitieren. Stützen Sie sich für den **Brust-Former** aus dem Stand gegen einen fest stehenden Tisch oder gegen eine gut gesicherte halbhohe Ablage.

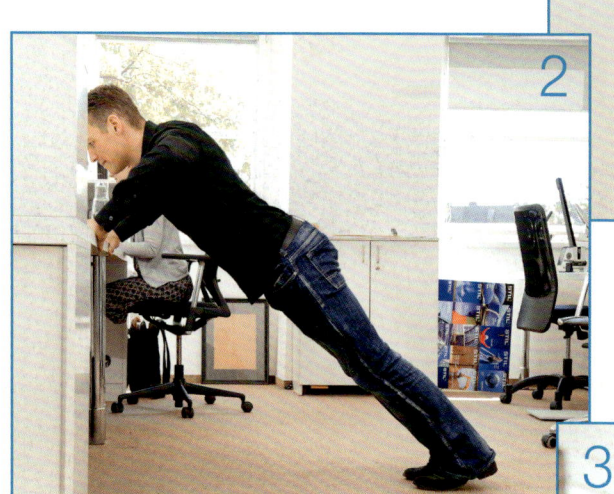

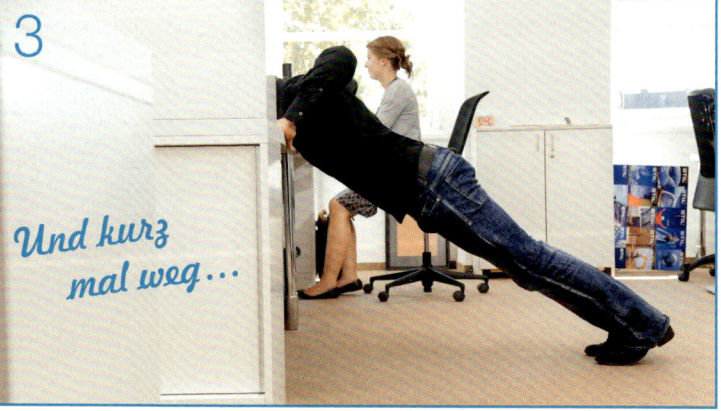

Einfach beide Hände an der Kante aufstellen und sich dann abwechselnd hochdrücken und wieder herunterlassen. Der ganze Körper bleibt dabei schön gestreckt, die Arme arbeiten eifrig.

Und kurz mal weg …

Wenn Sie den tiefsten Punkt, also knapp über der Kante, erreicht haben, halten Sie kurz inne und zäh-len langsam vor sich hin: einundzwanzig, zweiund-zwanzig. Erst danach drücken Sie sich ohne Schwung wieder empor. Auch hier geht es – wie bei den anderen Übungen – nicht ums Tempo, sondern um maximalen Krafteinsatz zum Muskelaufbau.

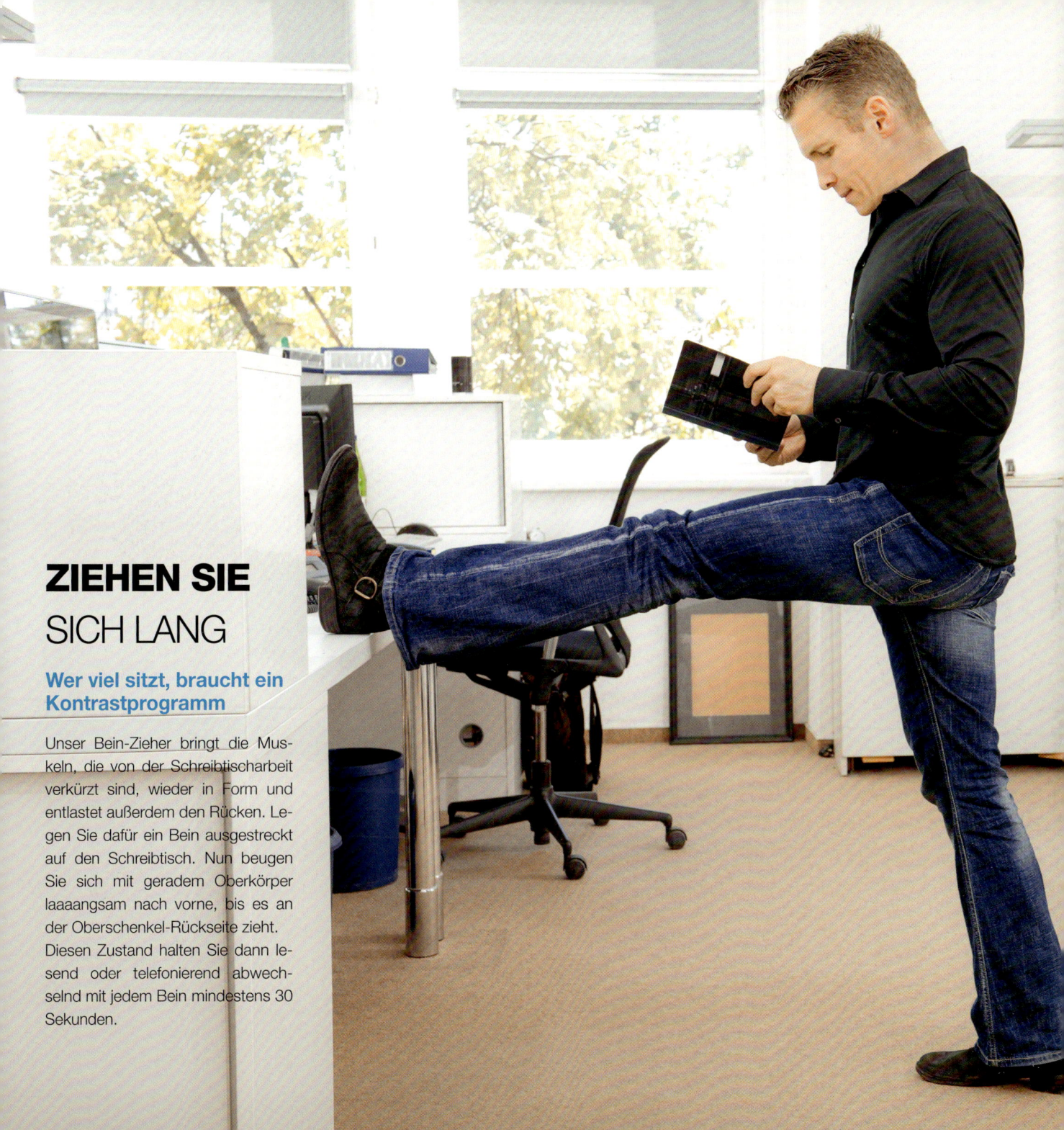

ZIEHEN SIE
SICH LANG

Wer viel sitzt, braucht ein Kontrastprogramm

Unser Bein-Zieher bringt die Muskeln, die von der Schreibtischarbeit verkürzt sind, wieder in Form und entlastet außerdem den Rücken. Legen Sie dafür ein Bein ausgestreckt auf den Schreibtisch. Nun beugen Sie sich mit geradem Oberkörper laaaangsam nach vorne, bis es an der Oberschenkel-Rückseite zieht. Diesen Zustand halten Sie dann lesend oder telefonierend abwechselnd mit jedem Bein mindestens 30 Sekunden.

die 10 GOLDENEN REGELN
für Figur-Aufsteiger

Ob Sie nur die Silhouette ein bisschen straffen möchten, bis zum Urlaub in den Bikini passen wollen oder gerne zwanzig Kilo los wären – die Grundregeln der gesunden Ernährung sind für alle Berufstätigen gleich

1 Satt sein ist Pflicht Gleichgültig wie stressend Ihr Job ist – er darf keine hungrigen Mitarbeiter dulden. Loch im Bauch? Knurrender Magen? Hunger bedingt üble Laune – all das steht auf der Verbotsliste. Mindestens drei große Mahlzeiten (Frühstück, Mittag, Abendessen) nach den Regeln der Ich-bin-dann-mal-schlank-Uhr müssen sein. Der Schlank-Effekt ergibt sich trotzdem – indem Sie die Kohlenhydrate im Laufe des Tages reduzieren und abends möglichst ganz weglassen.

2 Management für den kleinen Hunger Je nach Länge des Arbeitstages sind zwei gesunde Snacks zwischendurch erlaubt (jede Menge Anregungen gibt's ab Seite 98). Das sollten aber in der Regel keine Süßigkeiten oder zuckerhaltigen Getränke sein. Auch die so genannten Kleinigkeiten (ein Bonbon hier, eine Mini-Schokolade da, ein Keks aus der Kaffeeküche) sind verboten. Denn ohne dass Sie es merken, entstehen aus der Devise „Ich esse fast nichts, das aber immer" figurgefährliche Insulinausschüttungen, die die Fettverbrennung stören.

3 Aufschub – nein danke! Verordnen Sie sich sofort Gedankenstopp, wenn Ihr innerer Schweinehund Ihnen Sätze einflüstert wie „Du kannst ja auch morgen noch hungern" oder „Wenn du übermorgen mit der neuen Diät anfängst, muss du heute noch mal richtig reinhauen". Bei Sätzen, die mit Konjunktiven anfangen („Ich könnte …", „Ich müsste mal wieder …"), drücken Sie Ihre mentale Ersetzen-durch-Taste. Es heißt dann stattdessen „Ich mache heute …" oder „Gut, dass ich heute … kann."

4 Kein Kompensations-Essen Vor dem Kollegen-Publikum den Essens-Streber heraushängen, mit Mini-Portionen, ein paar Salatblättern und drei Müslikörnern in der Kantine glänzen, aber heimlich hinter verschlossener Tür danach doppelt zuschlagen? Dieses so genannte Kompensations-Essen, das in Firmen mit vorbildlicher Kantine sehr verbreitet ist, sollten Sie meiden, indem Sie vorbeugen und sich auch dann satt essen, wenn Chefs und Kollegen zugucken – aber gerne mit 'ner Extraportion Gemüse statt doppelt Bratensauce.

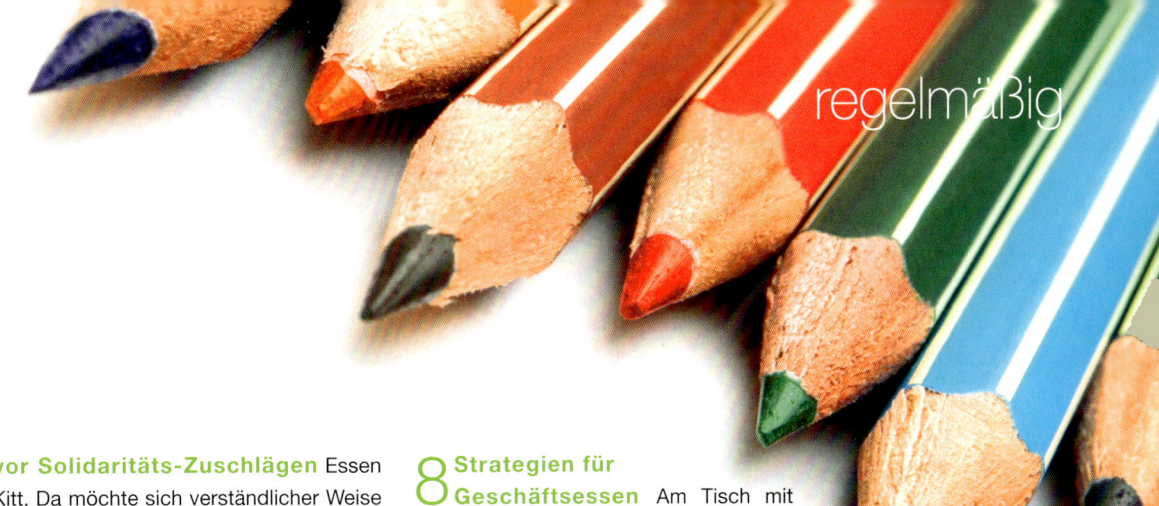

5 Vorsicht vor Solidaritäts-Zuschlägen Essen ist sozialer Kitt. Da möchte sich verständlicher Weise niemand selbst ins Aus schießen. Doch bevor Sie bei jedem Gespräch etwas essen, nur weil jemand gerade ein Angebot macht, sollten Sie sich die Frage stellen „Würde ich das jetzt auch alleine zu mir nehmen?". Wenn nicht, gibt es Notlösungen. „Ich hatte heute schon" – „Ich habe Zahnschmerzen" – „Lieber nicht, ich kämpfe immer noch mit dem Abendessen von gestern".

6 Nervenfutter sparen „Jetzt brauche ich aber was für die Nerven". Dieser Satz sollte Sie nicht gleich zum nächsten Bäcker treiben, sondern zum Nachdenken anregen. Was steckt dahinter? Wut auf eine ungerechte Entscheidung? Ärger über Kollegen? Das Gefühl der Überforderung? Langeweile? Mangel an Ideen? Oder die Suche nach einem Ventil zum Stressablassen? Meist gibt es bessere Lösungen als Essen. Ein Glas Wasser auf ex trinken, einen zuckerfreien Kaugummi kauen, eine Runde raus gehen oder mit einem Kaffee (ohne Kuchen) relaxen – und schon geht's einem ohne viele Zusatzkalorien besser.

7 Fitness-Pflicht Natürlich muss niemand im Büro herumturnen, bis der Schweiß fließt und das Jackett (oder der Rock) reißt. Doch drei Dinge sollten zur Routine werden: 1. Nutzen Sie die Wege zur Arbeitsstelle, um zumindest ein bisschen in Schwung zu kommen. 2. Halten Sie sich an unsere Fitness-zwischendurch-Tipps. 3. Tun Sie in Ihrer Freizeit regelmäßig etwas für den Muskelaufbau und für die Ausdauer. Das hält nicht nur schlank, sondern hilft auch beim Entspannen.

8 Strategien für Geschäftsessen Am Tisch mit den Geschäftspartnern möchte jeder einen guten Eindruck machen und weder die Stimmung verderben noch andere durch allzu vorbildliches Verhalten vor den Kopf stoßen. Da hilft nur Mitmachen oder ein Gericht bestellen, mit dem man sich nicht sofort als Gesundesser entlarvt (zum Beispiel durchs Reduzieren der Beilagen). Wenn all das nichts nützt, simulieren Sie ruhig eine Krankheit („der Arzt hat's mir verboten") – und Ihr Ernährungs-Stil wird nicht länger thematisiert.

9 Ausnahme-Regelung Keine Regel ohne Ausnahme. Manchmal klappt es einfach nicht, die guten Vorsätze regelmäßig durchzuhalten. Das macht nichts, solange kleine Ausrutscher nicht dazu führen, dass Sie das ganze Projekt aufgeben. Gleichen Sie Fehltritte einfach bei der nächsten Mahlzeit wieder aus. Wenn's mal zu viel war, kommt man ein paar Stunden später gut mit einer warmen Suppe oder einem Salat aus und kann dann in den bewährten Ich-bin-dann-mal-schlank-Rhythmus zurückkehren.

10 Gleichgesinnte suchen. Freunde mit ähnlichen Zielen zu haben – das tut gut und hilft beim Dranbleiben. Suchen Sie sich deshalb auch am Arbeitsplatz Gleichgesinnte – für gemeinsame Gänge in die Kantine, zum Gedankenaustausch und um sich selbst zu motivieren. Vielleicht entsteht daraus eine Kochgemeinschaft. Oder man trifft sich auch nach der Arbeit, um zum Beispiel gemeinsam Sport zu treiben.

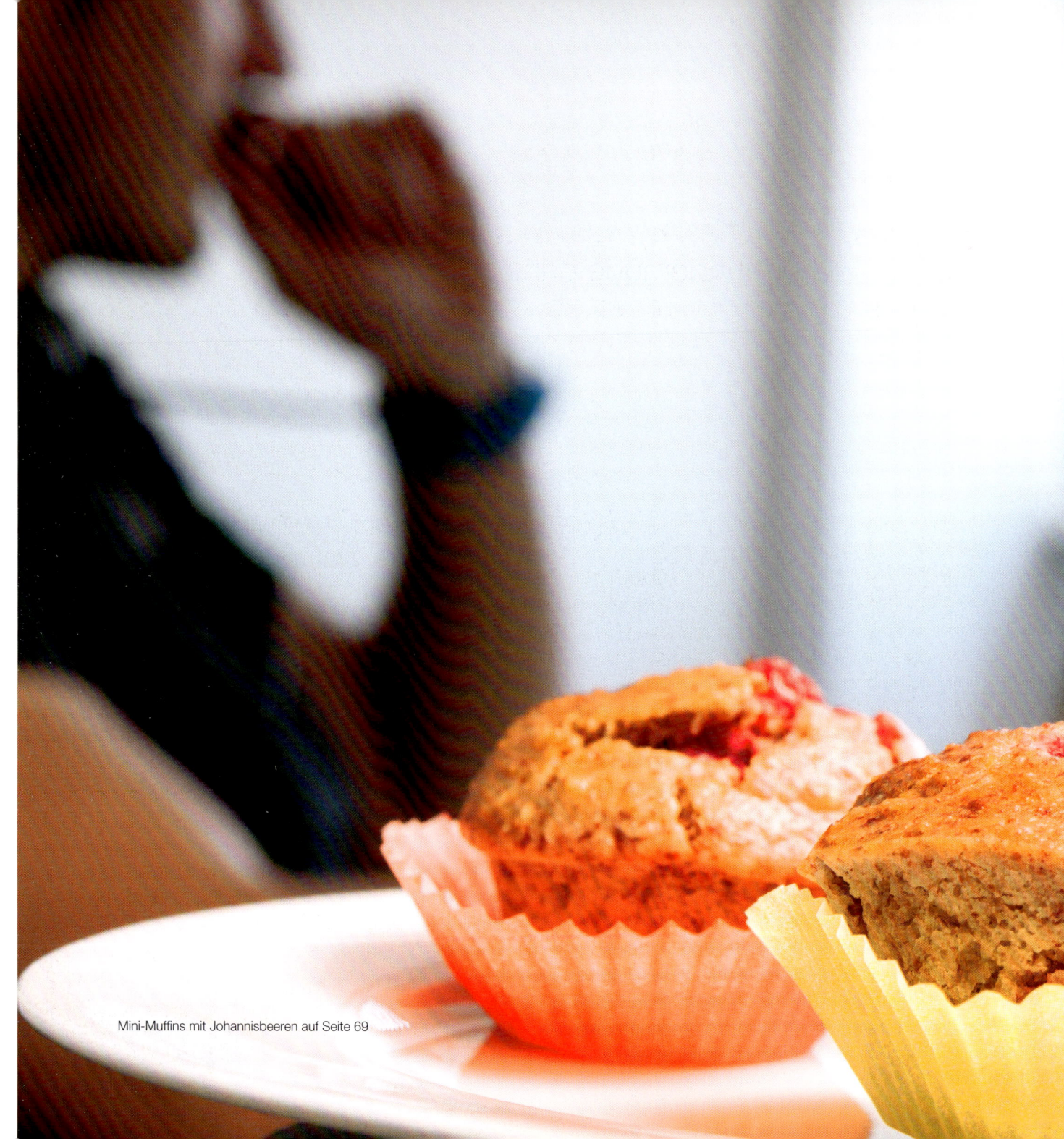
Mini-Muffins mit Johannisbeeren auf Seite 69

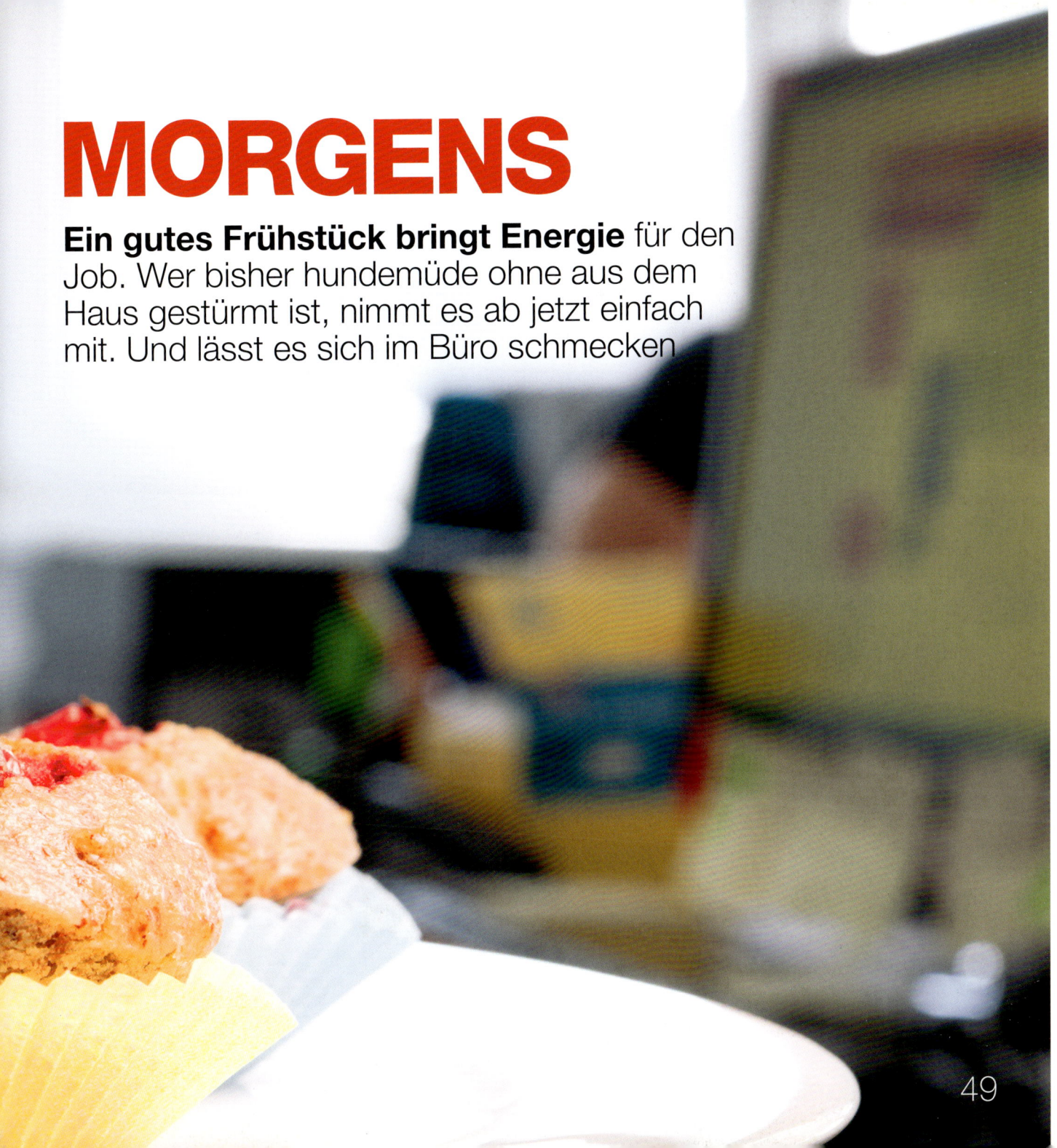

MORGENS

Ein gutes Frühstück bringt Energie für den Job. Wer bisher hundemüde ohne aus dem Haus gestürmt ist, nimmt es ab jetzt einfach mit. Und lässt es sich im Büro schmecken

KICHERN AM MORGEN
Schafskäse-Aufstrich

⏱ **ca. 8 Minuten**

Zutaten für 1 Person:

1/2 kleine Dose Kichererbsen (65 g)

100 g Schafskäse (45 % Fett i. Tr.)

1 EL Tomatenmark

1 EL Worcestersauce

1 EL Frischkäse (<10 % Fett i. Tr.)

3 EL Wasser

2 TL Tiefkühl-Basilikum

2 Scheiben Roggenvollkornbrot (à 50 g)

schwarzer Pfeffer, Kreuzkümmel, Koriander

Zubereitung:

Die Kichererbsen im Sieb abtropfen lassen. Schafskäse mit einer Gabel grob zerdrücken, mit den Kichererbsen, dem Tomatenmark, der Worcestersauce und dem Frischkäse pürieren, dabei etwas Wasser zufügen. Basilikum hinzugeben, mit den Gewürzen abschmecken und aufs Brot streichen.

Ab ins Büro: Aufstrich in der Plastikbox, Brot in Frischhaltefolie transportieren. Erst kurz vor dem Frühstück endgültig zubereiten.

Tipp 1: Statt Tomatenmark und Basilikum auch mal Kräuterfrischkäse ausprobieren. Wer keinen Schafskäse mag, kann geriebenen Edamer, Emmentaler, Parmesan, Gouda oder Mozzarella nehmen.

Tipp 2: Der Aufstrich wird zum Dip, wenn Sie mehr Flüssigkeit (z. B. passierte Tomaten, saure Sahne, Joghurt) darunterrühren. Dazu Knabbergemüse mit ins Büro nehmen

Tipp 3: Statt Käse gebratene Schinkenwürfel zufügen. Dann für den Geschmack zusätzlich eine klein gewürfelte Tomate unterheben.

🧺 Dosenöffner, Sieb, Schneidebrett, Gabel, Schüssel, Esslöffel, Teelöffel, Pürierstab mit hohem Gefäß, Streichmesser

Portion: Kalorien (kcal) 462 | Proteine (g) 28 | Kohlenhydrate (g) 35 | Fette (g) 22

AM ABEND VORHER ZUBEREITEN
Broccoli-Schinken-Aufstrich

⏱ **ca. 8 Minuten**

Zutaten für 1 Person:

6 Tiefkühl-Broccoliröschen (160 g)

1 Trinkglas heißes Wasser (200ml)

½ TL Gemüsebrühe (Pulver)

2 EL Doppelrahm-Frischkäse

2 Scheiben Kochschinken

2 Toastie-Brötchen (à 50 g)

Salz, schwarzer Pfeffer, Muskat

Zubereitung:

Am Abend Broccoli mit heißem Wasser bedecken, Gemüsebrühe zugeben, bei geschlossenem Deckel und 600 Watt 5 Minuten in der Mikrowelle erwärmen (oder im Topf 5 Min. sprudelnd kochen). Dann die Flüssigkeit abschütten, Broccoli mit dem Frischkäse pürieren und würzen. Schinken in feine Streifen schneiden, unterheben. Den Broccoli-Schinken-Aufstrich kaltstellen, morgens auf den Toastbrötchen verteilen.

Ab ins Büro: Toastbrötchen in Frischhaltefolie, Aufstrich in der Plastikbox ins Büro transportieren. Dort anrichten.

Tipp 1: Toasties durch selbstgebackene Low Carb-Brötchen (S. 63) ersetzen.

Tipp 2: Personen mit einer starken **Laktoseintoleranz** nehmen statt Frischkäse Paprikamus (Ajvar) oder Tomatenmark.

Tipp 3: Vegetarier tauschen den Schinken mit Räuchertofu, Räucherkäse, Schafskäse oder Ziegenkäse. Zu Broccoli passen gehackte Mandeln, Walnüsse, Erdnüsse.

🧺 Schüssel, Trinkglas, Teelöffel, Mikrowelle, Pürierstab mit hohem Gefäß, Schneidebrett, kleines Messer, Esslöffel

Portion: Kalorien (kcal) 407 | Proteine (g) 31 | Kohlenhydrate (g) 25 | Fette (g) 19

'NE FRIKADELLE ZUM FRÜHSTÜCK *Auch kalt für unterwegs*

Burger auf Roggenbrötchen

🕐 **ca. 8 Minuten**

Zutaten für 1 Portion:

1 fertig gebratene Frikadelle à 100 g

1 Roggenbrötchen (ca. 60 g)

1 TL Doppelrahm-Kräuterfrischkäse

1 TL Senf mittelscharf

2 TL getrocknete Röstzwiebeln

4 Scheiben Salatgurken

2 große Scheiben Tomaten

Zubereitung:

Frikadelle und das Roggenbrötchen längs halbieren. Die Brötchenhälften zuerst dünn mit dem Frischkäse, darauf mit Senf be-streichen. Darüber Röstzwiebel bröseln. Jeweils 2 Gurken- und 1 Tomatenscheibe auf einer Brötchenhälfte verteilen und die Frikadellenhälften darauflegen.

Ab ins Büro: Frikadelle und Brötchen in Frischhaltefolie, Gurken und Tomaten-scheiben in einer Plastikbox transportie-ren – in der Pause frisch belegen.

Tipp 1: Lecker auch mit Fischfrikadelle.
Tipp 2: Alle, die gerne würzig-scharf essen, können statt den Röstzwiebeln getrockne-te Chiliflocken verwenden. Der Senf kann durch fertiges Pesto ausgetauscht werden. Zu den Frikadellen schmecken auch Mixed Pickles oder Gewürzgurken.
Tipp 3: Der Burger ist auch für mittags bestens geeignet. Und kalt perfekt für Ver-treter, die den ganzen Tag unterwegs sind.
Tipp 4: Vegetarier nehmen Tofu-Bratlinge oder Gemüsefrikadellen (z. B. die von S. 82).

🍴 Schneidebrett, großes und kleines Messer, 2 Teelöffel

Portion: Kalorien (kcal) 489 | Proteine (g) 30 | Kohlenhydrate (g) 37 | Fette (g) 23

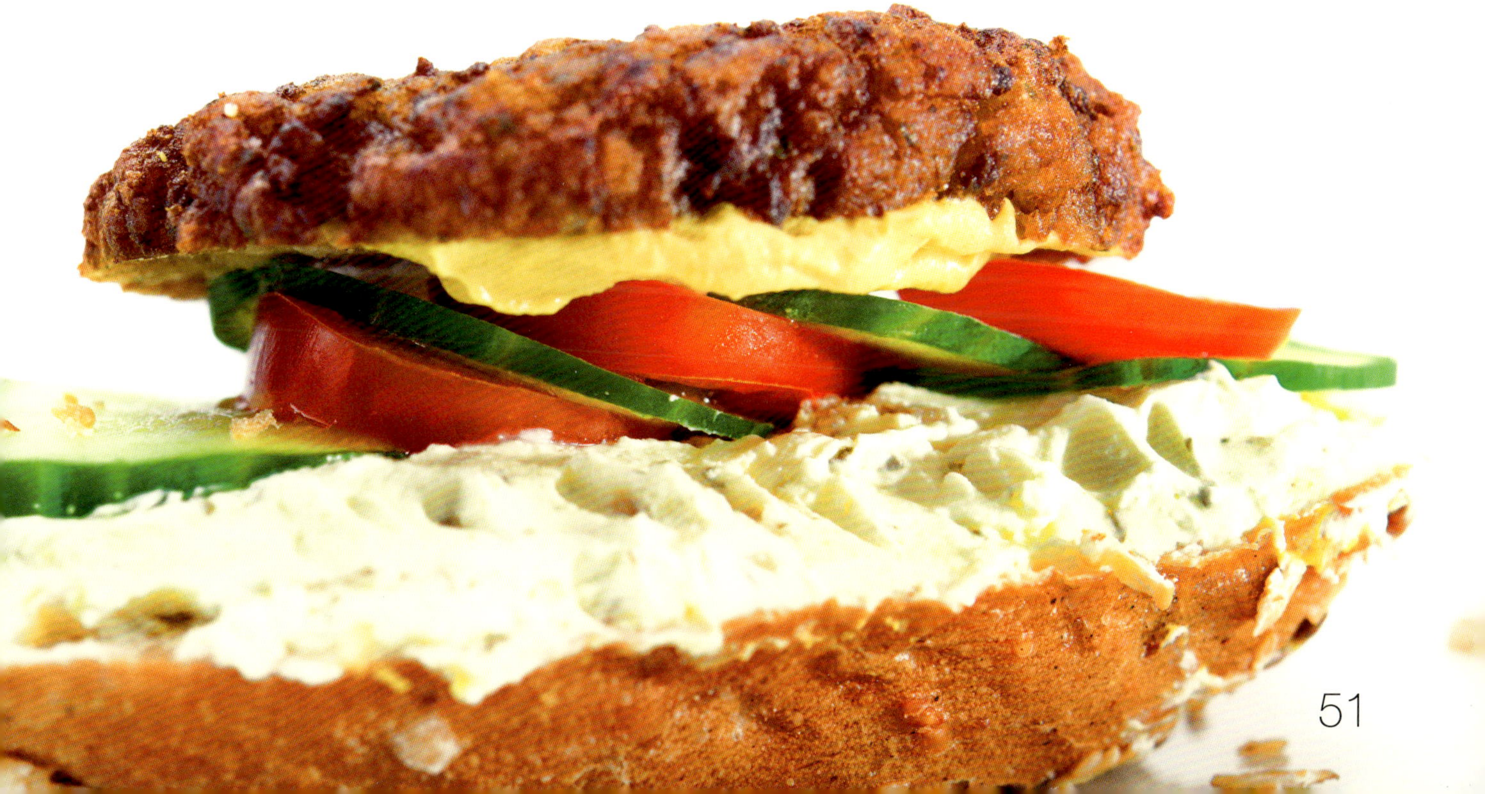

51

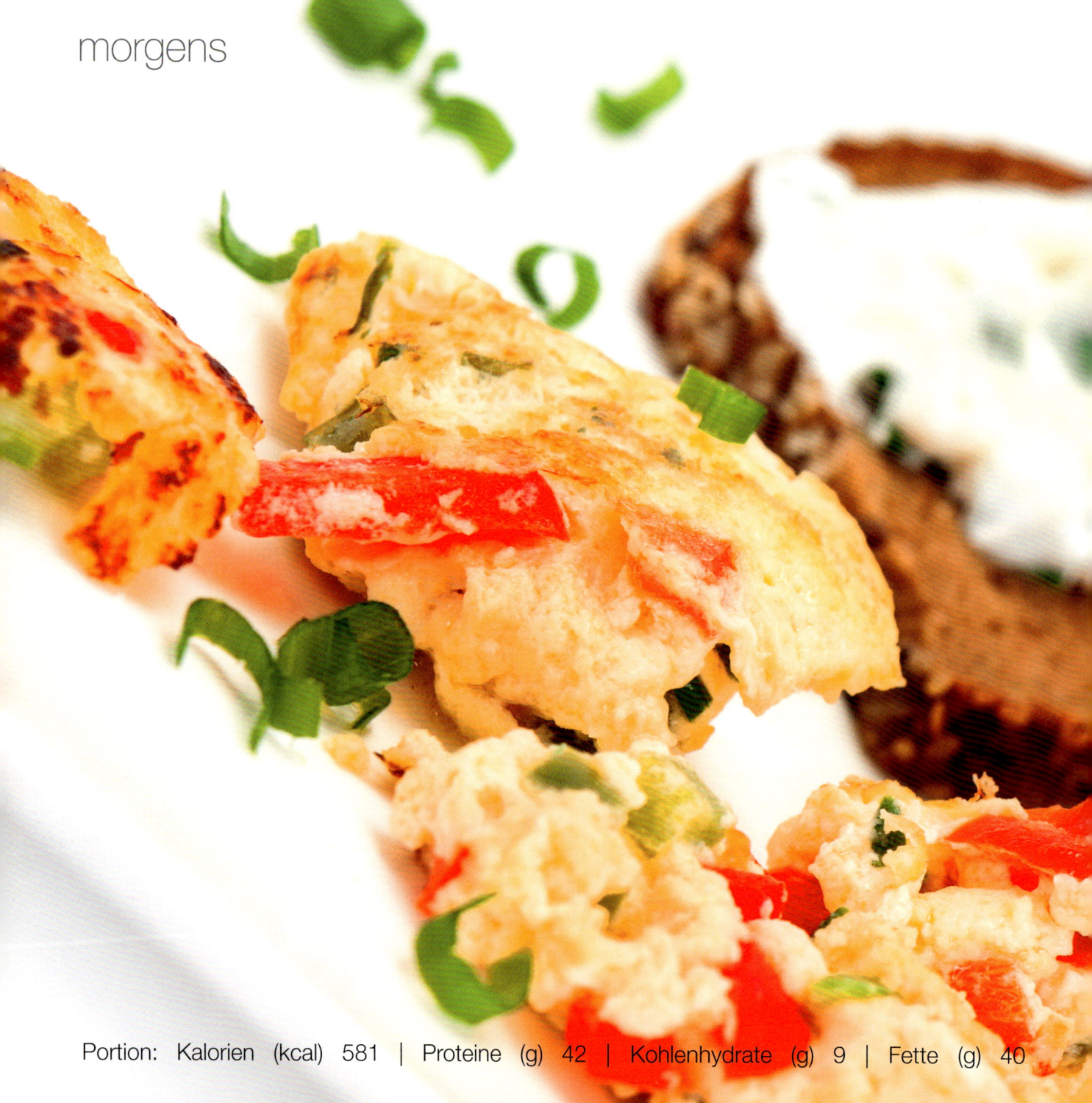

morgens

Portion: Kalorien (kcal) 581 | Proteine (g) 42 | Kohlenhydrate (g) 9 | Fette (g) 40

GANZ SCHÖN SCHARF
Paprika-Rührei mit Parmesan

🕐 **ca. 8 Minuten**

Zutaten für 1 Portion:

1 grüne Paprika

2 rote Pfefferschoten

1 EL Olivenöl

2 Eier

2 EL fettarmer Naturjoghurt

2 EL geriebener Parmesan

2 TL Tiefkühl-Schnittlauch

1 Scheibe Eiweißbrot (Bäckerei)

1 TL Doppelrahm-Kräuterfrischkäse

Salz, schwarzer Pfeffer, Cayenne-Pfeffer

Zubereitung:

Paprika und Pfefferschoten halbieren, entkernen, waschen und klein würfeln. Öl in der Pfanne erhitzen und das Gemüse etwa 2 Minuten bei großer Hitze braten, dabei gelegentlich rühren. Inzwischen die Eier mit Joghurt, Parmesan und Schnittlauch glattrühren. Kräftig würzen. Die Eimasse über das Gemüse geben und etwa 1 Minute unter ständigem Rühren stocken. Das Eiweißbrot mit Kräuterfrischkäse bestreichen und mit dem Gemüse-Rührei servieren.

Ab ins Büro: Transportieren Sie das Rührei in einer Plastik-Box, Brot und Kräuterfrischkäse getrennt. Das Rührei schmeckt aufgewärmt und kalt lecker.

Tipp 1: Davon sind Sie nicht satt geworden? Beim nächsten Mal zum Paprikagemüse noch Champignons und Porree ins Rezept einbauen.

Tipp 2: Statt Paprika passen auch Aubergine, Tomate, Zucchini, Prinzess- oder weiße Bohnen, Porree und Lauchzwiebeln.

Tipp 3: Der Parmesan kann durch magere Schinkenwürfel, gekochte Schinkenstreifen oder klein geschnittenen Geflügelaufschnitt ersetzt werden.

Tipp 4: Vegetarier können außer dem Parmesan auch Räuchertofu verwenden.

Express: Wenn morgens wenig Zeit für die Zubereitung bleibt, das Rührei schon abends braten. Morgens dann nur kurz in der Mikrowelle erwärmen.

🍴 Küchenpapier, Schneidebrett, großes Messer, Bratpfanne, Esslöffel, Teelöffel, Rührlöffel, Schüssel, Schneebesen, Brotmesser.

Apfel-Kiwi-Salat mit Camembert-Ecken

🕐 **ca. 5 Minuten**

Zutaten für 1 Portion:

1 kleiner süßer Apfel

2 Kiwi

1 kleine Torte Camembert
(45 % Fett i. Tr., 125 g)

Zubereitung:

Obst waschen. Den Apfel vierteln, entkernen und klein würfeln. Die Kiwis schälen, vierteln und in grobe Stücke schneiden.

Aus dem Camembert Eckchen schnippeln. Alles in einem tiefen Teller vermengen.

Ab ins Büro: Obst und Käse einzeln mitnehmen und erst in der Pause am Arbeitsplatz frisch zubereiten.

Tipp 1: Gourmets können den Apfel-Kiwi-Salat mit etwas Apfel- oder Multi-Vitaminsaft und gehackter Pfefferminze marinieren.
Tipp 2: Statt Camembert schmeckt auch Brie, Romadur, Limburger oder anderer Weichkäse. Sie können aber auch Mozzarella verwenden, denn der passt sehr gut zu Früchten. Lecker schmecken zur Kiwi auch Aprikosen, Mango, Orangen und Pfirsiche.

🧺 Küchenpapier, kleines Messer, Schneidebrett, Küchenpapier, tiefer Teller

Portion: Kalorien (kcal) 471 | Proteine (g) 27 | Kohlenhydrate (g) 22 | Fette (g) 29

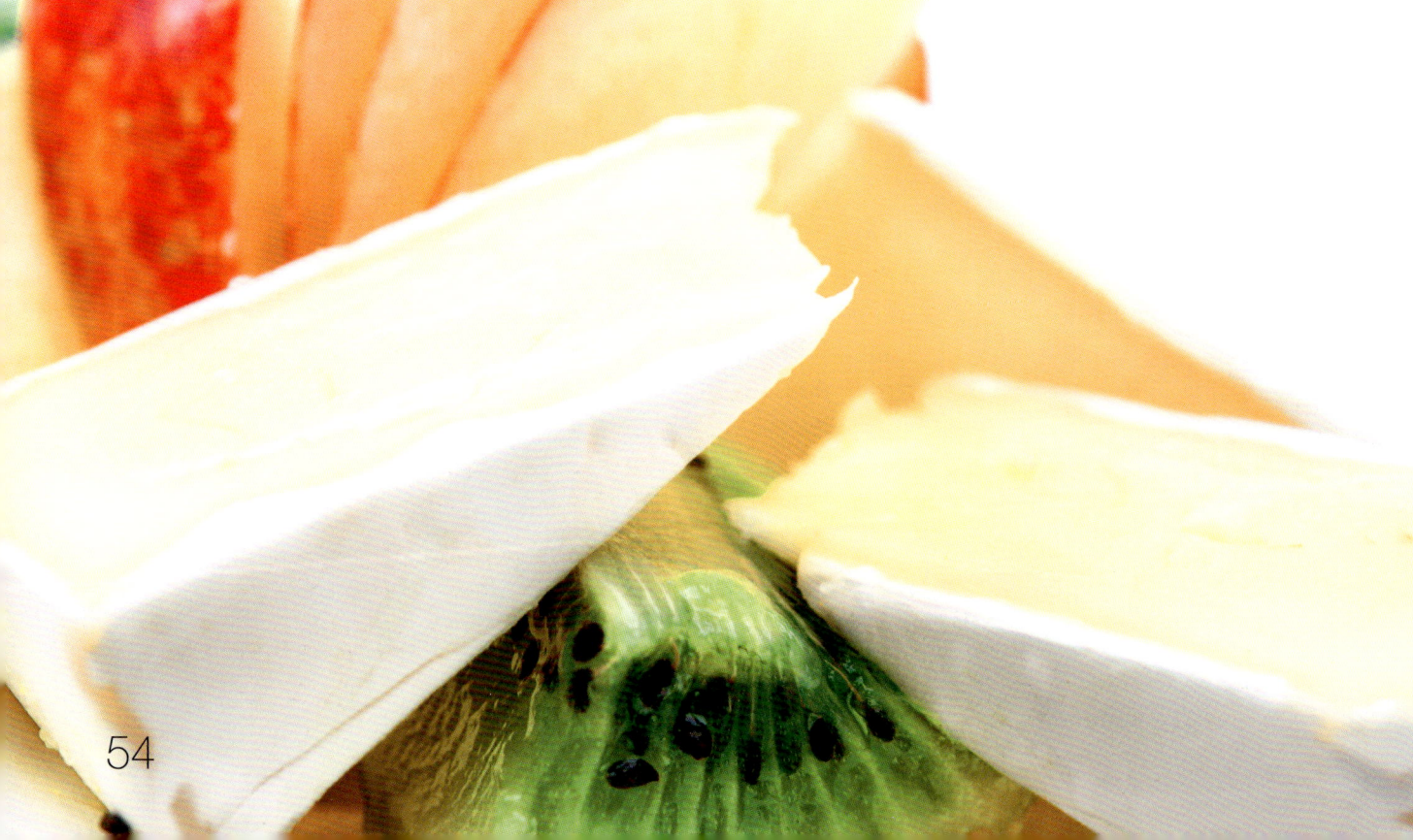

FRÜCHTE-AUS-DEM-SONNIGEN-SÜDEN-KICK
Überbackene Käse-Toasties

🕐 **ca. 5 Minuten plus Backzeit**

Zutaten für 1 Portion:

2 Toastbrötchen

2 TL Frischkäse (< als 10 % Fett i. Tr.)

2 Ananasscheiben (Dose)

1 Mandarine

2 Scheiben gekochter Schinken

2 Scheiben Maasdamer

Zubereitung:

Backofen auf 170 Grad vorheizen. Die Hälften der Toastbrötchen mit Frischkäse bestreichen. Ananasscheiben mit Küchenpapier abtupfen. Die Schinkenscheiben mittig zusammenklappen und erst die, dann die Ananas auf die Brötchen legen. Mandarine pellen und die einzelnen Filets mit den Händen auseinanderpflücken. Die Filets in die Mitte der Ananas, darüber die Käsescheiben legen. Die belegten Toastbrötchen auf mittlerer Schiene im Ofen überbacken, bis der Käse schmilzt.

Ab ins Büro: Die Zutaten mit ins Büro nehmen, zubereiten und in einer Mikrowelle mit Grillfunktion überbacken.

Tipp 1: Die Ananas kann je nach Saison durch andere Obstsorten variiert werden wie z. B. Äpfel, Aprikosen, Birnen, Bananen, Mangos, Kiwis, Kaki, Nektarinen, Pfirsiche. Zum Überbacken Hartkäse wie Edamer, Emmentaler, Gouda, Mozzarella oder Raclette-Käse nehmen.

Tipp 2: Vegetarier nehmen vegetarischen Wurstaufstrich oder Pastete.

Tipp 3: Personen mit einer starken **Laktoseintoleranz** verwenden statt Frischkäse Butter oder Kräuterbutter als Aufstrich.

🧺 Dosenöffner, Streichmesser, Küchenpapier, Teelöffel

Portion: Kalorien (kcal) 525 | Proteine (g) 37 | Kohlenhydrate (g) 23 | Fette (g) 30

SO EIN COOLER KÄSE!
Birnen-Hüttenkäse

🕐 **ca. 7 Minuten**

Zutaten für 1 Portion:

3 Scheiben Camembert (45 % Fett i. Tr.)

½ reife Birne

½ Becher Hüttenkäse (4 % Fett)

1 TL Tiefkühl-Petersilie

1–2 TL Worcestersauce

2 kleine Scheiben Körnerbrot (à 35 g)

Salz, weißer Pfeffer

Zubereitung:

Den Camembert mit einer Gabel fein zerdrücken. Die halbe Birne waschen, das Kerngehäuse entfernen, in feine Würfel schneiden. Den Hüttenkäse mit dem Camembert, den Birnen und der Petersilie glattrühren. Mit Salz, Pfeffer und Worcestersauce würzen. Den Aufstrich auf dem Brot verteilen.

Ab ins Büro: Aufstrich getrennt mitnehmen, erst kurz vor dem Essen in der Pause auf das Brot streichen.

Tipp: Der Camembert kann durch anderen Weichkäse wie Brie, Münster, Romadur und Gorgonzola ausgetauscht werden. Dazu passen statt Birnen auch Aprikosen, Bananen, Kiwis, Nektarinen, Pfirsiche, Mandarinen, Weintrauben. Wer den körnigen Hüttenkäse von der Konsistenz nicht mag, der kann stattdessen fettarmen Frischkäse, Magerquark oder Dickmilch verwenden. Statt Obst passt auch Gemüse wie Kirschtomaten, Paprika, Radieschen, Gurken, Frühlingszwiebeln, Staudensellerie.

🧺 Schneidebrett, Gabel, Küchenpapier, kl. Messer, Schüssel, Ess- u. Teelöffel

Portion: Kalorien (kcal) 474 | Proteine (g) 27 | Kohlenhydrate (g) 41 | Fette (g) 21

ITALIENISCHES FRÜHSTÜCK

Pesto-Brot mit Mozzarella

⏱ **ca. 6 Minuten**

Zutaten für 1 Portion:

2 Scheiben Roggenvollkornbrot (à 50 g)

2 TL fertige Pesto-Sauce

1 große Tomate

1 Mozzarella-Kugel (45 % Fett i. Tr.)

schwarzer Pfeffer, Basilikumgewürz

Zubereitung:

Die Brotscheiben auf einen Teller legen und mit der Pesto-Sauce bestreichen. Die Toma-ten waschen, in 6 dünne Scheiben schnei-den, gleichmäßig über die Brotscheiben ver-teilen. Mozzarella aus der Verpackung nehmen, über dem Waschbecken abtropfen lassen und in dünne Scheiben schneiden. Diese über die Tomaten legen und würzen.

Ab ins Büro: Zutaten verpackt mitneh-men, dort direkt zubereiten. Oder Tomate und Mozarella in Scheiben geschnitten in einer Plastikbox transportieren.

Tipp 1: Statt Tomaten können Sie auch Salat wie z.B. Rucola, Batavia, Lollo Ros-so oder Lollo Bianco verwenden. Zu den Tomaten passen außer Mozzarella Schafs-oder Ziegenkäse, wobei auch Harzer Roller, Edamer oder Brie lecker dazu schmecken.

Tipp 2: Die belegten Brote können auch als Salat zubereitet werden, indem Sie Mozza-rella und Tomaten klein würfeln. Das Brot mit den Händen grob zerbröseln und zu-sammen mit dem Mozzarella und Tomaten vermengen. Die Pesto-Sauce unterheben und mit den Gewürzen abschmecken.

🧺 Teller, Küchenpapier, Schneidebrett, Teelöffel, kleines Messer

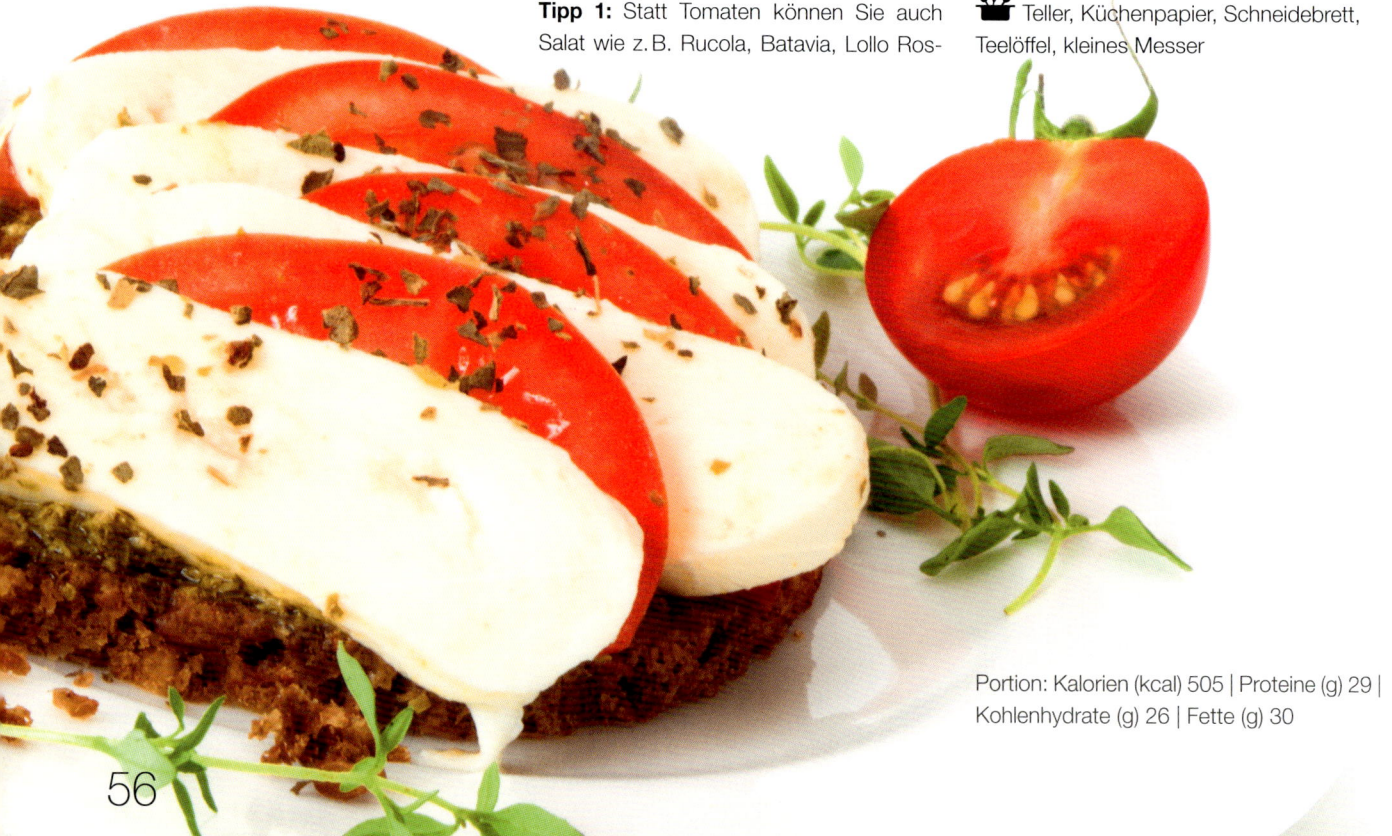

Portion: Kalorien (kcal) 505 | Proteine (g) 29 | Kohlenhydrate (g) 26 | Fette (g) 30

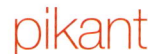

EIN BISSCHEN MEER AUFS BROT
Shrimps-Tomaten-Aufstrich

⏱ **ca. 10 Minuten**

Zutaten für etwa 1 Portion:

125 g Tiefkühl-Shrimps

½ TL Butter

1 mittelgroße Tomate

2 EL Doppelrahm-Kräuterfrischkäse

1 TL Tomatenmark

1 EL Worcestersauce

2 TL Tiefkühl-Schnittlauch

2 Scheiben Vollkornbrot (à 45 g)

Salz, schwarzer Pfeffer, Currypulver

Zubereitung:

Shrimps einen Tag zuvor oder in der Mikrowelle kurz auftauen. Butter bei mittlerer Hitze zum Schmelzen bringen. Shrimps etwa 2 Minuten darin braten und mit den Gewürzen kräftig abschmecken, dann von der Kochplatte nehmen. Für den Aufstrich die Tomate waschen, vierteln, die Kerne aus den Vierteln herauskratzen und das Tomatenfleisch in kleine Würfel schneiden. Den Kräuterfrischkäse mit dem Tomatenmark, den Tomatenwürfeln, der Worcestersauce und dem Schnittlauch glattrühren. Nochmals würzen und auf dem Vollkornbrot verteilen. Die Shrimps drauf garnieren.

Ab ins Büro: Die gebratenen Shrimps und den Aufstrich getrennt in Dosen transportieren. Direkt vor dem Essen das Brot belegen.

Tipp 1: Der Aufstrich passt warm zu Broccoli, Bohnen, Spinat oder Kohlrabi.

Der Aufstrich schmeckt auch mit frischer Salatgurke und frischem Dill lecker. Dazu können Sie dann alternativ Garnelen nehmen oder 75 g Räucherlachs unterheben.

Tipp 2: Wer weniger Kohlenhydrate essen möchte, kann Eiweißbrot (Bäcker) versuchen. Ein gutes Eiweißbrot liefert auf 100 g nicht mehr als 5 g Kohlenhydrate.

Express: Wer keine Zeit zum Kochen hat, sollte eingelegte Shrimps in Salzlake verwenden. Alternativ schmeckt auch Thunfisch aus der Dose (auf das MSC-Umweltsiegel achten) .

🍲 2 Schüsseln, Pfanne, Küchenpapier, Rührlöffel, Schneidebrett, kleines Messer, Esslöffel, Teelöffel

Portion: Kalorien (kcal) 535 | Proteine (g) 34 | Kohlenhydrate (g) 40 | Fette (g) 25

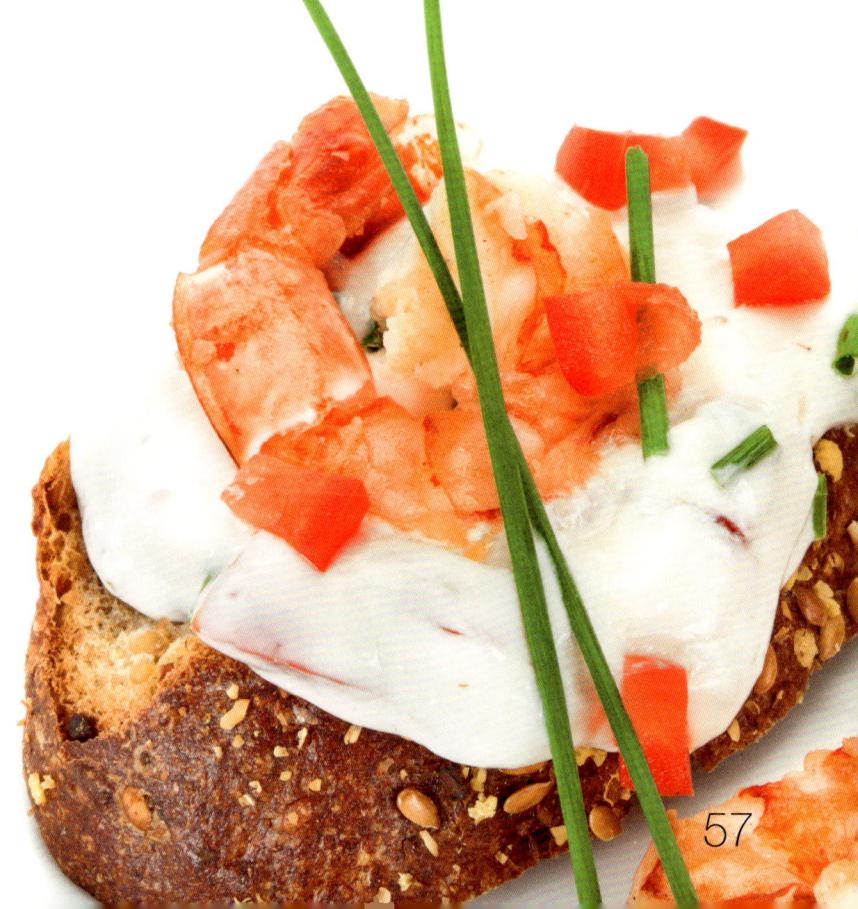

Parmaschinkenwickelei

⏱ **ca. 8 Minuten**

Zutaten für 1 Portion:

2 Eier
4 Scheiben Parmaschinken (à 15 g)
½ grüne Paprika
½ rote Paprika
1 Scheibe Pumpernickelbrot (ca. 50 g)
1 TL Doppelrahm-Kräuterfrischkäse

Zubereitung:

Die Eier hart kochen, unter kaltem Wasser abschrecken, pellen und 3 Minuten abkühlen lassen. Paprika halbieren, entkernen, waschen, trocknen und in Sticks schneiden. Pumpernickel mit Frischkäse bestreichen. Auf einer festen Unterlage die Parmaschinken-Scheiben einmal in der Mitte umklappen, die Eierhälften darauf legen und einwickeln. Die Eier mit dem Frischkäsebrot und den Sticks genießen.

Ab ins Büro: Das Frischkäsebrot in Frischhaltefolie verpacken, die Wickel-Eier und Paprikasticks in eine Plastikbox tun. Röllchen mit Zahnstochern fixieren.

Tipp 1: Die Eierhälften können auch mit Serrano-, Lachs-, Nuss- oder Schwarzwälder Schinken umwickelt werden.

Tipp 2: Wer mag, kann die Eier in Scheiben schneiden und das Brot damit belegen. Den Schinken darüber legen und die Paprika dazu knabbern. Oder wie wär's mit einem Doppeldecker? Dann eine zusätzliche Scheibe Pumpernickel nehmen.

Tipp 3: Aus den Zutaten ist eine Eier-Paprika-Creme fix zubereitet. Dazu Eier und Paprika klein würfeln, mit etwas Senf und Joghurt vermengen. Schinken aufs Brot legen, Eier-Paprika-Masse drauflöffeln.

Tipp 4: Vegetarier belegen das Brot mit geräuchertem Tofu oder Käse. Eier darauflegen, Paprika dazu naschen.

🍳 Schneidebrett, gr. Messer, Küchenpapier, Teelöffel

Portion: Kalorien (kcal) 410 | Proteine (g) 25 | Kohlenhydrate (g) 25 | Fette (g) 22

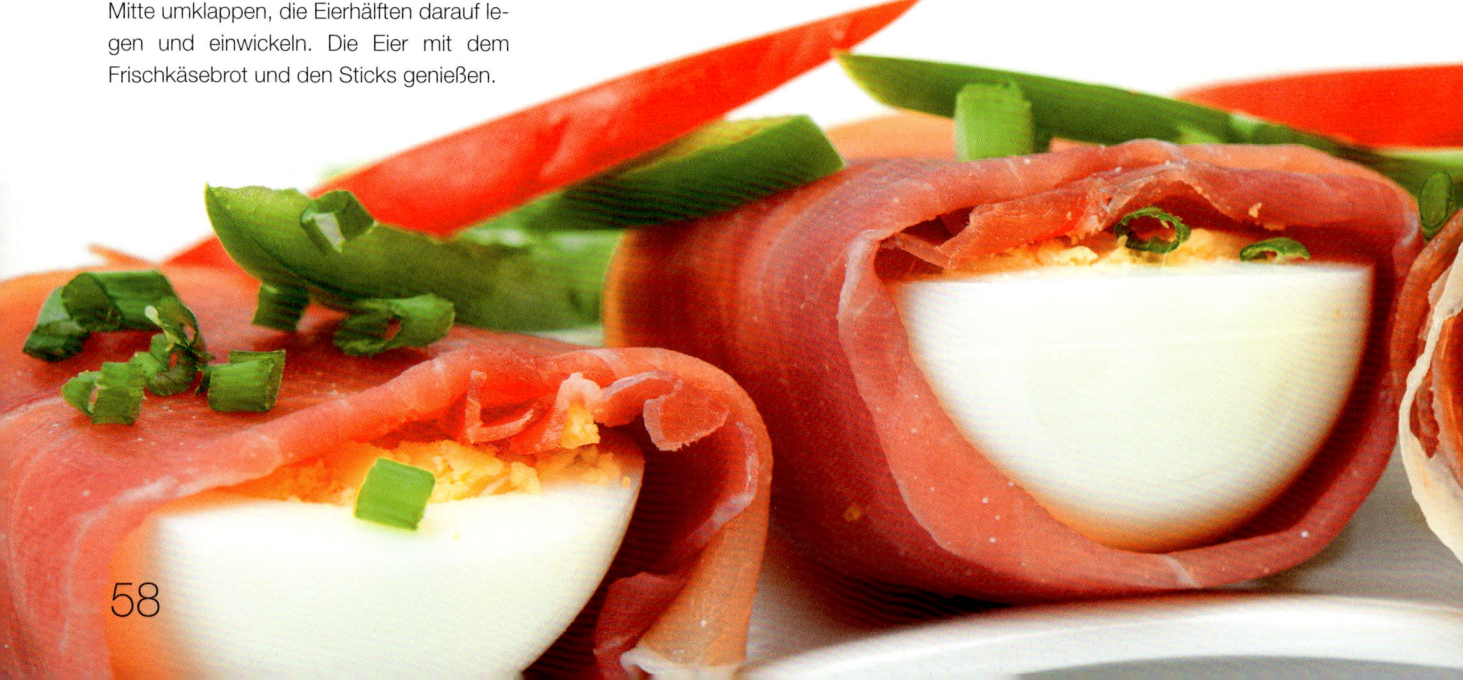

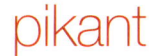

PARMASCHINKEN, ZWEITER TEIL
Orangen-Kiwi-Carpaccio

⏱ **ca. 8 Minuten**

Zutaten für 1 Portion:

1 mittelgroße Orange

2 Kiwis

1 Becher Hüttenkäse (4 % Fett)

6 Scheiben Parmaschinken (à 14 g)

Zubereitung:

Orange und Kiwis schälen, in Scheiben schneiden, die kranzförmig auf einen Teller legen. Hüttenkäse in die Mitte des Kranzes dekorieren. Beim Essen die Obstscheiben mit dem Käse bestreichen, den zu Tütchen gerollten Parmaschinken dazu naschen.

Ab ins Büro: Das Obst erst im Büro schneiden, den Hüttenkäse ungeöffnet im Becher transportieren.

Tipp 1: Die Orange können Sie auch gut durch 2 Clementinen, ½ Mango oder 1 Sharonfrucht ersetzen, die Kiwi durch 1 kleine Grapefruit (Filets). Der Hüttenkäse kann durch Ricotta, saure Sahne, Dickmilch oder Sour Cream ausgetauscht werden. Auch Mozzarella schmeckt zum Orangen-Kiwi-Carpaccio.

Tipp 2: Vegetarier ersetzen den Parmaschinken durch 3 Scheiben Edamer.

Tipp 3: Personen mit einer **Laktoseintoleranz** lassen den Hüttenkäse weg, benutzen stattdessen Senf, Meerrettich oder Paprikamus (Ajvar).

Express: Keine Zeit, das Obst zu schälen? Dann Apfel, Aprikosen, Birne, Nektarine oder Pfirsiche jeweils mit Schale nehmen. Notlösung: Dosenfrüchte.

🍴 Schneidebrett, kleines Küchenmesser, Teller, Esslöffel

Portion: Kalorien (kcal) 340 | Proteine (g) 31 | Kohlenhydrate (g) 27 | Fette (g) 11

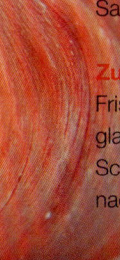

FÜR VOLLKORN-FREUNDE
Schinken-Gurkenaufstrich

⏱ **ca. 8 Minuten**

Zutaten für 1 Portion:

2 EL Doppelrahm-Frischkäse

½ TL Senf mittelscharf

1 TL Tiefkühl-Schnittlauch

¼ Stück Salatgurke

2 Scheiben Kochschinken

2 Scheiben Roggenvollkornbrot (à 50 g)

Salz, schwarzer Pfeffer

Zubereitung:

Frischkäse mit Senf und Schnittlauch glattrühren. Gurke waschen, klein würfeln. Schinken in dünne Streifen schneiden, danach mit den Gurkenwürfeln unterrühren und würzen. Das Brot dick bestreichen.

Ab ins Büro: Aufstrich in einer Plastikbox transportieren, die Brotscheiben extra in Frischhaltefolie einwickeln.

Tipp: Vegetarier nehmen Bärlauch-Tofu. Bei starker **Laktoseintoleranz** einen leckeren Gurken-Schinken-Salat zubereiten.

🍴 Schneidebrett, großes Messer, Küchenpapier, Schüssel, Esslöffel, Teelöffel

Portion: Kalorien (kcal) 322 | Proteine (g) 23 | Kohlenhydrate (g) 26 | Fette (g) 13

BRATEN EXOTISCH AUFGEPEPPT
Ananas-Erdnuss-Mix

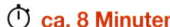 **ca. 8 Minuten**

Zutaten für etwa 1 Portion:

1 Scheibe Ananas (30 g) ungezuckert
  (Dose)

1 Handvoll Erdnüsse gesalzen (30 g)

3 EL fettarmer Frischkäse (< 10 % Fett i. Tr.)

2 TL Worcestersauce

4 Scheiben Schweinebraten-Aufschnitt
  (à 12 g)

3 Scheiben Roggen-Knäckebrot

weißer Pfeffer

Zubereitung:

Ananas-Scheibe aus der Dose nehmen, mit Küchenpapier abtupfen, in sehr kleine Stücke schneiden. Erdnüsse mit einem Mörser oder Messer zerkleinern. Frischkäse mit der Ananas und den Erdnüssen verrühren. Mit Pfeffer und Worcestersauce abschmecken. Mix auf das Knäcke streichen, mit dem Bratenaufschnitt belegen.

Ab ins Büro: Den nussigen Ananas-Mix in einer Plastikdose, Knäckebrot und Braten jeweils in Frischhaltefolie wickeln.

Tipp 1: Die Ananas können Sie durch Aprikosen, Nektarinen, Mandarinen oder Orangen ersetzen. Am besten, Sie variieren das Obst nach Saison. Knäckebrot können Sie durch Reis-, Mais- oder Hirsewaffeln ersetzen. Übrigens: Der Frischkäse schmeckt auch prima mit Kräutern wie Schnittlauch, Petersilie, Kerbel oder Zitronenmelisse.

Tipp 2: Bei leichter **Laktoseintoleranz** einen fettreichen Frischkäse nehmen, weil der kaum Laktose enthält (weniger als 2 Gramm pro Portion).

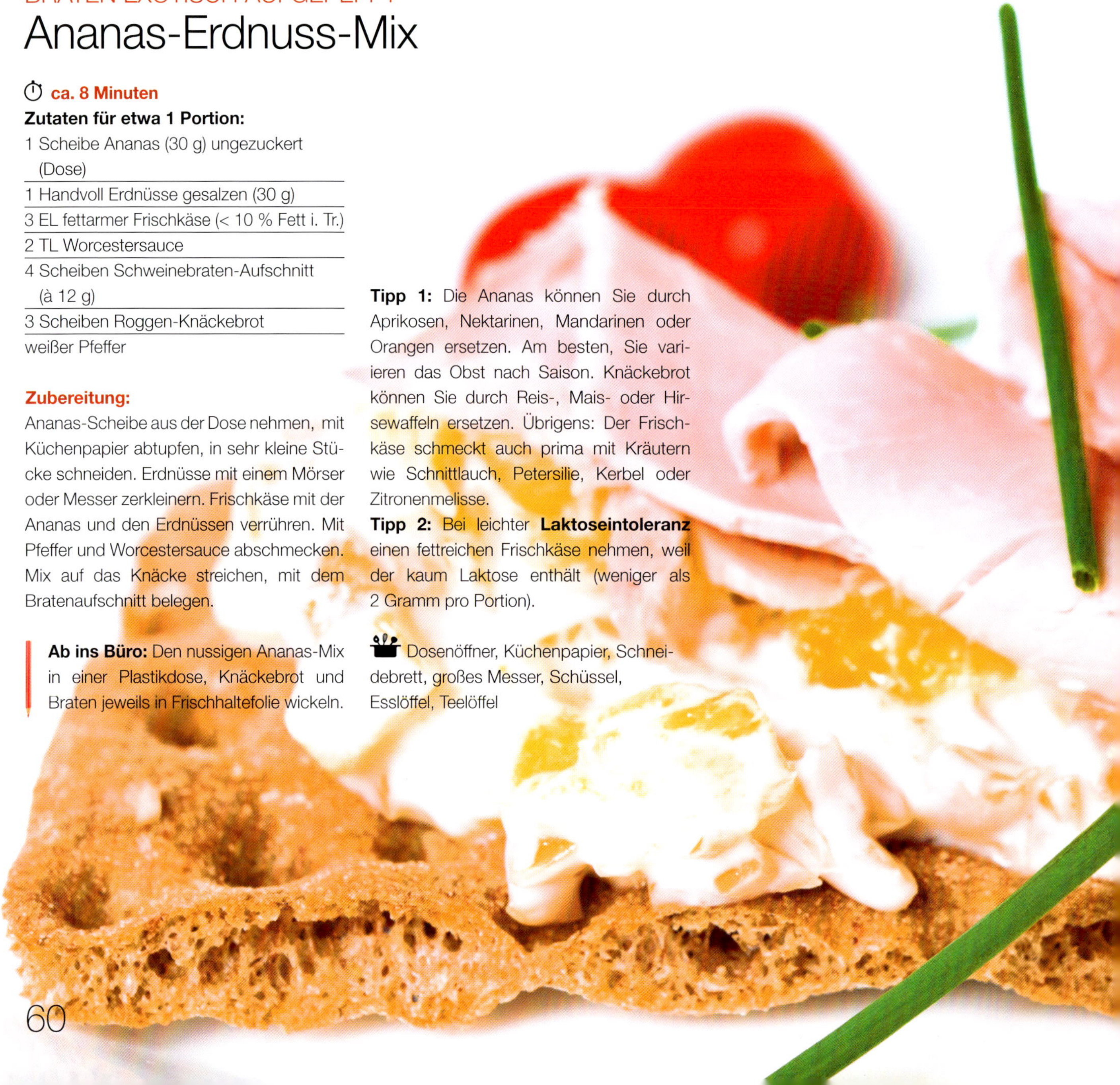

Dosenöffner, Küchenpapier, Schneidebrett, großes Messer, Schüssel, Esslöffel, Teelöffel

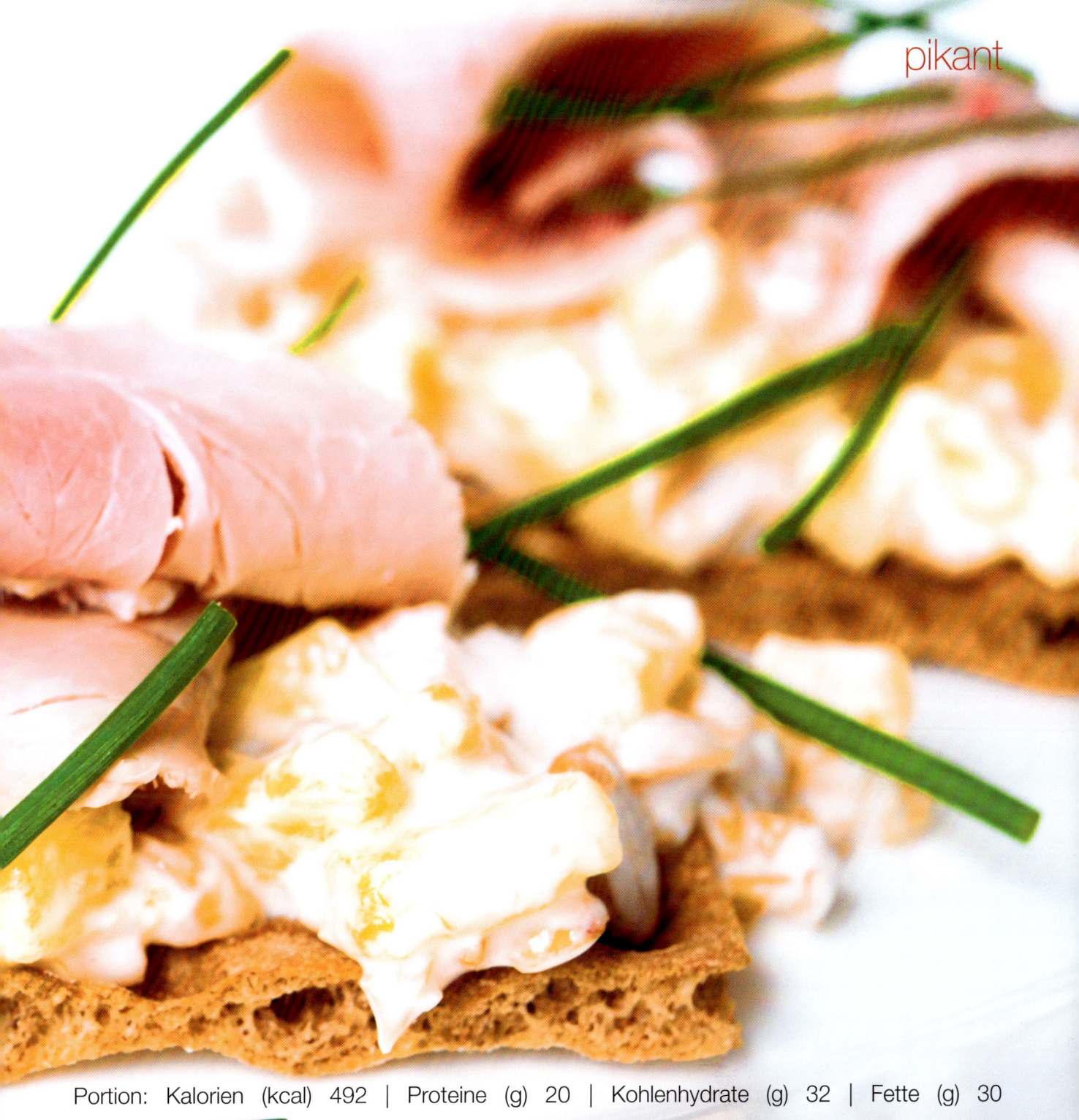

pikant

Portion: Kalorien (kcal) 492 | Proteine (g) 20 | Kohlenhydrate (g) 32 | Fette (g) 30

BESONDERS VIEL PROTEIN

Putenbrust in Joghurt-Wrap

🕐 **ca. 12 Minuten**

Zutaten für 1 Wrap (Ø 20-23 cm)

1 ½ Tassen kaltes Wasser (185 ml)

1 Ei

2 EL Weizenvollkornmehl Typ 1050

3 EL Koch- & Backeiweiß (z.B. von Hanuko)

1 Prise Salz

1 EL Olivenöl

Für die Füllung:

½ EL Doppelrahm-Kräuterfrischkäse

½ EL fettarmer Joghurt

½ TL Senf mittelscharf

¼ rote Paprika

6 Scheiben Salatgurken

½ großes Blatt Eisberg

4 Scheiben Putenbrust-Aufschnitt

schwarzer Pfeffer, Oreganogewürz

Zubereitung:

Wasser und Ei glattrühren. Vollkornmehl, Backeiweiß und Salz unterrühren. Eine Pfanne mit Öl bestreichen, aus dem Teig bei etwas stärkerer Hitze einen großen Wrap ausbacken, etwa eine Minute pro Seite. Auf Küchenpapier entfetten und auskühlen lassen. In Frischhaltefolie im Kühlschrank aufbewahren. Für die Füllung den Kräuterfrischkäse mit Joghurt und Senf verrühren, würzen. Paprika vierteln, entkernen, waschen, trocknen, in feine Streifen schneiden. Gurken und Salatblatt waschen, trocknen, von der Gurke 6 dünne Scheiben herunterschneiden. Wrap mit Frischkäse dünn bestreichen. Danach das Gemüse, die Salatblätter und den Putenbrust-Aufschnitt darüber verteilen und einrollen. Den Wrap quer halbieren.

Ab ins Büro: Sie können den Wrap komplett zubereiten, dann fest in Frischhalte- bzw. Alufolie wickeln und kühlen.

Tipp 1: Vegetarier nehmen statt Geflügelaufschnitt Schnittkäse oder füllen die Wraps mit gebratenen vegetarischen Würstchen.

Tipp 2: Wer an einer **Laktoseintoleranz** leidet, kann Frischkäse gegen Mayonnaise oder Remouladensauce austauschen.

Tipp 3: Wer mag, der kann auch gleich mehrere Wraps für die Woche zubereiten. Denn die fertig gebackenen Wraps halten sich in Folie verpackt 5 Tage im Kühlschrank frisch.

Express: Den Wrap am Abend vorher backen, auskühlen lassen und in Frischhaltefolie im Kühlschrank aufbewahren. Die Füllung morgens zubereiten.

🧰 Kaffeetasse, 2 Schüsseln, Esslöffel, kleine Pfanne, Pfannenwender, Küchenpapier, Teelöffel, Schneidebrett, großes Messer

Portion: Kalorien (kcal) 354 | Proteine (g) 34 | Kohlenhydrate (g) 19 | Fette (g) 16

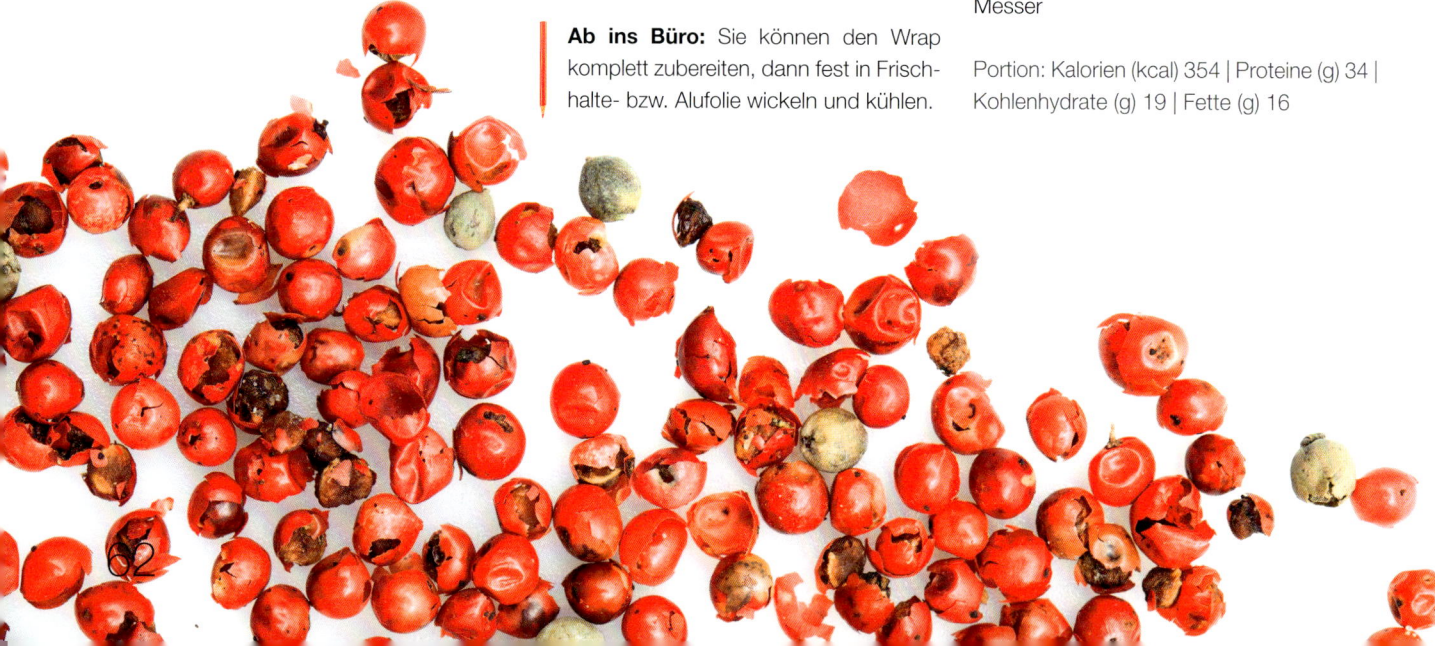

GESUNDE FITNESS-SEMMEL
Sesam-Brötchen Low Carb

⏱ **ca. 10 Minuten plus Backzeit**

Zutaten für 5 Brötchen:

7 EL Koch- & Backeiweiß (z. B. von Hanuko)

5 EL Weizenvollkornmehl Type 1050

2 EL Sesamsamen

½ Packung Backpulver

1 große Prise Salz

½ Tasse Wasser

1 Ei

4 EL Magerquark

Zubereitung:

Am Abend davor: den Backofen auf 180 Grad vorheizen. Das Backeiweiß mit Mehl, Sesamsamen, Backpulver und Salz verrühren. Ei, Quark und Wasser hinzugeben und alles miteinander verkneten. Mit feuchten Händen aus dem Teig 5 handgroße Brötchen formen, auf das mit Backpapier belegte Blech legen und auf mittlerer Schiene etwa 30 Minuten backen. Aus dem Backofen nehmen, bis morgens abkühlen lassen.

Tipp 1: Wer gerne Käsebrötchen mag, der kann vor dem Backen noch geriebenen Edamer, Gouda, Emmentaler, Mozzarella oder Parmesan unter den Teig heben.

Tipp 2: Die fertig geformten Brötchen können auch mit fettarmer Milch bestrichen und anschließend mit Sesamsamen, Leinsamen oder Blaumohn bestreut werden.

Tipp 3: Als leckere Variante die Brötchen auch mal mit Trockenobst wie Rosinen, Aprikose, Cranberrys oder gehackten Nüssen zubereiten.

🍴 Tasse, Schüssel, Esslöffel, Handrührer mit Knethaken, Rührschüssel, Backpapier

Brötchen: Kalorien (kcal) 193 | Proteine (g) 24 | Kohlenhydrate (g) 14 | Fette (g) 4

FÜRS LOW CARB-BRÖTCHEN
Paprika-Hering-Tatar

⏱ **ca. 8 Minuten**

Zutaten für 1 Portion:

½ grüne Paprika

½ rote Paprika

2 große schwarze Oliven (entsteint)

1 Heringsfilet gesalzen (75 g)

½ TL Senf mittelscharf

1 EL saure Sahne

2 TL Tiefkühl-Dill

1 Low Carb-Brötchen (ca. 80 g)

roter Pfeffer (grob gemahlen)

Zubereitung:

Paprika waschen, halbieren, entkernen, fein würfeln. Oliven in dünne Scheiben schneiden. Hering unter fließendem kalten Wasser kurz waschen und mit Küchenpapier trocken tupfen. Den Fisch fein würfeln. Alles in eine Schüssel geben und mit Senf, saurer Sahne und Dill vermengen. Mit Pfeffer würzen und den Tatar zusammen mit einem Low Carb-Brötchen (oben) essen.

Ab ins Büro: In einer Plastikbox transportieren und bis zur Pause im Büro-Kühlschrank aufbewahren.

Tipp 1: Den Hering kann man auch gut durch Rollmöpse, Räucherforelle oder Räucherlachs ersetzen.

Tipp 2: Statt Fisch passen Kochschinken, Kabanossi, Krakauer, magere Schinkenwürfel oder geräucherte Putenbrust. Für Käseliebhaber: Auch Brie, Camembert, Limburger oder Romadur schmecken ausgezeichnet zum Tatar.

Tipp 3: Vegetarier ersetzen den Fisch am besten durch gekochte Eier, Schafs- oder Ziegenkäse.

🍴 Schneidebrett, gr. und kl. Messer, Küchenpapier, Schüssel, Teelöffel, Esslöffel

Portion: Kalorien (kcal) 445 | Proteine (g) 38 | Kohlenhydrate (g) 23 | Fette (g) 21

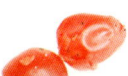

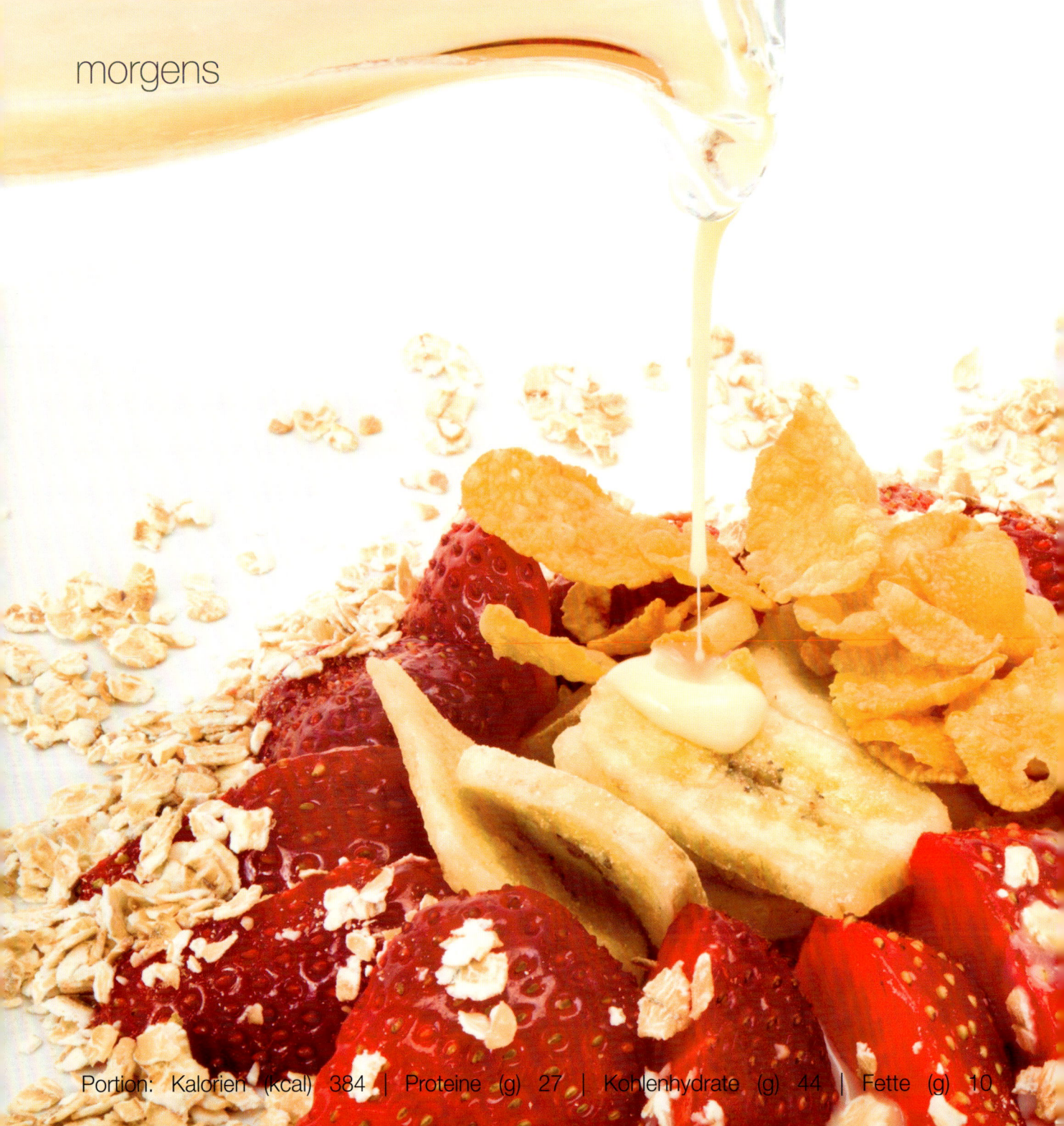

morgens

Portion: Kalorien (kcal) 384 | Proteine (g) 27 | Kohlenhydrate (g) 44 | Fette (g) 10

BLITZSCHNELL ZUBEREITET

Ein prima Brainfood

Erdbeer-Bananen-Müsli

🕐 **ca. 3 Minuten**

Zutaten für 1 Portion:

6 mittelgroße Erdbeeren

4 getrocknete Bananenchips

2 EL Cornflakes ungezuckert

2 EL kernige Haferflocken

150 ml fettarmer Sojadrink

2 EL Eiweißpulver (Vanille)

Zubereitung:

Erdbeeren waschen, trocknen, grüne Stielansätze entkernen und vierteln. Mit den anderen Zutaten wie Bananenchips, Cornflakes, Haferflocken und Eiweißpulver in eine Schale geben. Die Sojamilch darübergießen und mit dem Müsli verrühren.

Ab ins Büro: Erdbeeren, Bananenchips, Cornflakes, Haferflocken und Eiweißpulver in einer gut verschließbaren Plastikbox transportieren. Sojamilch im Tetrapak mitnehmen. Im Büro zubereiten.

Tipp 1: Die Erdbeeren können durch Brombeeren, Johannisbeeren oder Heidelbeeren ausgetauscht werden. Aber auch Aprikosen, Nektarinen, Pfirsiche oder Pflaumen schmecken sehr lecker dazu. Wer morgens weniger Zeit hat, sollte sich im Tiefkühler einen kleinen Vorrat an ungezuckertem TK-Obst (z. B. Beerenmischung, Himbeeren, Erdbeeren, Schattenmorellen) anschaffen.

Tipp 2: Die Bananenchips können auch durch Apfelchips oder anderes Trockenobst ersetzt werden. Wer keine Bananenchips im Discounter bekommen sollte, der macht sich die Obstchips einfach selber. Dazu eine Banane in dünne Scheiben schneiden, eine Seite mit etwas flüssigem Honig beträufeln und im Backofen bei 100 Grad Celsius Umluft etwa 2 ½ (pro Seite ca. 75 Minuten) Stunden backen. Danach abkühlen lassen und für die nächsten Wochen in der Plastikbox bei Zimmertemperatur aufbewahren.

Tipp 3: Variieren Sie das Eiweißpulver, das heißt: Statt Vanille-Aroma nehmen Sie Schokolade. Und den Schokogeschmack können Sie außerdem noch mit Zimt oder Kokosflocken verfeinern.

🍴 Schneidebrett, kl. Messer, Küchenpapier, Trinkglas, Müslischale, Esslöffel

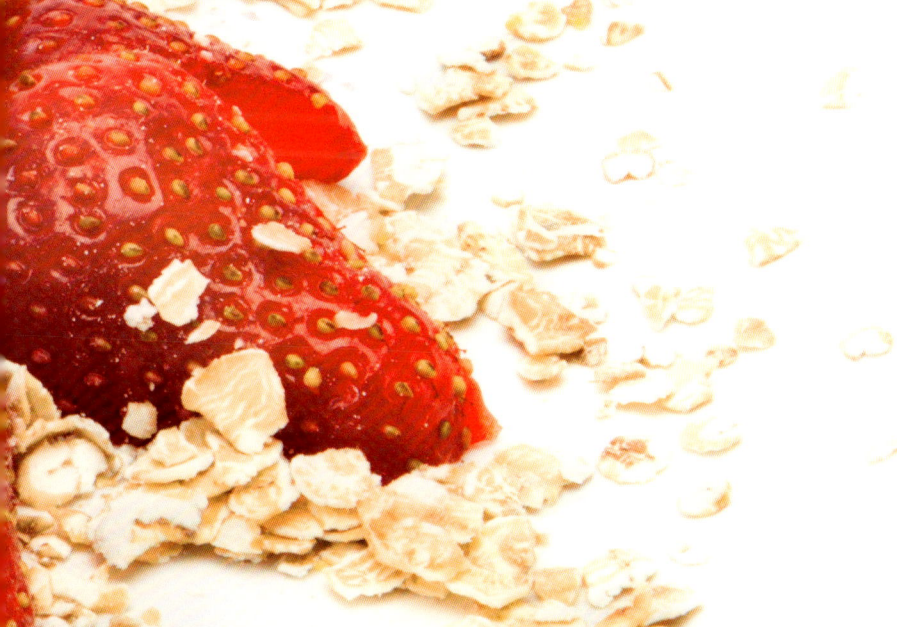

SCHWARZWÄLDER-STYLE
Schoko-Nussquark mit Kirschen

⏱ **ca. 8 Minuten**

Zutaten für 1 Portion:

20 g Zartbitterschokolade

4 EL heißes Wasser

6 EL Magerquark

4 EL fettarmer Joghurt

80 g Tiefkühl-Schattenmorellen

1 Handvoll gehackte Walnüsse (ca. 30 g)

1 TL Stevia-Pulver

Zubereitung:

Die Kirschen auftauen. In der Mikrowelle die Zartbitterschokolade in einer Tasse mit dem Wasser schmelzen (oder Wasserbad). Dann mit Quark und Joghurt glattrühren. Kirschen zusammen mit den gehack-ten Walnüssen und dem Stevia unter den Schokoquark rühren.

Ab ins Büro: Den Quark morgens zubereitet in einer Plastikbox transportieren. Gekühlt bis zum Essen aufbewahren.

Tipp 1: Sind keine gehackten Walnüsse zu bekommen, geben Sie die ganzen Walnüsse in den Mörser oder hacken sie mit dem Messer klein.

Tipp 2: Zum Quark schmecken gehackte Haselnüsse, Mandeln, Kokosflocken oder zerbröselte Reiswaffeln.

Tipp 3: Stevia-Pulver kann auch durch flüssigen Süßstoff ersetzt werden. Wer keinen Süßstoff mag, rührt Ahornsirup hinein.

Tipp 4: Nussallergiker nehmen Sesam-, Leinsamen, Soja- oder Kürbiskerne.

Tipp 5: Bei einer **starken Laktoseintoleranz** verwenden Sie laktosefreien Quark oder Sojaquark und verrühren diesen mit Reis- oder Haferdrink. Personen mit einer **leichten Laktoseintoleranz** nehmen Sauermilchprodukte wie Joghurt, Kefir, Dickmilch, saure Sahne oder auch Crème fraîche.

🍲 Tasse, Esslöffel, 2 Schüsseln, Teelöffel

Portion: Kalorien (kcal) 519 | Proteine (g) 33 | Kohlenhydrate (g) 28 | Fette (g) 26

SCHMECKT NACH SÜDSEEINSEL-URLAUB
Kokos-Bananen-Quarkspeise

⏱ **ca. 6 Minuten**

Zutaten für 1 Portion:

1 EL Kokosflocken

1 mittelgroße Banane

4 EL Magerquark

5 EL Dickmilch (3,5 % Fett)

2 TL Eiweißpulver (Vanille)

Zubereitung:

Kokosflocken in einer Pfanne ohne Fett rösten, ab und zu rühren. Die Banane schälen, längs halbieren und in dünne Scheiben schneiden. Magerquark mit Dickmilch und Eiweißpulver glattrühren. Bananen und Kokosflocken unterrühren.

Ab ins Büro: Den fertigen Obstquark morgens frisch zubereitet in einer Plastikbox transportieren und gekühlt bis zum Essen aufbewahren.

Tipp 1: Man kann auch ungezuckerten Tiefkühl-Obstsalat (Supermarkt) morgens in der Mikrowelle schnell auftauen. Die Quarkspeise schmeckt auch mit gehackten Mandeln, Walnüssen oder Pistazien.

Tipp 2: Müslifans verfeinern den Quark durch 3 EL ungezuckerte Cornflakes oder zwei Scheiben zerbröseltes Knäckebrot.

Tipp 3: Personen mit einer **starken Laktoseintoleranz** nehmen laktosearmen Quark oder Joghurt.

🍲 Kleine Pfanne, Rührlöffel, Schneidebrett, kleines Messer, kleine Schüssel, Esslöffel, Teelöffel

Portion: Kalorien (kcal) 387 | Proteine (g) 28 | Kohlenhydrate (g) 30 | Fette (g) 16

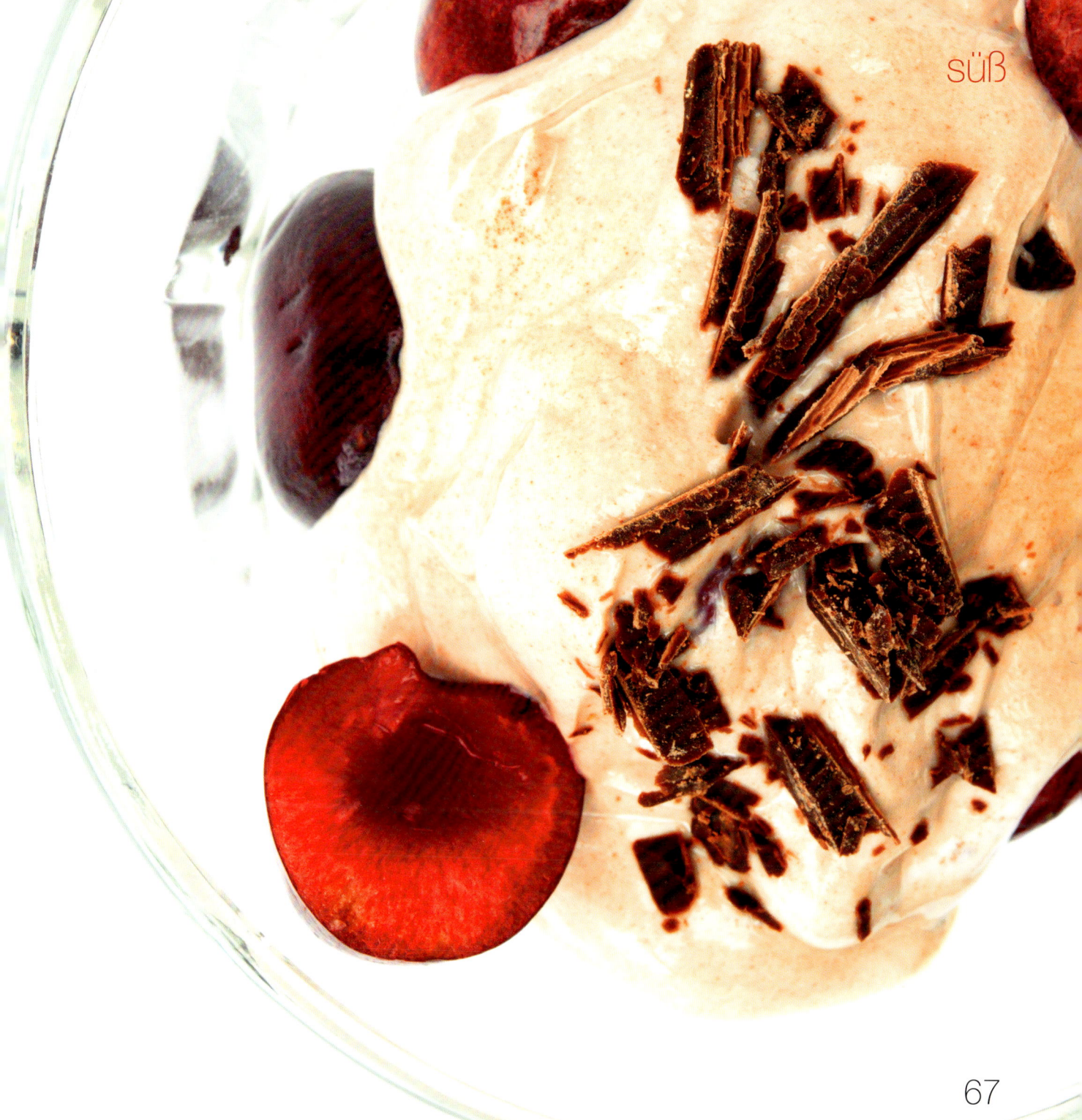

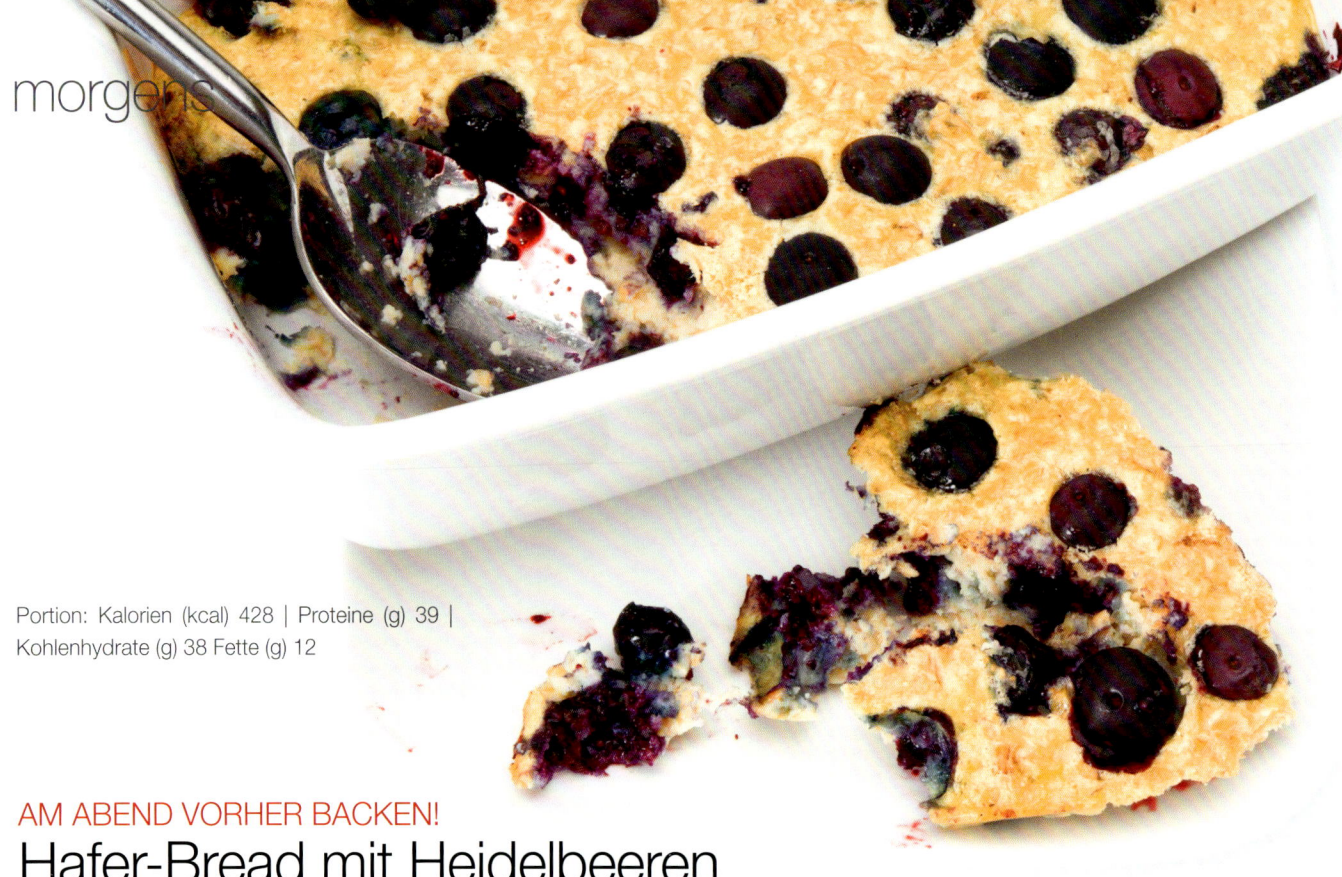

Portion: Kalorien (kcal) 428 | Proteine (g) 39 | Kohlenhydrate (g) 38 Fette (g) 12

AM ABEND VORHER BACKEN!
Hafer-Bread mit Heidelbeeren

⏱ **ca. 8 Minuten plus Backzeit**

Zutaten für 1 Portion:

½ Trinkglas Wasser (100 ml)

6 EL zarte Haferflocken

2 Eiklar

1 Eigelb

3 EL Eiweißpulver (Vanille)

1 Handvoll (60g) Heidelbeeren (im Winter auf Tiefkühl-Beeren zurückgreifen)

½ TL Rapsöl zum Fetten der Auflaufform

Zubereitung:

Backofen auf 170 Grad vorheizen. Wasser und Haferflocken in einer Schüssel 5 Minuten quellen lassen. Danach Eiklar, Eigelb und Eiweißpulver mit den Haferflocken glattrühren. Die Heidelbeeren hinzugeben und verrühren. Die Auflaufform mit dem Öl ausfetten, die Masse hineingeben und gleichmäßig verteilen. Das Bread auf mittlerer Schiene des Backofens etwa 20 Minuten backen. Anschließend aus dem Backofen nehmen, abkühlen lassen.

Ab ins Büro: Das Bread schmeckt kalt (perfekt für unterwegs), Sie können es nach einem Kurzbesuch in der Mikrowelle auch lauwarm genießen.

Tipp 1: Statt Heidelbeeren passen Brombeeren, Erdbeeren, Johannisbeeren, Preiselbeeren oder Himbeeren.

Im Winter schmecken Äpfel und Birnen.

Tipp 2: Das Eiweißpulver können Sie je nach Obstsorte variieren. Bei Kirschen nehmen Sie beispielsweise Kirsch- oder Schokoladengeschmack.

Tipp 3: Sie haben kein Eiweißpulver zur Hand? Dann stattdessen Backaroma (beispielsweise Vanille) und flüssigen Süßstoff nehmen. Oder Bitterschokolade-Streusel und Stevia-Pulver unter die Haferflockenmasse mischen.

Tipp 4: Bei einer Glutenunverträglichkeit sind Hirse- oder Reisflocken geeignet.

👑 Schüssel, Trinkglas, Esslöffel, Auflaufform, Teelöffel

KLITZEKLEINE LECKERBISSEN
Foto auf Seite 48
Mini-Muffins mit Johannisbeeren

🕐 **ca. 10 Minuten plus Backzeit**
Zutaten für 30 kleine Muffins:

2 Handvoll frische Johannisbeeren (150 g)
10 EL Weizenvollkornmehl Type 1050
1 Tüte gemahlene Mandeln (200 g)
1 TL Backpulver
2 Eier
1 Becher saure Sahne
4 EL Stevia-Pulver
1 TL Butter für die Muffin-Backform

Zubereitung:
Den Backofen auf 170 Grad Celsius vorheizen. Johannisbeeren von den Stielansätzen pflücken, waschen, auf Küchenpapier trocknen. Mehl mit Mandeln und Backpulver mischen. In einer weiteren Schüssel die Eier mit saurer Sahne und Stevia-Pulver verrühren. Die trockene Mehl- und Mandelmischung unter die Eiermasse rühren. Teig dann in die gefettete Mini-Muffin-Backform abfüllen und auf mittlerer Schiene etwa 40 Minuten backen.

Tipp 1: Die Johannisbeeren können Sie auch durch frische Blaubeeren ersetzen.
Tipp 2: Nussallergiker nehmen Vollkornmehl, Hafer- oder Hirseflocken.
Tipp 3: Super auch für die Büroparty.
Tipp 4: Die Muffins halten gekühlt 5 Tage.

🧺 Küchenpapier, 2 Schüsseln, Esslöffel, Teelöffel, Rührlöffel, Muffin-Backform

Stück: Kalorien (kcal): 85 | Proteine (g) 3 | Kohlenhydrate (g) 4 | Fette (g) 6

LANGSCHLÄFERS LIEBLING
Apfel-Reis mit Vanillemilch
1-A-Energie-Kick

🕐 **ca. 8 Minuten plus Kochzeit**
Zutaten für 1 Portion:

75 g Naturreis
4 EL Apfelmus
2 EL Eiweißpulver (Vanille)
1 Trinkglas (200 ml) fettarmer Sojadrink

Zubereitung:
Gut vorzubereiten: abends Reis kochen, im Kühlschrank kalt stellen, morgens mit dem Apfelmus verrühren. Sojadrink und Eiweißpulver im Shaker mixen, zum Reis geben.

Ab ins Büro: Reis-Apfelmus-Gemisch in einer Plastikdose transportieren. Sojadrink und Eiweißpulver einzeln mitnehmen oder in einem Shaker mit Portionsfächern. Erst im Büro Sojadrink und Eiweißpulver im Shaker cremig schütteln.

Tipp 1: Wer weniger Zucker möchte, zerkleinert frische Äpfel mit dem Pürierstab.
Tipp 2: Apfelmus kann auch durch frische pürierte Erdbeeren, Himbeeren oder Waldbeeren ausgetauscht werden. Auch Tiefkühl-Beerenobst, das in der Mikrowelle erwärmt wird, schmeckt auf dem Milchreis.

Tipp 3: Statt Sojadrink mal Hafer-, Reisdrink oder Kokosmilch versuchen.
Tipp 4: Personen ohne Laktoseintoleranz können natürlich auch wie gewohnt fettarme Milch oder reine Buttermilch verwenden. Der Milchreis kann aber statt mit Sojadrink auch mit fettarmem Joghurt, Dickmilch, Kefir oder mit Quark zubereitet werden.

🧺 Kleiner Kochtopf, Rührlöffel, Schüssel, Esslöffel, Eiweißshaker, Trinkglas

Portion: Kalorien (kcal) 334 | Proteine (g) 31 | Kohlenhydrate (g) 39 | Fette (g) 5

69

Protein-Hafer-Pancake

🕐 **ca. 12 Minuten plus Backzeit**

Zutaten für 4 kleine Pancakes Ø 13 cm:

5 EL zarte Haferflocken
1 Tasse warmes Wasser (125 ml)
4 Eiklar
1 Eigelb
4 TL Rapsöl
4 EL Magerquark
2 EL fettarmer Naturjoghurt
1 TL Erdbeerkonfitüre (à 25 g)
4 große frische Erdbeeren
Zimt

Zubereitung:

Die Haferflocken in warmem Wasser 5 Minuten quellen lassen. Inzwischen Quark mit Naturjoghurt und Erdbeerkonfitüre glattrühren, die kleingeschnittenen Erdbeeren unterheben. Die Haferflocken mit Eiklar und Eigelb schaumig rühren. In einer kleinen Pfanne Öl erhitzen, die Haferflocken-Eimasse von einer Seite goldgelb braten. Vorsichtig wenden, die andere Seite etwa ½ Minute kräftiger braten. Pancake herausnehmen, auf Küchenpapier entfetten. Mit Erdbeercreme bestreichen, mittig zusammenklappen und noch warm mit Zimt bestreuen.

❚ **Ab ins Büro:** Die Pancakes und die Füllung getrennt in Plastikboxen transportieren. Sie können die Pfannkuchen auch abends zubereiten und im Kühlschrank lagern, morgens dann nur noch die Füllung zubereiten.

Tipp 1: Nehmen Sie Erdbeerkonfitüre „EXTRA", weil hier fast zur Hälfte frische Erdbeeren als Fruchtmark drinstecken. Süß-Alternative: Ahornsirup, Honig, Agavendicksaft.
Tipp 2: Für herzhafte Pancakes folgende Füllung zubereiten: Unter die Eiermasse Kochschinken oder Käse geben, mit fertigem Blattsalat füllen und etwas French-Dressing darüberträufeln (kaufen Sie die Sorte mit dem geringsten Zuckergehalt).
Tipp 3: Sie können die doppelte oder dreifache Menge an Pancakes zubereiten, sie halten eine Woche im Kühlschrank.

👑 2 Schüsseln, Tasse, kl. Messer, Esslöffel, Teelöffel, Schneebesen, kleine Pfanne, Pfannenwender, Küchenpapier

---

Birnen-Joghurt mit Sojakernen

🕐 **ca. 3 Minuten**

Zutaten für 1 Portion:

1 kl. Becher fettarmer Naturjoghurt
1 mittelgroße Birne
2 EL Sojakerne

Zubereitung:

Joghurt in eine Müslischale geben. Die Birne waschen, trocknen, halbieren und Kerngehäuse entfernen. Birnenhälften in kleine Stücke schneiden und zusammen mit den Sojakernen unter den Joghurt heben.

❚ **Ab ins Büro:** Alle Zutaten verpackt mit ins Büro nehmen und vor Ort in der Pause frisch zubereiten.

Tipp 1: Wer den Joghurt lieber fester mag, der rührt noch 1 bis 2 Esslöffel Speisequark drunter oder nimmt gleich Dickmilch.
Tipp 2: Alternativ zu den Sojakernen schmecken gehackte Mandeln, Macadamia, Walnüsse, Erdnüsse oder Pistazien.
Tipp 3: Immer einen kleinen, saisonal gefüllten Obstkorb im Büro stehen haben – Joghurt und Nüsse können Sie als kleine Reserve im Kühlschrank aufbewahren. Dann ist das Frühstück schnell improvisiert.
Tipp 4: Bei leichter **Laktoseintoleranz** laktosearmen oder griechischen Joghurt (ca. 4 g Milchzucker pro 100g) nehmen.

👑 Müslischale, Küchenpapier, kleines Schneidebrett, kleines Messer, Esslöffel

Portion: Kalorien (kcal) 242 | Proteine (g) 16 | Kohlenhydrate (g) 25 | Fette (g) 8

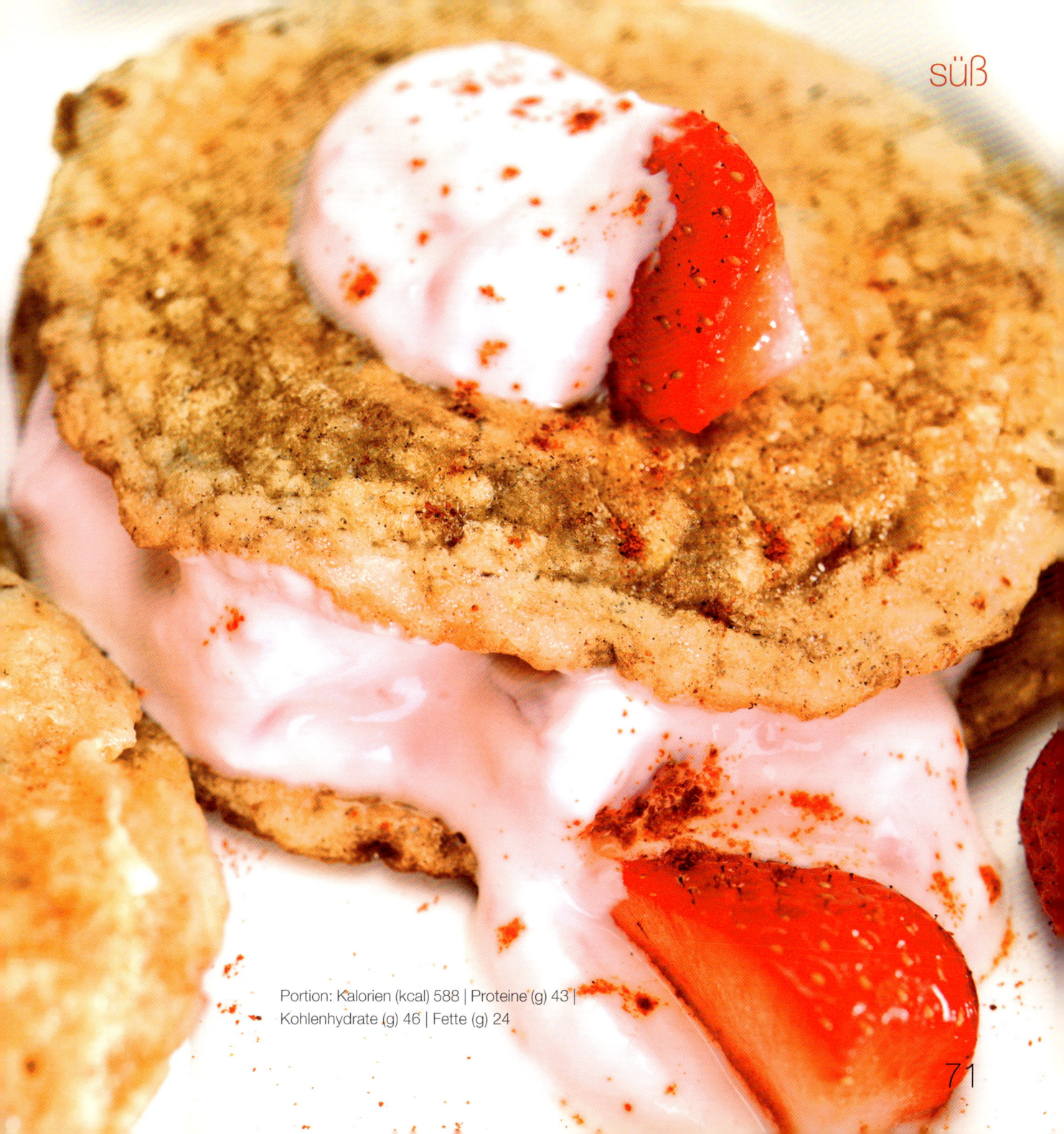

Portion: Kalorien (kcal) 588 | Proteine (g) 43 |
Kohlenhydrate (g) 46 | Fette (g) 24

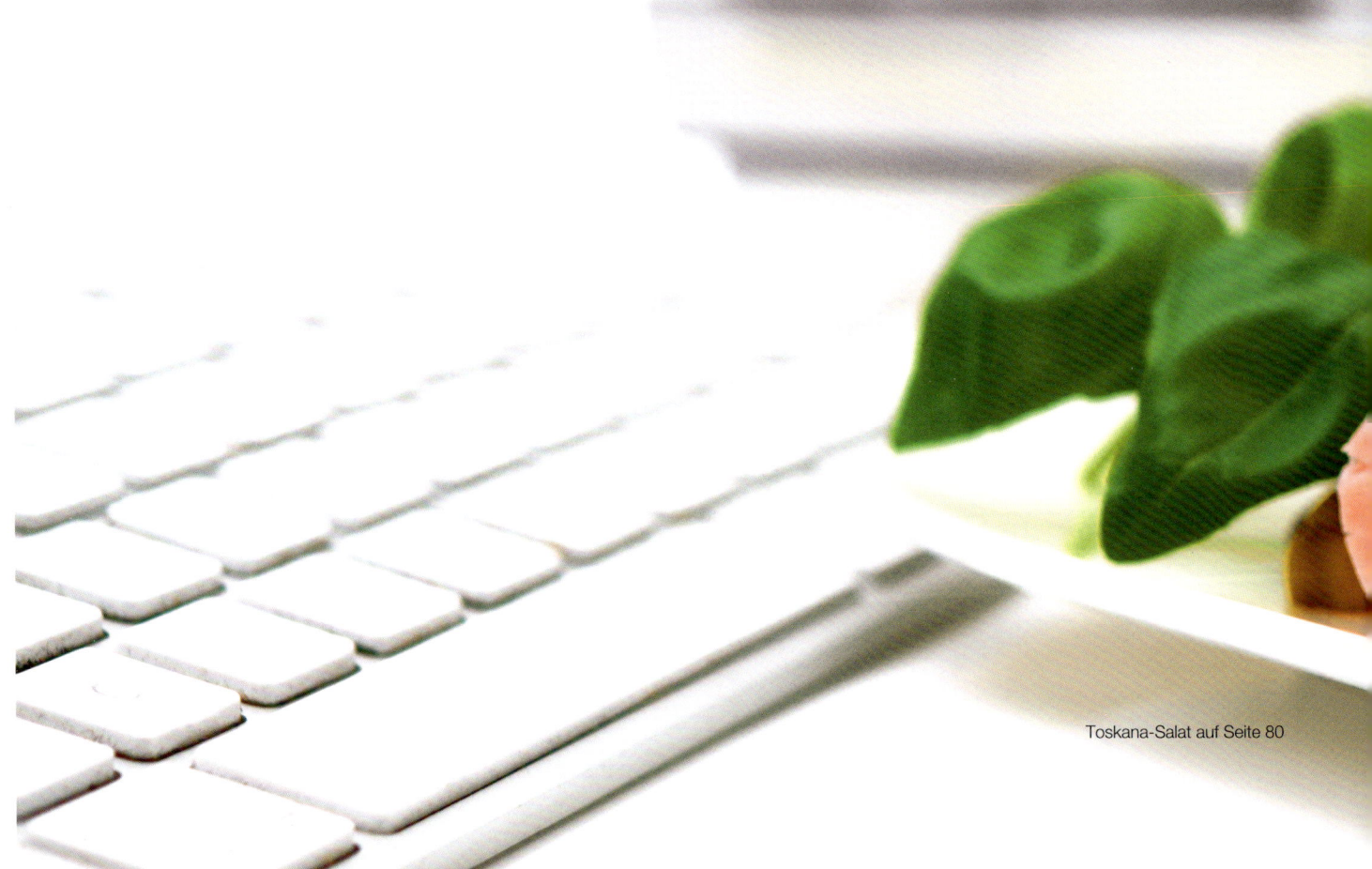

MITTAGS

Versteckte Kalorienfallen gehören der Vergangenheit an. Dafür werden in der Büro-Küche ruck, zuck leckere Köstlichkeiten gezaubert, die satt, fit und schlank machen

Toskana-Salat auf Seite 80

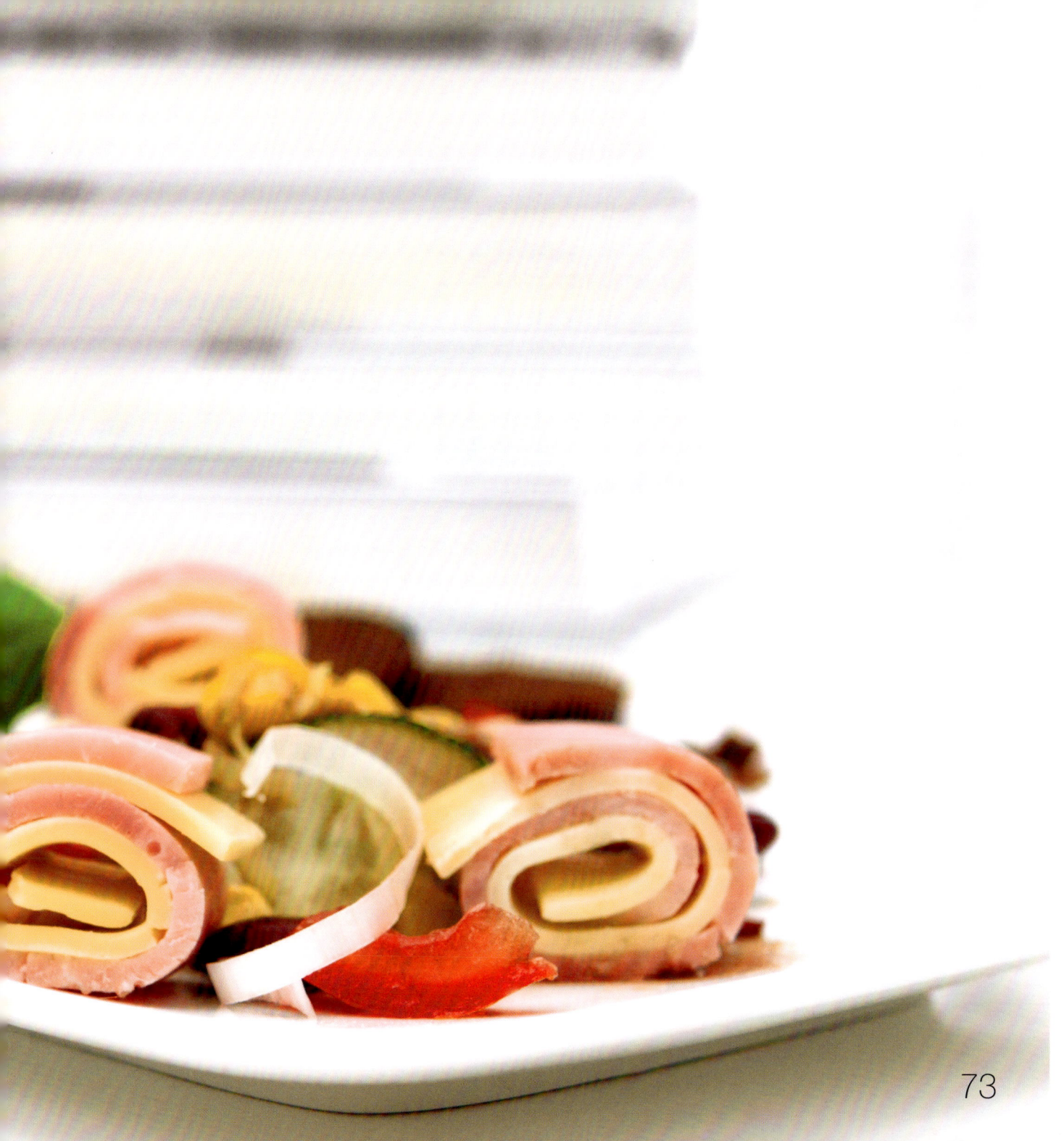

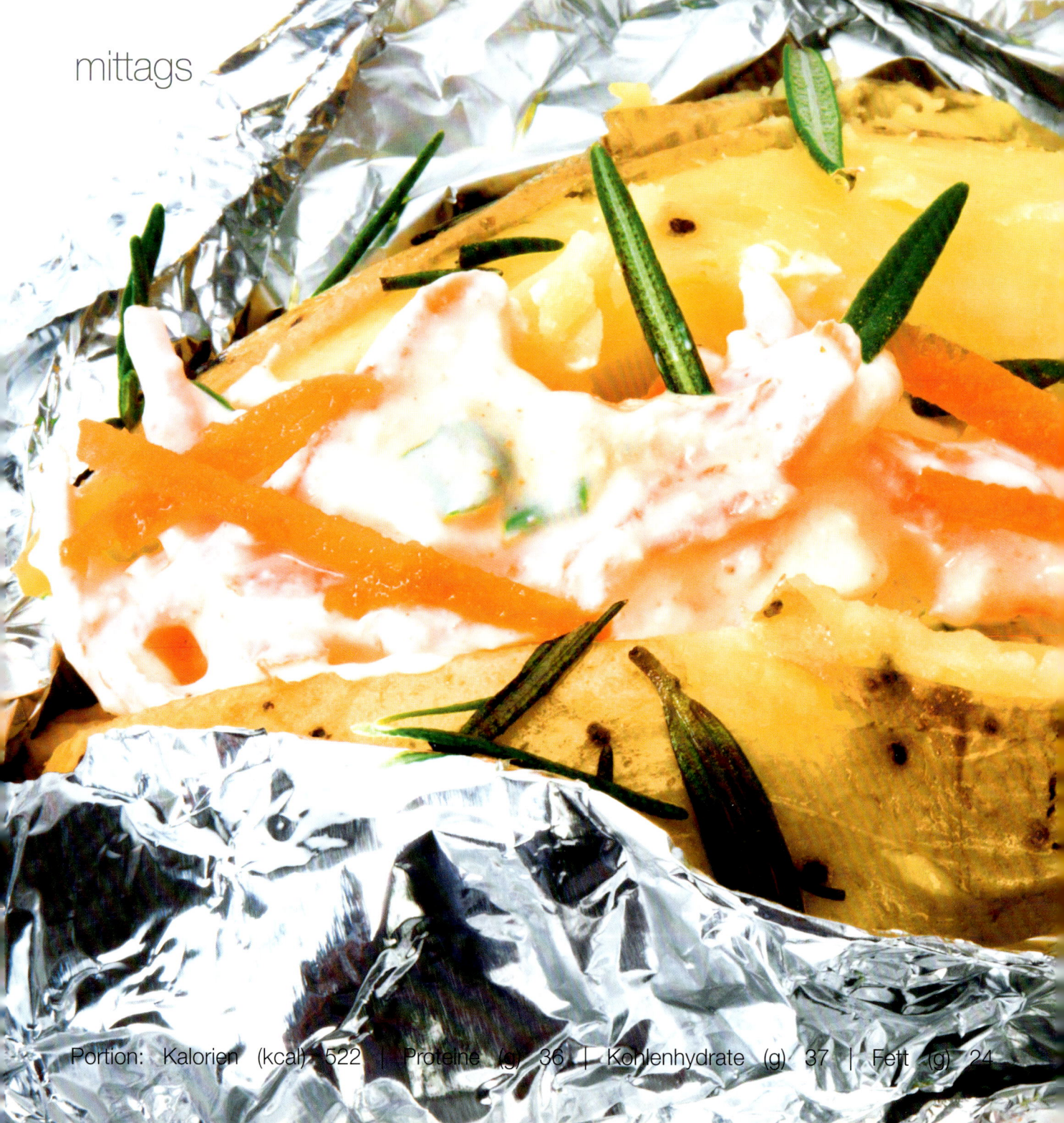

SCHAFSKÄSE-CREME DRUFF
Baked Büro-Potato

🕐 **ca. 8 Minuten plus Backzeit**

Zutaten für 1 Person:

1 große Kartoffel
½ TL Olivenöl
½ TL Rosmarin
100 g Schafskäse
2 EL saure Sahne
3 EL Magerquark
2 TL Tiefkühl-Schnittlauch
4 EL Karottenstifte a. d. Glas
Salz, schwarzer Pfeffer, Kreuzkümmel

Zubereitung:

Am Abend zuvor die Kartoffel gründlich unter fließendem kalten Wasser waschen und trocken tupfen. Mit einer Gabel zweimal tief einstechen, um die Garzeit zu verkürzen. Alufolie auslegen, mit etwas Öl bepinseln, die Kartoffel drauflegen. Die Kartoffel mit einem halben Teelöffel Rosmarin bestreuen und fest in die Folie einwickeln. Im Backofen auf mittlerer Schiene etwa 60 Minuten bei 220 Grad Umluft weich garen.

In der Zwischenzeit den Schafskäse mit den Fingern fein zerbröseln, mit der sauren Sahne, Quark und Schnittlauch mischen. Die Karotten in einem Sieb abtropfen lassen, unter die Schafskäse-Creme heben und würzen. Die gebackene Kartoffel aus dem Backofen nehmen, längs aufschneiden und die Käse-Creme in den Spalt füllen.

Ab ins Büro: Die Kartoffel in Folie und die Creme in einer Plastikbox transportieren. Kühl lagern. Mittags die ausgewickelte Kartoffel in der Mikrowelle erwärmen.

Tipp 1: Die Karotten können durch Gemüse aus dem Glas (Sellerie, Mixed Pickles, Oliven) oder frisches geraspeltes Gemüse (z. B. Zucchini, Gurken) ersetzt werden.

Tipp 2: Bei einer **Laktoseintoleranz** verwenden Sie für die Creme Paprikamus (Ajvar) oder pürieren Tomaten und rühren 1 bis 2 TL Kräuter-Pesto darunter.

Express: Wer abends keine Zeit hat, die Creme vorzubereiten, nimmt fertigen Tsatsiki oder Kräuterquark und rührt etwas zerriebenen Schafskäse drunter.

👨‍🍳 Küchenpapier, Gabel, Alufolie, 2 Teelöffel, Backpinsel, Schüssel, Esslöffel, Sieb

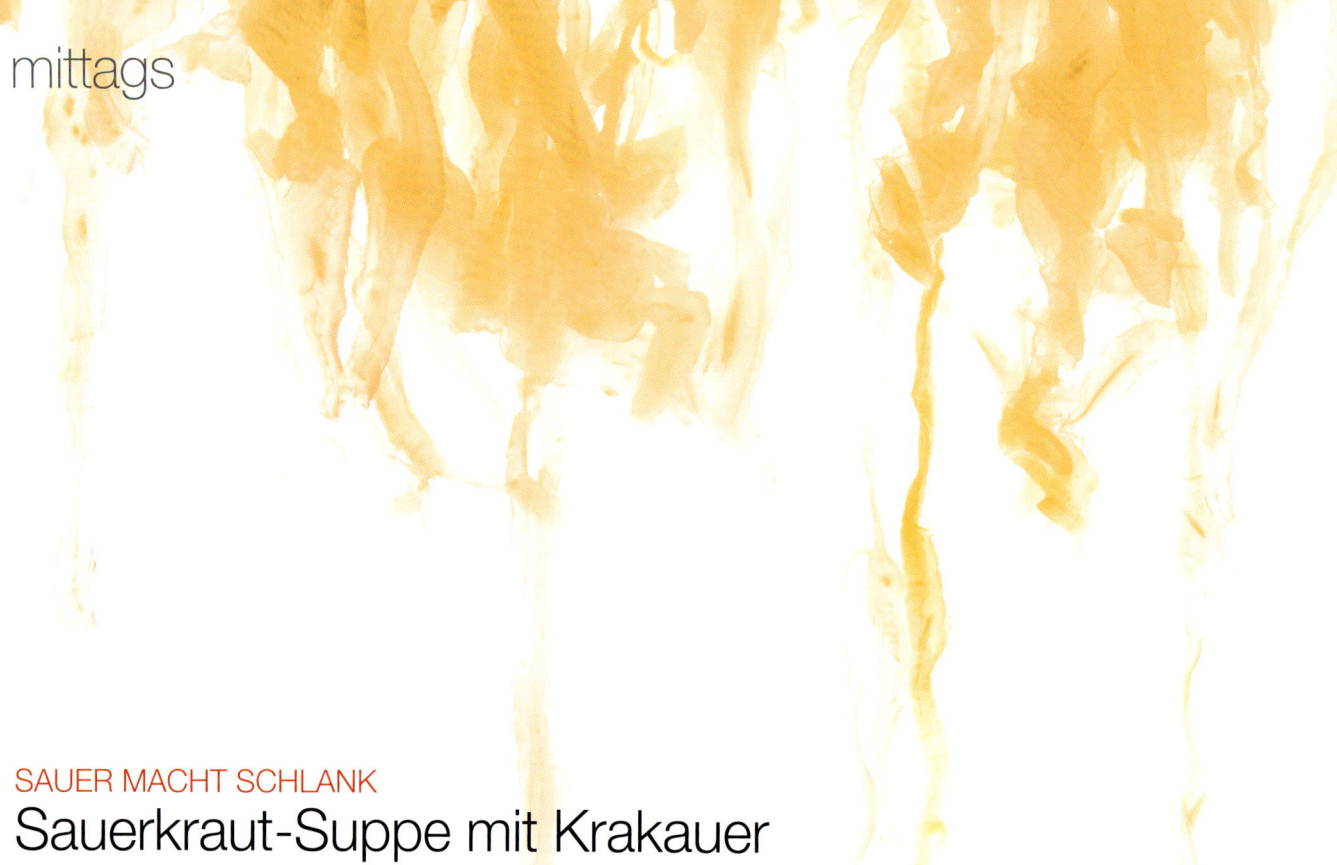

Sauerkraut-Suppe mit Krakauer

⏱ **ca. 12 Minuten**

Zutaten für 1 Person:

100 g Sauerkraut (Dose)

1 kleine Zwiebel

1 mittelgroße Möhre

1 Krakauer Schinkenwurst

1 TL Butter

1 TL Gemüsebrühe (Pulver)

2 Trinkgläser heißes Wasser (400 ml)

Salz, schwarzer Pfeffer, Kümmel gemahlen

Zubereitung:

Das Sauerkraut in einem Sieb abtropfen. Die Zwiebel schälen, die Möhre waschen. Zwiebel klein würfeln, Möhre halbieren und zusammen mit der Wurst in dünne Scheiben schneiden. Die Butter im Topf zum Schmelzen bringen. Zwiebel, Möhre und Krakauer etwa 2 Minuten bei mittlerer Hitze braten. Danach das heiße Wasser, die Gemüsebrühe und das Sauerkraut hinzugeben, 2 Minuten bei größerer Hitze mit geschlossenem Deckel kochen, würzen.

Ab ins Büro: In einer Plastikbox mitnehmen, in der Mikrowelle erwärmen. Wer gleich eine Portion mehr kocht, kann die Suppe 14 Tage im Kühlschrank lagern.

Tipp 1: Zum Sauerkraut passen auch Fleischkäse, Hackfleischklößchen oder Salami. Das Sauerkraut selbst kann auch mit gewürfelter Paprika zubereitet werden.

Tipp 2: Vegetarier tauschen die Krakauer-Wurst durch zwei vegetarische Würstchen, Räucher-Tofu oder gewürfelten Schafs- und Ziegenkäse aus.

Express: Die Sauerkrautsuppe mit Krakauer können Sie prima 3 Monate portionsweise einfrieren und ruck, zuck auftauen, wenn's mal eilig ist.

👐 Sieb, Schneidebrett, großes und kleines Messer, Topf mit Deckel, Rührlöffel, Teelöffel, Trinkglas

Portion: Kalorien (kcal) 356 | Proteine (g) 30 | Kohlenhydrate (g) 25 | Fett (g) 14

MIT KÄSE-WALNUSS-DRESSING
Blumenkohl-Birnensalat

🕐 **ca. 15 Minuten**

Zutaten für 1 Person:

300 g Tiefkühl-Blumenkohlröschen

500 ml heißes Wasser

½ TL Muskat

1 TL Gemüsebrühe (Pulver)

1 kleine reife Birne

6 Walnüsse

4 EL fettarmer Joghurt

30 g Gorgonzola

2 EL Branntweinessig

Salz, weißer Pfeffer

Zubereitung:

Wasser mit Muskat und Gemüsebrühe verrühren. Kohl darin 10 Minuten weich garen, in ein Sieb schütten, kurz abkühlen lassen. Birne würfeln, Walnüsse klein hacken. Gorgonzola mit einer Gabel zerdrücken, mit Joghurt, Birne, Nüssen und Essig verrühren, würzen. Blumenkohl in Stücke schneiden, mit dem Käse-Walnuss-Dressing mischen.

Ab ins Büro: Den Blumenkohl und das Dressing getrennt in Plastikboxen transportieren und erst im Büro mischen.

Tipp 1: Der Gorgonzola kann durch Weichkäse wie Chester, Blauschimmelkäse oder Greyerzer ersetzt werden.

Tipp 2: Statt der Nüsse alternativ gebratenen Schinkenspeck, gewürfelten Kochschinken oder auch Kasseler verwenden.

🥘 Messbecher, Teelöffel, Topf, Sieb, Schneidebrett, großes und kleines Messer, Gabel, Schüssel, Esslöffel

Portion: Kalorien (kcal) 450 | Proteine (g) 21 | Kohlenhydrate (g) 32 | Fett (g) 25

PAUSENSCHMAUS FÜR UNTERWEGS
Porree-Paprikagemüse mit Käserührei

🕐 **ca. 12 Minuten**

Zutaten für 1 Person:

1 kleine Stange Porree

1 rote Paprika

1 EL Olivenöl

25 g magere Schinkenwürfel

2 Eier

2 EL geriebener Emmentaler

schw. Pfeffer, Muskat, Kräuter d. Provence

Zubereitung:

Den Wurzelansatz vom Porree entfernen, Stange längs halbieren und in dünne Scheiben (Halbmonde) schneiden. In einem Sieb kalt abduschen. Paprika halbieren, entkernen, klein würfeln. Öl in einer Pfanne erhitzen, Paprikawürfel etwa 1 Minute bei größerer Hitze braten. Porree hinzugeben und weitere 2 Minuten braten, dabei gelegentlich rühren, würzen. Eier und Emmentaler in einer Schüssel glattrühren. Die Eier-Käsemasse mit den Schinkenwürfeln über das Gemüse geben, zum Stocken bringen, in der Pfanne abkühlen lassen.

Ab ins Büro: Das zubereitete Rührei in einer Plastikbox kühl aufbewahren, in der Mikrowelle erwärmen. Schmeckt aber auch kalt sehr lecker – also gut auch für unterwegs geeignet

Tipp 1: Den Emmentaler können Sie durch Parmesan oder Ziegenkäse austauschen. Den Porree durch Broccoli-, Zucchini- oder Spinat ersetzen. Lust auf Neues? Die Eier mal mit ca. 50 g Getreide (Hafer-, Hirse-, Reisflocken) oder Couscous zubereiten.

Tipp 2: Vegetarier ersetzen die Schinkenwürfel durch Lein-, Sesamsamen, Pinien-, Soja- oder Kürbiskerne.

Express: Tiefkühl-Gemüse nehmen.

🥘 Schneidebrett, großes Messer, Sieb, Esslöffel, Pfanne, Rührlöffel, Schüssel, Schneebesen

Portion: Kalorien (kcal) 533 | Proteine (g) 31 | Kohlenhydrate (g) 15 | Fett (g): 37

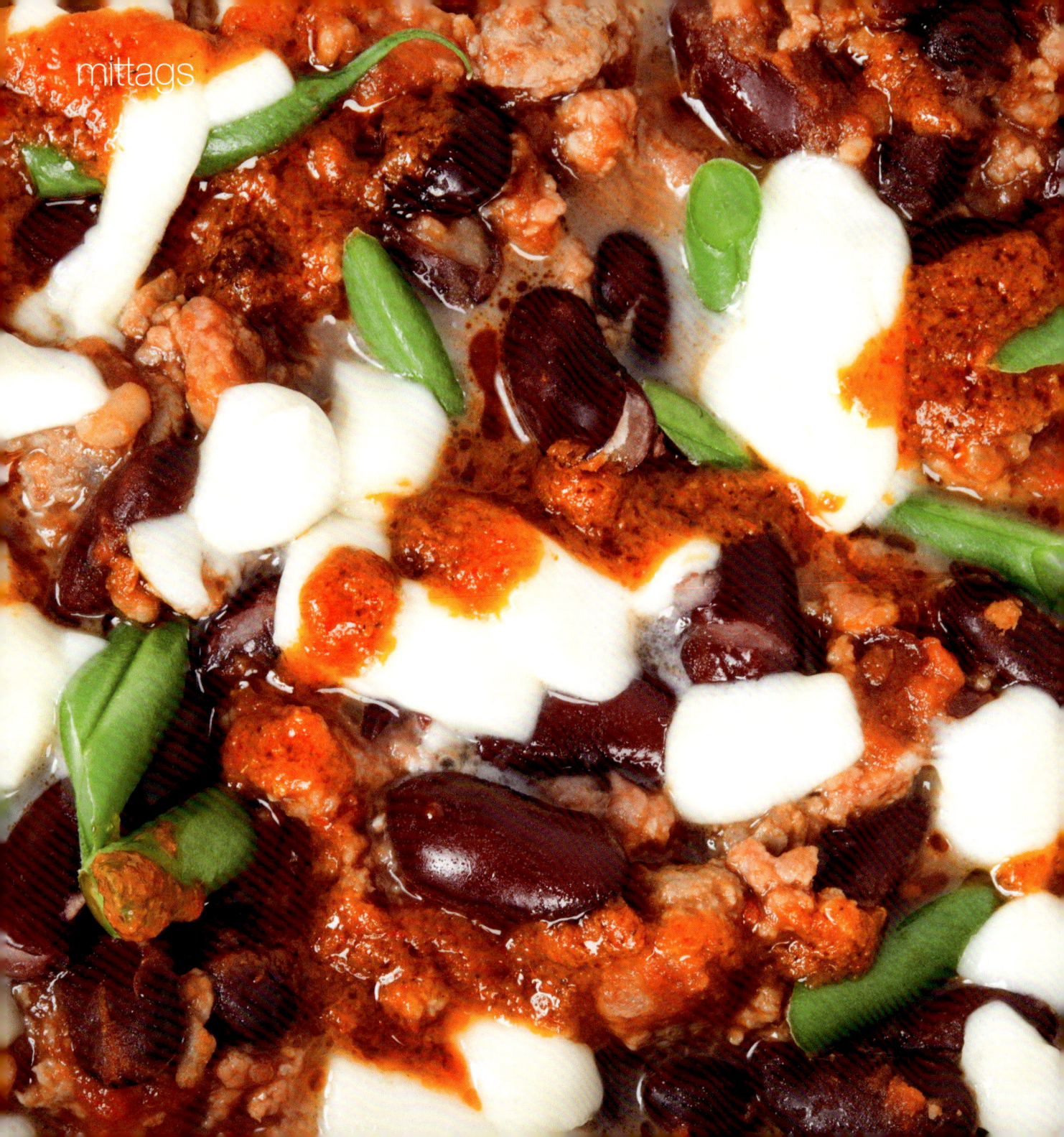

LECKERES MIT HACK 1 *Kalt auch für unterwegs*
Bohnen-Auflauf mit Mozzarella

⏱ **ca. 10 Minuten plus Backzeit**

Zutaten für 1 Person:

150 g Tiefkühl-Prinzessbohnen

100 g Kidneybohnen (Dose)

1 rote Zwiebel

1 EL Rapsöl

80 g mageres Rinderhackfleisch

½ TL Majoran

½ TL Oregano

200 ml passierte Tomaten

60 g geriebener Mozzarella

Salz, schwarzer Pfeffer, Muskat, Currypulver

Zubereitung:

Den Backofen auf 170 Grad vorwärmen. Prinzessbohnen in der Mikrowelle auftauen und dann in Stücke schneiden. Die roten Kidneybohnen in einem Sieb mit kaltem Wasser abbrausen. Die Zwiebel würfeln. Das Öl in einem Topf erhitzen, das Hack, die Bohnen und die Zwiebel darin 2 Minuten kräftig anbraten, dabei gelegentlich rühren und würzen. Jetzt Majoran, Oregano und passierte Tomaten hinzugeben, 1 Minute kochen. In eine Auflaufform füllen, mit dem Käse bestreuen und 15 Minuten überbacken.

Ab ins Büro: Auflauf abends kochen, kaltstellen. Morgens mit Folie abgedeckt transportieren. In der Mikrowelle wärmen.

Tipp: Statt Prinzessbohnen Broccoli, Blumenkohl, Kohlrabi oder Kürbis nehmen.

🍲 Sieb, Schneidebrett, Messer, Teelöffel, Kochtopf mit Deckel, Rührlöffel, Trinkglas, kleine Auflaufform

Portion: Kalorien (kcal) 588 | Proteine (g) 38 | Kohlenhydrate (g) 26 | Fett (g) 35

LECKERES MIT HACK 2
Chicorée-Broccoli-Salat

⏱ **ca. 10 Minuten**

Zutaten für 1 Person:

6 Röschen Tiefkühl-Broccoli

½ kleiner süß-saurer Apfel

1 Stange Lauchzwiebel

80 g mageres Rinderhackfleisch (Tatar)

1 TL Olivenöl

2 Stauden Chicorée

½ Zitrone

1 TL Senf

Salz, schwarzer Pfeffer, Muskat

Zubereitung:

Broccoli in der Mikrowelle erwärmen. Apfel waschen, entkernen, klein würfeln. Lauchzwiebel waschen, in feine Röllchen schneiden. Öl in der Pfanne erhitzen, Hack 2 Minuten kräftig braten, gelegentlich rühren. Broccoliröschen zum Hack geben, eine weitere Minute braten. Chicorée halbieren und in fingerdicke Scheiben schneiden. Danach in einem Sieb unter kaltem Wasser abduschen. Chicorée mit Apfel, Lauchzwiebel, dem Saft der Zitrone und Senf verrühren. Hack und Broccoli unterheben, würzen.

Ab ins Büro: Den Chicorée-Broccoli-Salat in einer Plastikdose transportieren, in der Mikrowelle aufwärmen. Schmeckt aber auch kalt superlecker.

Tipp: Vegetarier nehmen vegetarische Bolognese (siehe S. 86) oder Hackfleisch für den Salat. Auch Soja-Schnetzel schmecken gebraten zu Chicorée.

Express: Abends vorbereiten, in einer Plastikbox für den nächsten Tag im Kühlschrank aufbewahren. Alternativ statt Hack Fertig-Frikadellen würfeln.

🍲 2 Schüsseln, Schneidebrett, großes und kleines Messer, Pfanne, Rührlöffel, Sieb, Teelöffel

Portion: Kalorien (kcal) 453 | Proteine (g) 29 | Kohlenhydrate (g) 18 | Fett (g): 28

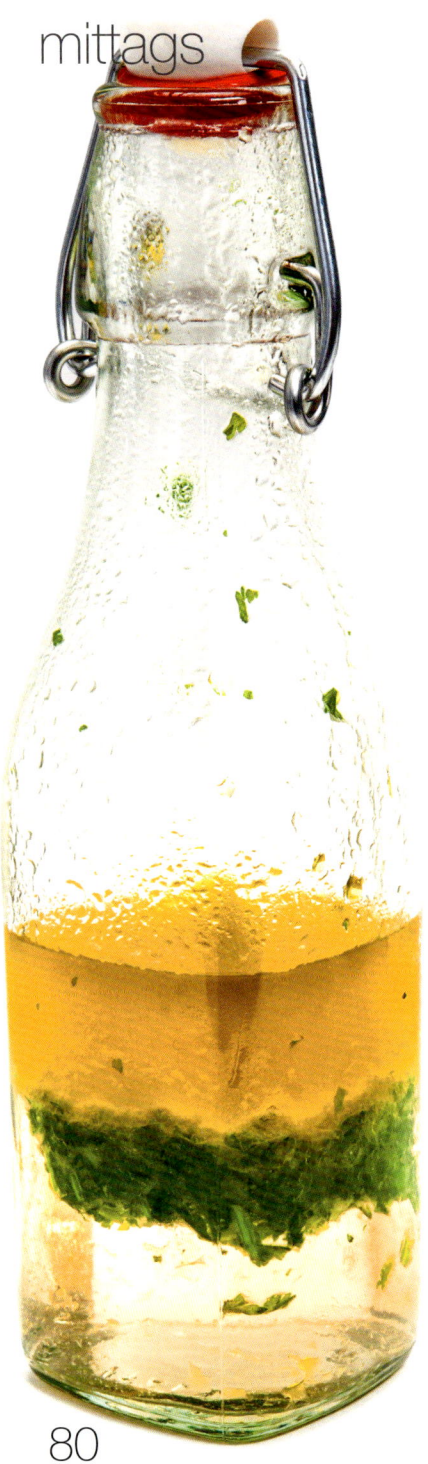

Foto auf Seite 72

MIT LECKER-RÖLLCHEN
Toskana-Salat

⏱ **ca. 15 Minuten**

Zutaten für 1 Person:

½ Stange Porree

1 EL Olivenöl

6 EL Kidneybohnen (Dose)

8 EL Mais (Dose)

¼ Salatgurke

1 große Tomate

2 TL Tiefkühl-Basilikum

2 EL dunkler Balsamico-Essig

3 Scheiben Kochschinken

3 Scheiben Edamer

1 Scheibe Pumpernickel (ca. 50 g)

Salz, weißer Pfeffer

Zubereitung:

Das Öl in einer Pfanne erhitzen. Die halbe Porreestange waschen, Wurzelansatz entfernen, in dünne Scheiben schneiden. Die Scheiben dann im heißen Öl etwa 2 Minuten bei mittlerer Hitze braten, gelegentlich rühren. Die Kidneybohnen und den Mais in einem Sieb kurz mit kaltem Wasser abduschen. Den Porree vom Herd nehmen. Die Salatgurke und die Tomate waschen, trockentupfen. Gurkenviertel längs halbieren und in dünne Scheiben (Halbmonde) schneiden. Die Tomate in kleine Ecken schneiden. Das ganze Gemüse mit dem Basilikum in eine Schüssel geben und mit dem Essig und den Gewürzen verrühren. Den Schinken und den Edamer übereinanderlegen und zu 3 Röllchen aufrollen. Auf dem Toskana-Salat anrichten.

Ab ins Büro: Den Salat in einer Plastikbox transportieren, die Schinken-Käseröllchen und das Pumpernickelbrot in Frischhaltefolie einwickeln und mit ins Büro nehmen.

Tipp 1: Für einen intensiven Geschmack können Sie den Porree auch in 1 Esslöffel ausgelassenem Schweineschmalz oder Gänsefett anbraten.

Tipp 2: Lecker zum Toskana-Salat sind auch angebratene Champignons.

Tipp 3: Die Tomaten können durch rote Paprika, Radieschen oder Radicchio ersetzt werden.

Tipp 4: Vegetarier lassen den Schinken weg und nehmen dafür vegetarischen Aufschnitt wie Gemüse in Aspik oder heben geräuchertes Tofu unter den Salat. Auch Kürbiskerne, Pinienkerne oder gehackte Nüsse peppen den Salat fleischlos auf.

🧺 Küchenpapier, Pfanne, großes und kleines Messer, Schneidebrett, Schüssel, Teelöffel, Rührlöffel, Sieb, Dosenöffner, Esslöffel

Portion: Kalorien (kcal) 450 | Proteine (g) 50 | Kohlenhydrate (g) 45 | Fett (g) 27

EXTRASCHNELL GEMISCHT
Salat mit Käse- und Schinkenstreifen

🕐 **ca. 10 Minuten**

Zutaten für 1 Person:

½ Tüte fertiger gemischter Salat

2 Scheiben Käse nach Wahl (45 % Fett i. Tr.)

4 Scheiben Kochschinken

5 Kirschtomaten

1 Scheibe Vollkornbrot (ca. 45 g)

Für das Dressing:

1 TL Olivenöl

2 EL Branntweinessig

4 EL Wasser

½ TL Honig

2 TL Tiefkühl-8-Kräuter-Mischung

Salz, schwarzer Pfeffer

Schüssel, Esslöffel, Teelöffel, Schneidebrett, kleines Messer, kleine Glasflasche

Portion: Kalorien (kcal) 586 | Proteine (g) 50 | Kohlenhydrate (g) 27 | Fett (g) 29

Zubereitung:

Für das Dressing Olivenöl, Essig, Wasser, Honig und die 8-Kräuter-Mischung in einer Schüssel glattrühren. Mit den Gewürzen abschmecken. Salat in einer Schüssel mit dem Dressing vermengen. Käse und Schinken in Streifen schneiden, Kirschtomaten halbieren und alles über den Salat geben. Dazu das Vollkornbrot essen.

Ab ins Büro: Das vorbereitete Dressing in einer verschließbaren Flasche transportieren, alles andere mittags frisch zubereiten.

Tipp 1: Das Dressing hält 14 Tage im Kühlschrank, also gern Vorrat mixen.

Tipp 2: Vegetarier nehmen statt Schinken vegetarische Knabberstangen – die schmecken fast wie Knackwürstchen.

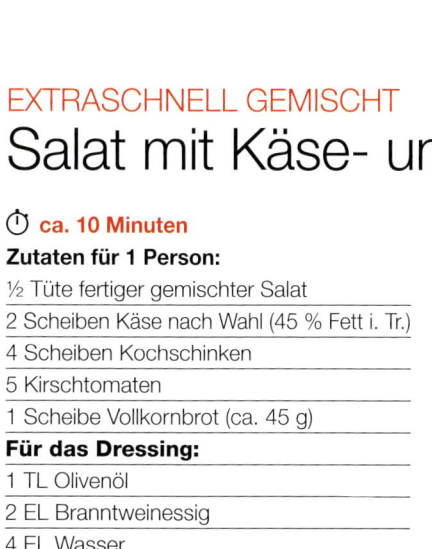

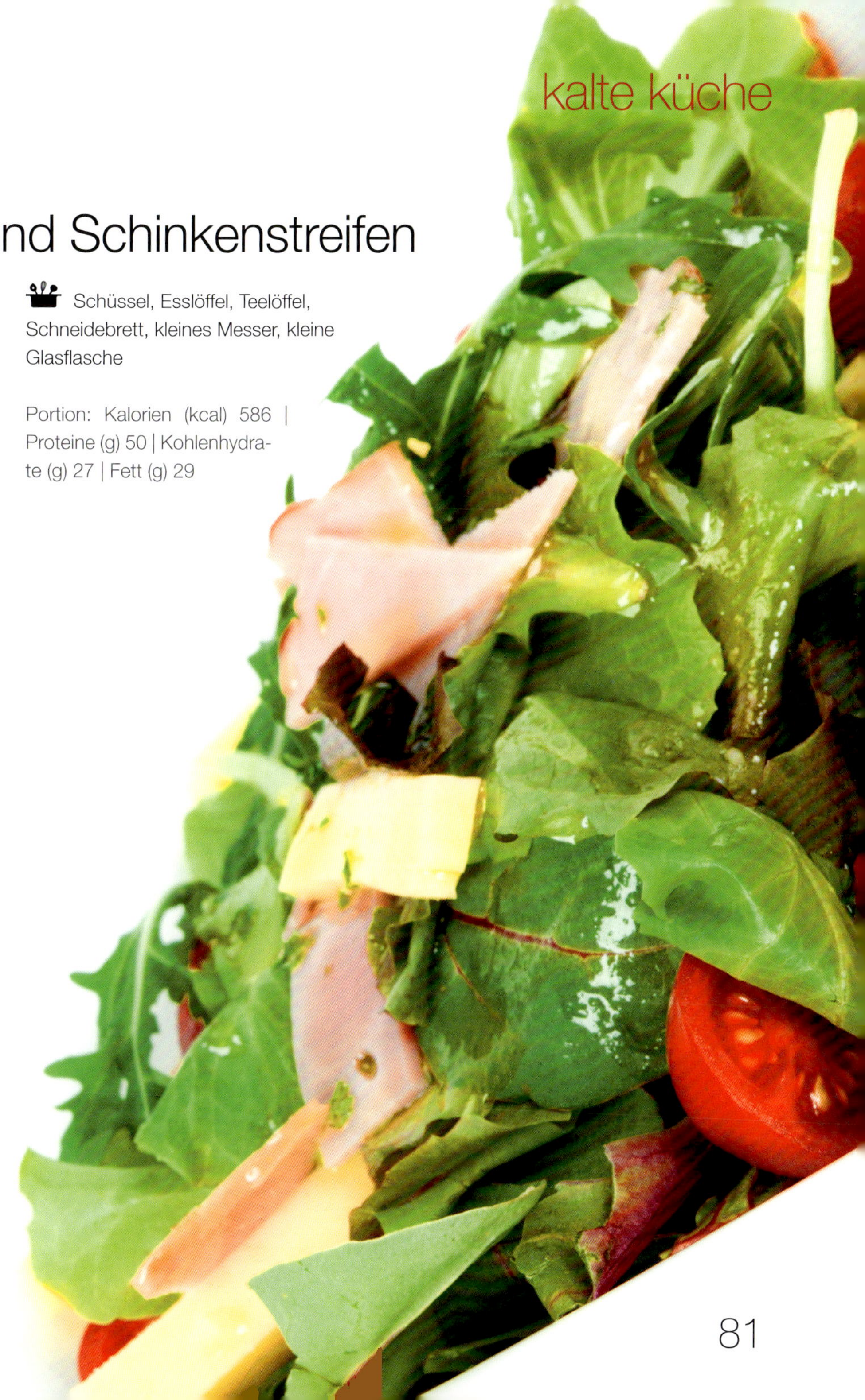

Veggie-Burger mit Kräuterquark

🕐 **ca. 15 Minuten plus Bratzeit**

Zutaten für 1 Person:

½ große Dose weiße Bohnen

½ grüne Paprika

4 EL geriebener Edamer (40 g)

2 EL Koch- & Backeiweiß (z. B. von Hanuko)

2 EL getrocknete Röstzwiebeln

½ Trinkglas Olivenöl

100 g fettarmer Kräuterquark

Salz, schwarzer Pfeffer, Kreuzkümmel, Paprika rosenscharf

Zubereitung:

Bohnen in einem Sieb abtropfen. Paprika fein würfeln. Käse in einer Schüssel mit Backeiweiß und Röstzwiebeln vermengen. Die Bohnen mit den Händen zerdrücken, mit den Paprikawürfeln verrühren. Das Ganze zu den restlichen Zutaten geben und zu einem festen Teig verkneten. Mit den Gewürzen abschmecken. Aus dem Teig 4 kleine flache Burger formen. In heißem Öl bei mittelstarker Hitze 4 Minuten von jeder Seite braten. Auf Küchenpapier entfetten. Zu den Burgern den Quark genießen.

Ab ins Büro: Burger abkühlen lassen, in Frischhaltefolie wickeln. Im Büro in der Mikrowelle erwärmen und anschließend den Kräuterquark darüber geben. Kalt auch lecker – ein Tipp für alle, die viel mit dem Auto unterwegs sind.

Tipp 1: Aus dem Bohnen-Eiweiß-Teig können Sie auch Würstchen formen. Für den passenden Geschmack geriebenen Räucherkäse oder Räucher-Tofu hinzukneten.

Tipp 2: Die Veggie-Burger schmecken lecker mit frischem knackigen Salat und Gemüse im Low-Carb-Brötchen (siehe S. 63).

Tipp 3: Vorsicht, **Vegetarier** – fertige Gemüsefrikadellen aus dem Supermarkt haben oft einen Fleischanteil.

Express: Burger ruhig auf Vorrat braten. Sie halten bis zu 6 Wochen im Tiefkühlschrank.

🍳 Sieb, Dosenöffner, Schneidebrett, gr. und kl. Messer, Schüssel, Esslöffel, Trinkglas, Pürierstab mit Becher, Pfanne, Pfannenwender, Küchenpapier

Portion: Kalorien (kcal) 582 | Proteine (g) 51 | Kohlenhydrate (g) 32 | Fett (g) 26

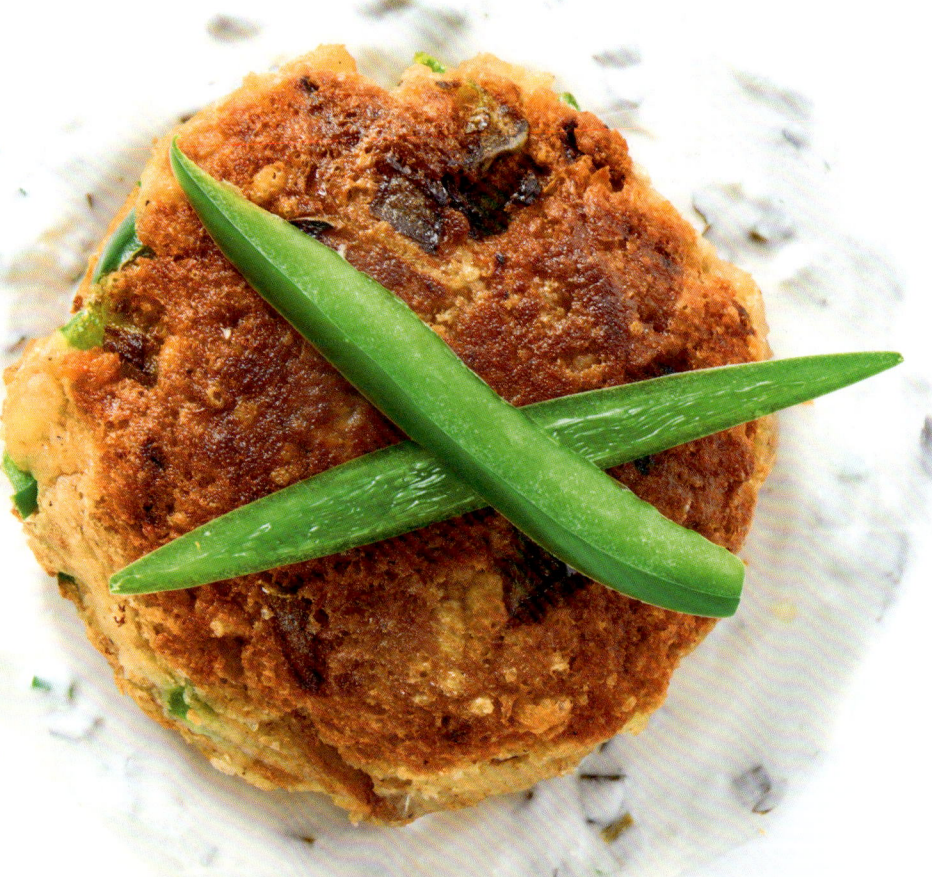

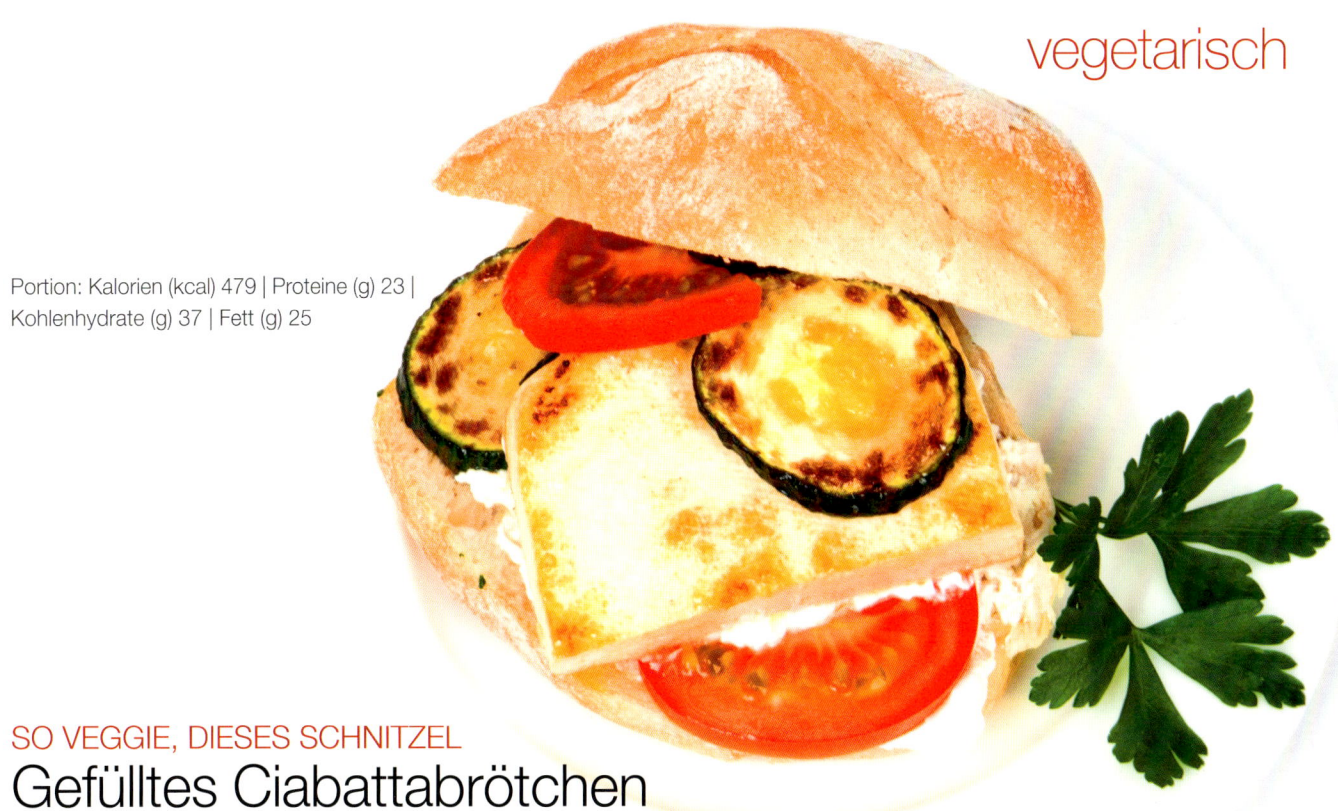

Portion: Kalorien (kcal) 479 | Proteine (g) 23 | Kohlenhydrate (g) 37 | Fett (g) 25

SO VEGGIE, DIESES SCHNITZEL
Gefülltes Ciabattabrötchen

🕐 **ca. 10 Minuten**

Zutaten für 1 Person:

1 Ciabattabrötchen

2 TL Doppelrahm-Kräuterfrischkäse

4 dünne Scheiben Tomate

6 Scheiben Zucchini

1 TL getrocknete Röstzwiebeln

1 Tofu-Bratling

1 EL Olivenöl

Thymian, Salz, weißer Pfeffer

Zubereitung:

Öl in der Pfanne erhitzen und den fertigen Bratling etwa 3 Minuten bei mittlerer Hitze von einer Seite braten, dann wenden. Tomate und Zucchini in Scheiben schneiden. Die Zucchinischeiben zum Bratling legen und 1 Minute von jeder Seite braten. Mit Thymian, Salz und Pfeffer würzen. Bratling und Zucchinischeiben auf Küchenpapier entfetten. Ciabattabrötchen halbieren, die Hälften mit Frischkäse bestreichen und mit den Tomaten- und Zucchinischeiben belegen. Eine Hälfte mit Röstzwiebeln bestreuen und den Bratling darauflegen. Die zweite Hälfte drauflegen und andrücken.

Ab ins Büro: Brötchen morgens zu Hause aufbacken oder frisch beim Bäcker kaufen (hat er kein Ciabattabrötchen, dann Roggen- oder Körnerbrötchen). Den gebratenen Bratling und die anderen Zutaten in Plastikboxen transportieren, alles mittags auf das Brötchen legen.

Tipp 1: Sie können statt des Schnitzels den Veggie-Burger vom Rezept links nehmen. Dann statt vier kleiner zwei größere Burger zubereiten, einen verwenden, den anderen für später gekühlt aufbewahren.

Tipp 2: Bratlinge sind auch für abends geeignet, dann statt Brötchen Tsatsiki, Kräuterquark oder Paprikamus (Ajvar) mit Rohkost (z. B. Paprikasticks, Radieschen- oder Gurkenscheiben) essen.

Express: Brötchen abends komplett zubereiten, fest in Frischhaltefolie wickeln und kühlen. Morgens mit ins Büro nehmen.

🍲 Pfanne, Esslöffel, Pfannenwender, Schneidebrett, kleines Messer, Küchenpapier, Teelöffel, Aufstrichmesser

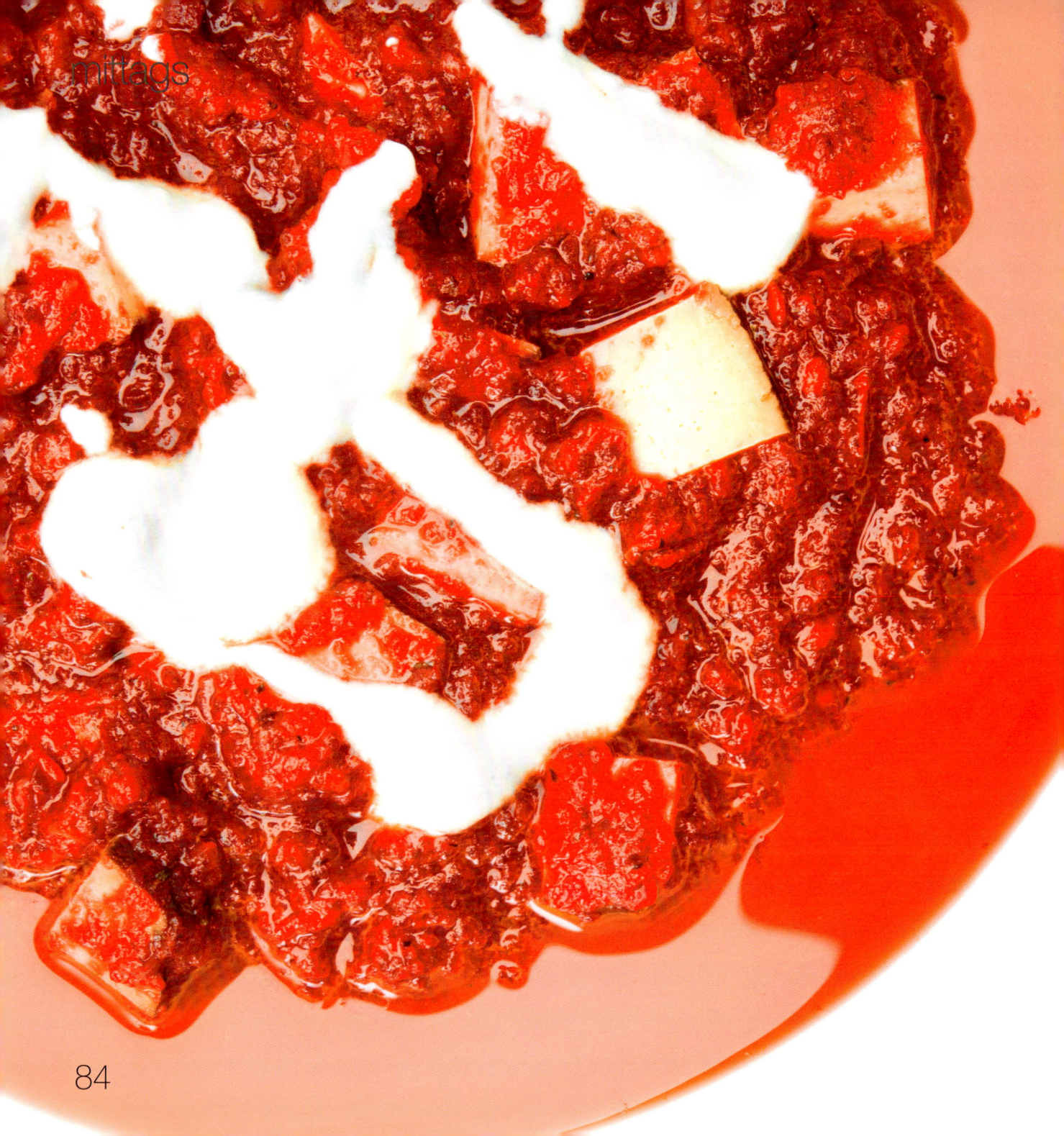

'NE GANZ SCHARFE SACHE
Rote Rübensuppe mit Tofu

🕐 **ca. 12 Minuten**

Zutaten für 1 Person:

2 Rote Bete (gar, vakuumverpackt)

1 mittelgroße Tomate

1 rote Pfefferschote

1 EL Rapsöl

½ TL Thymiangewürz

½ TL Kreuzkümmel

1 TL Gemüsebrühe (Pulver)

½ Trinkglas heißes Wasser (100 ml)

100 g Räucher-Tofu

1 TL saure Sahne

Salz, schwarzer Pfeffer

Zubereitung:

Rote Bete aus der Folie nehmen, in einem Sieb unter kaltem Wasser abduschen. Dann mit den Tomaten grob würfeln. Die Pfefferschote zusammen mit dem Räucher-Tofu in kleine Stücke schneiden. Öl im Topf erhitzen, das Gemüse etwa 2 Minuten kräftig anbraten. Thymian und Kreuzkümmel unterrühren. Wasser und Brühe hinzugeben, weitere 2 Minuten mit geschlossenem Deckel kochen lassen. Mit dem Pürierstab zerkleinern, Räucher-Tofu unterheben, eine weitere Minute kochen lassen. Mit Salz, Pfeffer und saurer Sahne abschmecken.

Ab ins Büro: Die Suppe abends zubereiten, in eine Plastikbox füllen, kühlen. Morgens so transportieren, mittags in der Büro-Mikrowelle aufwärmen.

Tipp 1: Beim Zubereiten der Roten Bete tragen Sie am besten Gummi-Handschuhe, weil die Hände sich sonst unschön rot verfärben können.

Tipp 2: Sie können statt Rote Bete auch mehr Tomaten nehmen, oder sich für Karotten oder Paprika entscheiden.

Tipp 3: Wer kein Tofu mag, der kann auch Hackfleischklößchen oder klein geschnittene Rostbratwürstchen verwenden.

Tipp 4: Von der Suppe können Sie größere Mengen kochen und sie portionsweise bis zu acht Wochen einfrieren.

🍴 Sieb, Schneidebrett, großes und kleines Messer, Esslöffel, Kochtopf mit Deckel, Rührlöffel, Glas, Pürierstab, Teelöffel

Portion: Kalorien (kcal) 356 | Proteine (g) 30 | Kohlenhydrate (g) 25 | Fett (g) 14

SO'N SCHMAND
Fruchtiger Käse-Selleriesalat

🕐 **ca. 8 Minuten**

Zutaten für 1 Person:

100 g Emmentaler am Stück

2 Stangen Staudensellerie

½ Orange

½ Apfel

2 EL Schmand

2 TL frischer oder Tiefkühl-Schnittlauch

Salz, schw. Pfeffer, Kreuzkümmel, Currypulver

Zubereitung:

Obst und Gemüse waschen. Sellerie in dünne Scheiben schneiden. Orange schälen und entkernen, mit dem Apfel klein würfeln. In einer Schüssel mit Schmand, Gewürzen und Kräutern vermengen. Käse in Würfel schneiden und unter den Salat heben.

Ab ins Büro: Käse in Frischhaltefolie, Salat in einer Plastikbox transportieren, im Büro kühl lagern, mittags mischen.

Tipp 1: Orange durch Mandarinen, Clementinen oder Pampelmuse austauschen.

Bei dem Käse können Sie auch Edamer, Limburger oder Romadur nehmen.

Tipp 2: Bei einer starken **Laktoseintoleranz** ein Essig-Öl-Salatdressing nehmen.

Express: Fertig geschnittene Käsewürfel im Supermarkt kaufen.

🍴 Küchenpapier, Schneidebrett, großes Messer, Schüssel, Esslöffel, Teelöffel

Portion: Kalorien (kcal) 548 | Proteine (g) 30 | Kohlenhydrate (g) 22 | Fett (g) 36

85

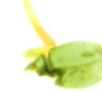

SCHMECKT AUCH OHNE FLEISCH
Spaghetti mit vegetarischer Bolognese

🕐 **ca. 10 Minuten**

Zutaten für 1 Person:

50 g (10 EL) Soja-Schnetzel (Reformhaus)

1 Tasse warmes Wasser

2 mittelgroße Tomaten

¼ Stück Aubergine

1 kleine Zwiebel

1 EL Olivenöl

1 TL Paprikapulver rosenscharf

1 TL Oreganogewürz

1 TL Thymiangewürz

½ TL Currypulver

1 TL Gemüsebrühe (Pulver)

200 ml passierte Tomaten

1 TL geriebener Parmesan

80 g Vollkornspaghetti

Salz, schwarzer Pfeffer

Zubereitung:

Soja-Schnetzel in warmem Wasser 8 Minuten quellen lassen. Tomaten und Aubergine waschen, in kleine Würfel schneiden. Zwiebel schälen, fein würfeln. Öl im Topf erhitzen und die Soja-Schnetzel 1 Minute kräftig anbraten. Gemüse hinzugeben, weitere 3 Minuten braten, gelegentlich rühren. Paprikapulver, Oregano, Thymian und Currypulver hinzugeben, eine ½ Minute mitbraten. Mit passierten Tomaten und Brühe auffüllen, etwa 2 Minuten kochen, und würzen. Spaghetti kochen, Sauce drübergeben, mit Parmesan garnieren.

Ab ins Büro: Die vorgekochten Spaghetti mit der Bolognese in eine Plastikbox füllen. Mittags in der Mikrowelle erwärmen, mit dem Parmesan bestreuen.

Tipp 1: Statt Soja-Schnetzel alternativ zum Schluss klein gewürfelten Räucher-Tofu zur Sauce geben. Tomaten und Aubergine durch frische Paprika, Broccoli, Porree, Möhren oder Zucchini ersetzen.
Tipp 2: Statt Vollkornspaghetti mal Eiweißnudeln (siehe unten) ausprobieren.
Express: Von der Bolognese größere Mengen vorkochen, bis zu 8 Wochen einfrieren. Die Sauce dann aber vorher 5 Minuten bei größerer Hitze kochen lassen.

Schüssel, Kaffeetasse, Schneidebrett, großes und kleines Messer, Küchenpapier, 2 Töpfe, Rührlöffel, Esslöffel, Teelöffel

Portion: Kalorien (kcal) 539 | Proteine (g) 38 | Kohlenhydrate (g) 46 | Fett (g) 21

PASTA MIT PROTEIN-PLUS
Selbstgemachte Eiweiß-Nudeln

🕐 **ca. 10 Minuten**

Zutaten für 1 Person:

6 EL Koch- & Backeiweiß (z. B. von Hanuko)

3 EL Weizenvollkornmehl Type 1050

½ TL Salz

½ TL Muskat

1 Ei

½ Tasse warmes Wasser

Zubereitung:

Backeiweiß mit Mehl, Salz und Muskat verrühren. Ei und Wasser hinzugeben, mit den Händen zum festen Teig verkneten. Den auf bemehlter Arbeitsfläche mit einem Nudelholz sehr dünn ausrollen. Mit einem Messer ½ cm schmale, 5 cm lange Nudeln schneiden. Salzwasser zum Kochen bringen, Nudeln etwa 3 Minuten weich kochen, abschrecken.

Ab ins Büro: Die Nudeln können in einer Plastikbox transportiert, zu Sauce oder Pesto in der Mikrowelle erhitzt werden.

Tipp 1: Ist der Teig zu trocken, einfach 2 bis 4 Esslöffel Wasser unter den Teig kneten.
Tipp 2: Die Nudeln können mit Majoran, Oregano und Currypulver gewürzt werden.
Tipp 3: Ruhig mehr Nudeln zubereiten und die 3 Tage bei Zimmertemperatur gut trocknen. Dann halten sie in Tüten 4 Wochen.

Schüssel, Esslöffel, Tasse, Teelöffel, Nudelholz, Kochtopf, Rührlöffel, Sieb

Portion: Kalorien (kcal) 180 | Proteine (g) 30 | Kohlenhydrate (g) 7 | Fett (g) 3

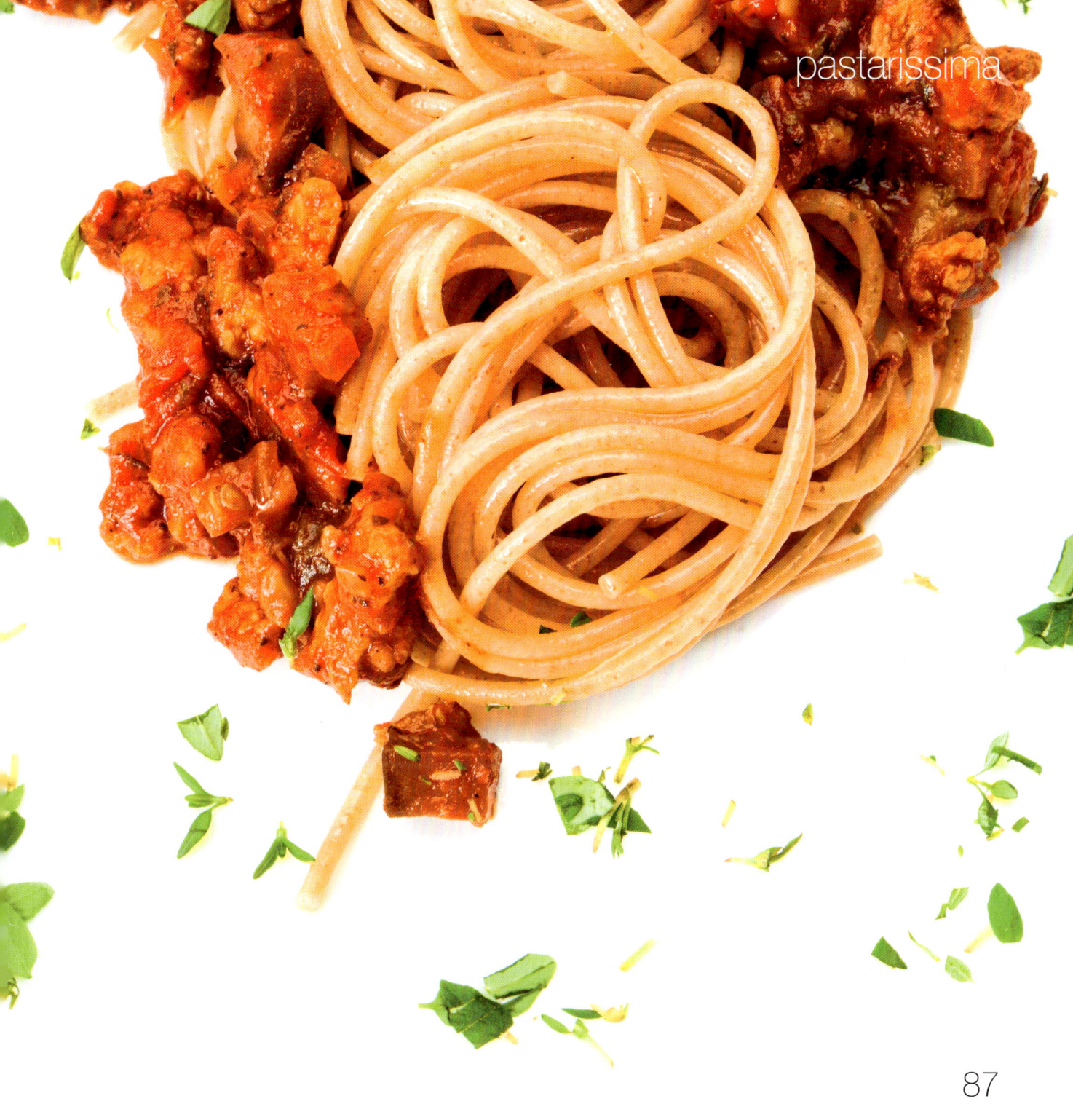

pastarissima

87

ETWAS MEER GEROLLT
ETWAS MEER GEROLLT
Wrap mit Räucherlachs

🕐 **ca. 8 Minuten**

Zutaten für 1 Person:

1 fertiger Wrap (ca. 70 g)
1 Handvoll fertige Salatmischung (Tüte)
4 Tomatenscheiben
6 Gurkenscheiben
2 EL Remouladensauce (Tube)
1 EL saure Sahne
2 TL Tiefkühl-Dill
2 Scheiben Räucherlachs (à 40 g)
Salz, Pfeffer, Paprikapulver rosenscharf

Zubereitung:

Den Wrap auf einen Teller legen. Die Salatmischung in eine Schüssel füllen, die Remouladensauce und die saure Sahne darüber geben und alles vorsichtig miteinander vermengen. Die Gemüsescheiben halbieren und zusammen mit dem Dill unter den fertigen Salat heben. Danach die Salat-Gemüse-Mischung mit einem Esslöffel gleichmäßig auf dem Wrap verteilen. Die beiden Räucherlachsscheiben darüber legen. Den Wrap vorsichtig einrollen und in der Mitte schräg durchscheiden.

Ab ins Büro: Tomaten- und Gurkenscheiben, Räucherlachs und Dill in Frischhaltefolie einwickeln. Die anderen Zutaten verpackt mit ins Büro nehmen.

Tipp 1: Vegetarier nehmen statt Räucherlachs Käsescheiben wie Edamer, Esrom oder zerbröselten Feta.

Tipp 2: Personen mit einer **Laktoseintoleranz** verwenden einfach etwas mehr von der Remouladensauce oder probieren Fertigsaucen wie Aioli oder Pesto. Sie können den Wrap auch mit Paprikamus (Ajvar) oder Tsatsiki bestreichen.

🧺 Teller, Schüssel, Esslöffel, Messer, Schneidebrett, Teelöffel

Portion: Kalorien (kcal) 464 | Proteine (g) 23 | Kohlenhydrate (g) 29 | Fett (g) 27

SOMMERLICHER FITMACHER
Kohlrabi-Shrimps-Pfanne

🕐 **ca. 8 Minuten**

Zutaten für 1 Person:

3 mittelgroße Kohlrabis
1 EL Olivenöl
1 Trinkglas heißes Wasser
1 TL Gemüsebrühe (Pulver)
125 g Tiefkühl-Shrimps
2 TL Tiefkühl-Dill
½ Zitrone
Salz, schwarzer Pfeffer

Zubereitung:

Die Kohlrabis schälen, waschen und klein würfeln. Öl im Topf erhitzen, Würfel etwa 3 Minuten bei größerer Hitze braten, gelegentlich rühren. Dann mit heißem Wasser, Gemüsebrühe und den Shrimps auffüllen, etwa 2 Minuten mit geschlossenem Deckel kochen. Dill und Saft einer halben Zitrone hineinrühren. Mit Gewürzen abschmecken.

Ab ins Büro: Die fertig zubereitete Kohlrabi-Shrimps-Pfanne in einer Plastikbox transportieren, im Büro in der Mikrowelle aufwärmen.

Tipp 1: Statt der Shrimps passen auch Calamares oder Krebsfleisch.

Tipp 2: Das Gemüse hält eine Woche im Kühlschrank und kann zur Abwechslung mit Schweinerücken variiert werden.

Tipp 3: Vegetarier können auf Champignons oder Austernpilze zurückgreifen.

🧺 Küchenpapier, Schneidebrett, großes und kleines Messer, Esslöffel, Kochtopf mit Deckel, Rührlöffel, Trinkglas, Teelöffel

Portion: Kalorien (kcal) 527 | Proteine (g) 39 | Kohlenhydrate (g) 24 | Fett (g) 29

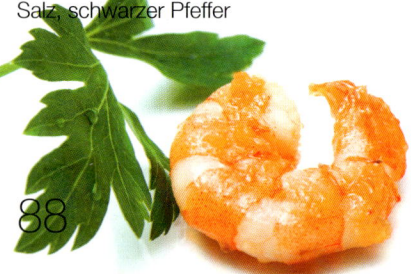

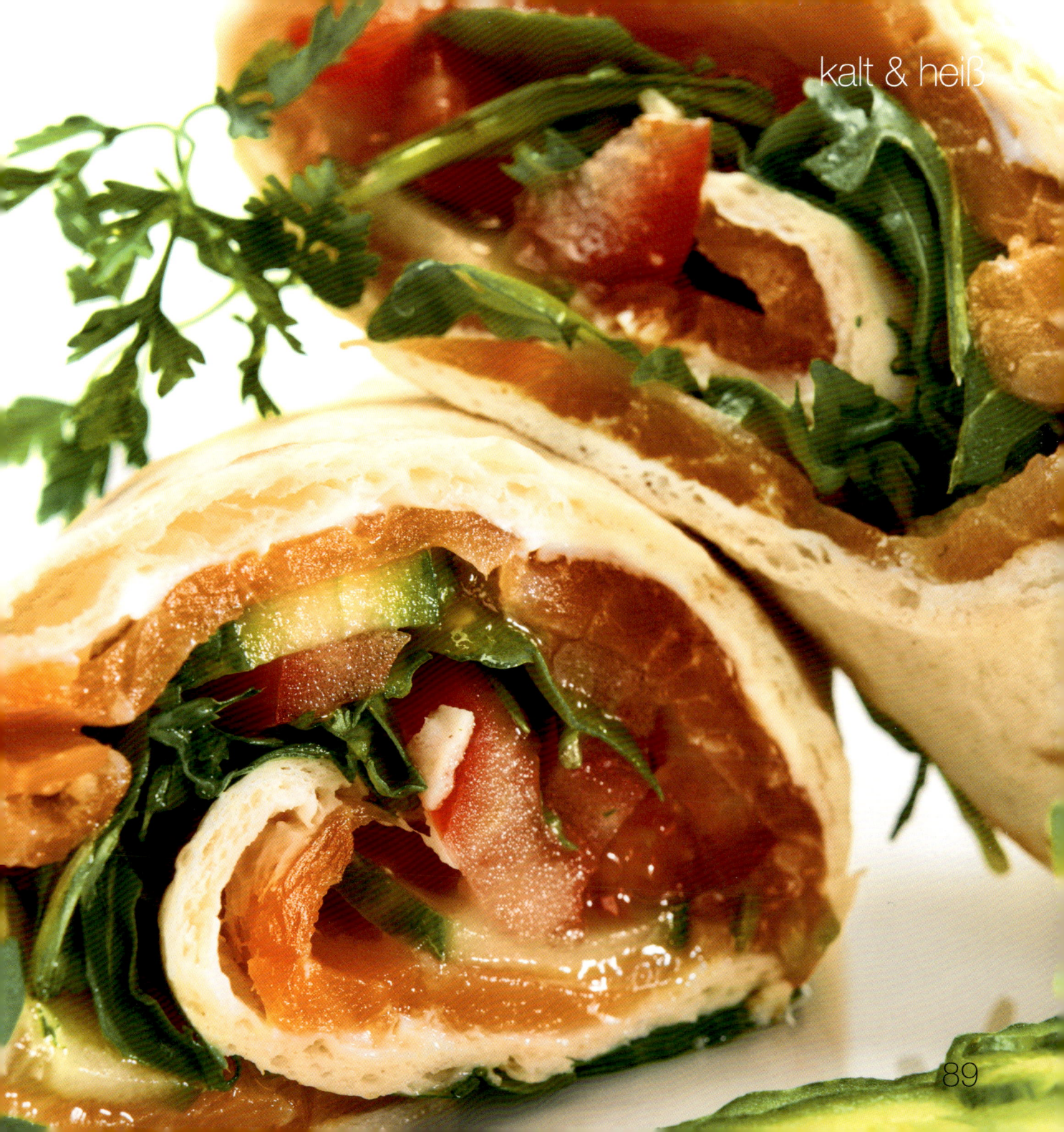

Portion: Kalorien (kcal) 434 | Proteine (g) 40 |
Kohlenhydrate (g) 9 | Fett (g) 25

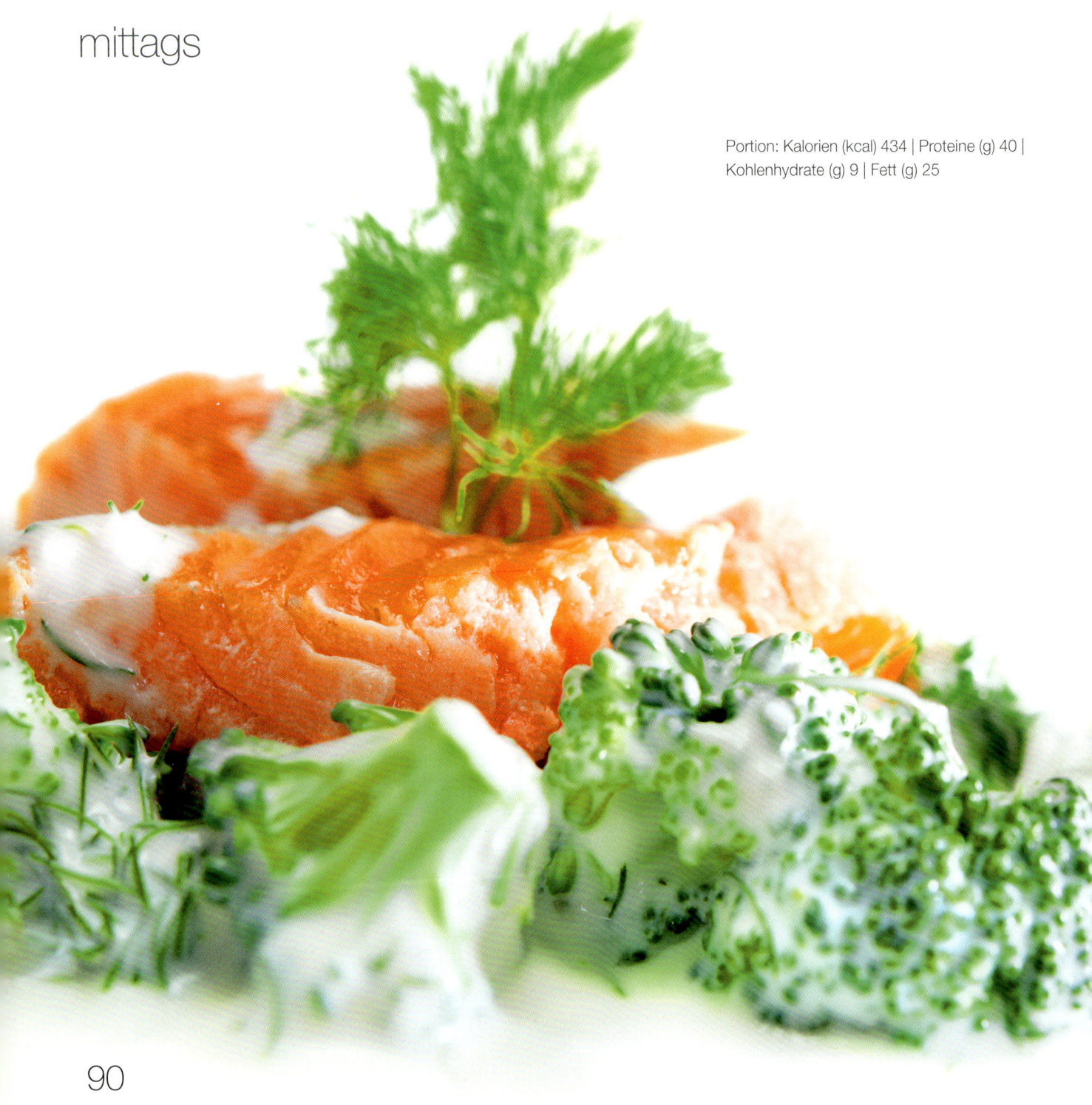

JETZT WIRD IM BÜRO GEKOCHT

Broccoligemüse mit Lachshäppchen

🕐 **ca. 10 Minuten**

Zutaten für 1 Person:

250 g Tiefkühl-Broccoli

150 g frisches oder Tiefkühl-Lachsfilet

1 ½ TL Gemüsebrühe (Pulver)

1 ½ Trinkgläser heißes Wasser (300 ml)

2 EL Schmand

2 TL Tiefkühl-Dill

½ Zitrone

Salz, weißer Pfeffer

Zubereitung:

Dieses Gericht am besten gleich frisch im Büro zubereiten: Dazu Broccoli, Lachsfilet und Gemüsebrühe in eine Plastikbox geben. Schmand und Dill zusammen in einem kleinen Gefäß, die Zitronenhälfte in Frischhaltefolie transportieren. Mittags in die Plastikbox mit Broccoli und Lachs heißes Wasser zufügen und in der Mikrowelle mit aufgesetztem Deckel etwa 10 Minuten bei 600 Watt garen. Dann die Brühe abschütten und das Lachsfilet herausnehmen. Die Broccoliröschen in der Box mit dem Dill-Schmand verrühren. Mit Salz, Pfeffer und etwas Zitronensaft abschmecken. Das Gemüse auf einen Teller geben, Lachsfilet in Häppchen schneiden und darüber verteilen.

Tipp 1: Eine flache Plastikbox wählen, damit der Inhalt gut mit Brühe bedeckt werden kann und schnell gart.

Tipp 2: Statt Broccoli gerne auch anderes Tiefkühl-Gemüse (z.B. Blattspinat, Grünkohl, Mangold, Spargel, Erbsen-Möhrengemüse, Porree) wählen.
Lachs kann durch Pangasius ersetzt werden.

Tipp 3: Vegetarier nehmen vegetarische Fleischklößchen oder Backerbsen.

🧰 Plastikbox, Esslöffel, Teelöffel, Trinkglas, kl. verschließbares Glas, Frischhaltefolie, Schneidebrett, kleines Messer

---

WÜRZIG DANK BLAUSCHIMMEL

Garantiert grätenfrei

Pangasius auf Gorgonzola-Zucchini

🕐 **ca. 10 Minuten plus Backzeit**

Zutaten für 1 Person:

2 Tiefkühl-Pangasiusfilets (à 110 g)

½ Zitrone

1 große Zucchini

2 TL Olivenöl

2 Scheiben (à 30 g) Gorgonzola oder Blauschimmelkäse

2 EL Frischkäse (< 10 % Fett i. Tr.)

½ Trinkglas heißes Wasser

1 TL Gemüsebrühe (Pulver)

½ TL Thymian

Salz, weißer Pfeffer

Zubereitung:

Am Abend die Pangasiusfilets in der Mikrowelle auftauen, in mundgerechte Stücke schneiden und mit dem Zitronensaft beträufeln. Zucchini waschen, Enden entfernen, klein würfeln. Einen Teelöffel Olivenöl erhitzen, den Fisch etwa 2 Minuten von jeder Seite braten, aus der Pfanne nehmen, würzen. In derselben Pfanne das restliche Öl erhitzen, Zucchini etwa 2 Minuten braten. Gorgonzola, Frischkäse und Wasser hinzugeben, 2 Minuten bei größerer Hitze kochen. Mit Brühe und Thymian würzen.

Ab ins Büro: Gemüse in eine Plastikbox abfüllen, abkühlen, den Fisch darüber geben. Mittags in der Mikrowelle erwärmen.

Tipp: Als Beilage 100 g gekochte Vollkornnudeln oder Eiweiß-Nudeln (S. 86).

🧰 Teller, Schneidebrett, gr. Messer, Saftpresse, Küchenpapier, Teelöffel, Pfanne, Pfannenwender, Rührlöffel, Esslöffel, Glas

Portion: Kalorien (kcal) 434 | Proteine (g) 43 | Kohlenhydrate (g) 8 | Fett (g) 32

mittags

Hähnchenbrust auf Chinakohlsalat

🕐 **ca. 10 Minuten**

Zutaten für 1 Person:

¼ Kopf vom Chinakohl

2 EL Dickmilch (3,5 %)

2 TL Tiefkühl-Schnittlauch

½ kleine Dose Mandarinen

½ kleine Zitrone

4 dicke Scheiben (à 30 g) geräucherte Hähnchen- oder Putenbrust

Salz, schwarzer Pfeffer

Zubereitung:

Chinakohl klein schneiden. In einem Sieb kurz unter kaltem Wasser waschen, kräftig trocken schütteln. In einer Schüssel Dickmilch und Schnittlauch verrühren. 2 Esslöffel Mandarinen und den Chinakohl dazugeben. Dann die Zitrone mit der Hand über dem Salat auspressen. Den Salat kräftig würzen und die vier Scheiben Hähnchenbrust darauf garnieren.

Ab ins Büro: Den mit Dickmilch und Schnittlauch angemachten Kohl in einer Plastikbox transportieren, die restlichen Zutaten in ihrer Verpackung mitnehmen.

Tipp 1: Statt Dosen-Mandarinen passen frische Mandarinen oder Orangen, aber auch Äpfel, Mango und Kakipflaume.

Tipp 2: Sie können auch den ganzen Chinakohl waschen, trocknen und die Blätter mit einem feuchten Tuch bedeckt in einer Schüssel lagern. Gekühlt bleiben sie ein paar Tage frisch – als Salat oder Beilage.

Tipp 3: Vegetarier nehmen Erdnüsse, Walnüsse, Soja-, Kürbis- oder Pinienkerne.

Tipp 4: Bei **Laktoseintoleranz** sollten Sie auf fettreichen Frischkäse zurückgreifen, weil der in der Regel auf 1 Esslöffel weniger als 1 g Milchzucker enthält.

🧺 Schneidebrett, kleines und großes Messer, Sieb, Schüssel, Esslöffel, Teelöffel, Dosenöffner

Portion: Kalorien (kcal) 347 | Proteine (g) 36 | Kohlenhydrate (g) 10 | Fett (g) 17

Bohnen-Tomaten-Pesto mit Mozzarella

🕐 **ca. 12 Minuten**

Zutaten für 1 Person:

1 Handvoll Rucola (30 g)

½ kleine Dose Kidneybohnen (125 g)

3 mittelgroße Tomaten

1 Kugel Mozzarella (45 % Fett i. Tr.)

1 EL fertiges Pesto im Glas

Salz, schwarzer Pfeffer, Oreganogewürz

Zubereitung:

Rucola waschen und zur Reduzierung der Bitterstoffe 4 Minuten im kalten Wasser schwimmen lassen. Dann auf Küchenpapier trocknen. Kidneybohnen in einem Sieb kurz kalt abbrausen. Tomaten waschen und mit dem Mozzarella klein würfeln. Rucola klein schneiden oder rupfen. Das Ganze mit den Kidneybohnen und der fertigen Pestosauce verrühren und würzen.

Ab ins Büro: Rucola im Küchenpapier, Bohnen und Tomaten in einer Plastikbox, den Rest in der Verpackung ins Büro transportieren.

Tipp 1: Kein Pesto im Haus? Tiefkühl-Kräuter wie Petersilie, Schnittlauch, Dill und Basilikum mit 1 EL Walnussöl und Parmesan mischen.

Tipp 2: Die Tomaten können durch Staudensellerie ersetzt werden. Statt Mozzarella eine leckere Schafskäse-Creme zubereiten: 100 g Schafskäse mit einer Gabel zerdrücken, mit 100 g saurer Sahne mischen.

🧺 Schüssel, Küchenpapier, Sieb, Schneidebrett, großes Messer, Esslöffel

Portion: Kalorien (kcal) 492 | Proteine (g) 34 | Kohlenhydrate (g) 18 | Fett (g) 30

MACHT MÜDE MÄNNER MUNTER *Schmeckt auch abends*

Kalte Roastbeef-Rouladen mit Hüttenkäse

⏱ ca. 8 Minuten

Zutaten für 1 Person:

6 dünne Scheiben Roastbeef

1 Becher Hüttenkäse (4 %)

1 EL Senf mittelscharf

2 TL Tiefkühl-Schnittlauch

3 kleine Gewürzgurken (Cornichons)

Salz, schw. Pfeffer, Paprikapulver rosenscharf

Zubereitung:

Den Hüttenkäse mit Senf und Schnittlauch verrühren. Die Gewürzgurken längs halbieren.

Die Roastbeefscheiben mit Hüttenkäse bestreichen, je eine Gurkenhälfte darin einrollen.

Ab ins Büro: Roastbeef und Hüttenkäse in ihrer Verpackung transportieren, Schnittlauch in Frischhaltefolie einwickeln, Gurken in ein Gefäß abfüllen.

Tipp 1: Wer mittags Lust auf Brot hat, der kann Eiweißbrot (Bäcker) mit Hüttenkäse bestreichen. Das Roastbeef darauf legen.

Tipp 2: Statt Roastbeef-Aufschnitt verwenden Sie Hähnchenbrust, Geflügelmortadella, Corned Beef oder Nussschinken. Sie können in die Roastbeefscheiben auch Spargel oder Maiskölbchen rollen.

Tipp 3: Bei einer **Laktoseintoleranz** laktosefreien Frischkäse, Mayonnaise oder Remouladensauce nehmen.

🍴 Frischhaltefolie, kleines Glas mit verschließbarem Deckel, Esslöffel, Teelöffel, Schneidebrett, kleines Messer

Portion: Kalorien (kcal) 421 | Proteine (g) 64 | Kohlenhydrate (g) 7 | Fett (g) 14

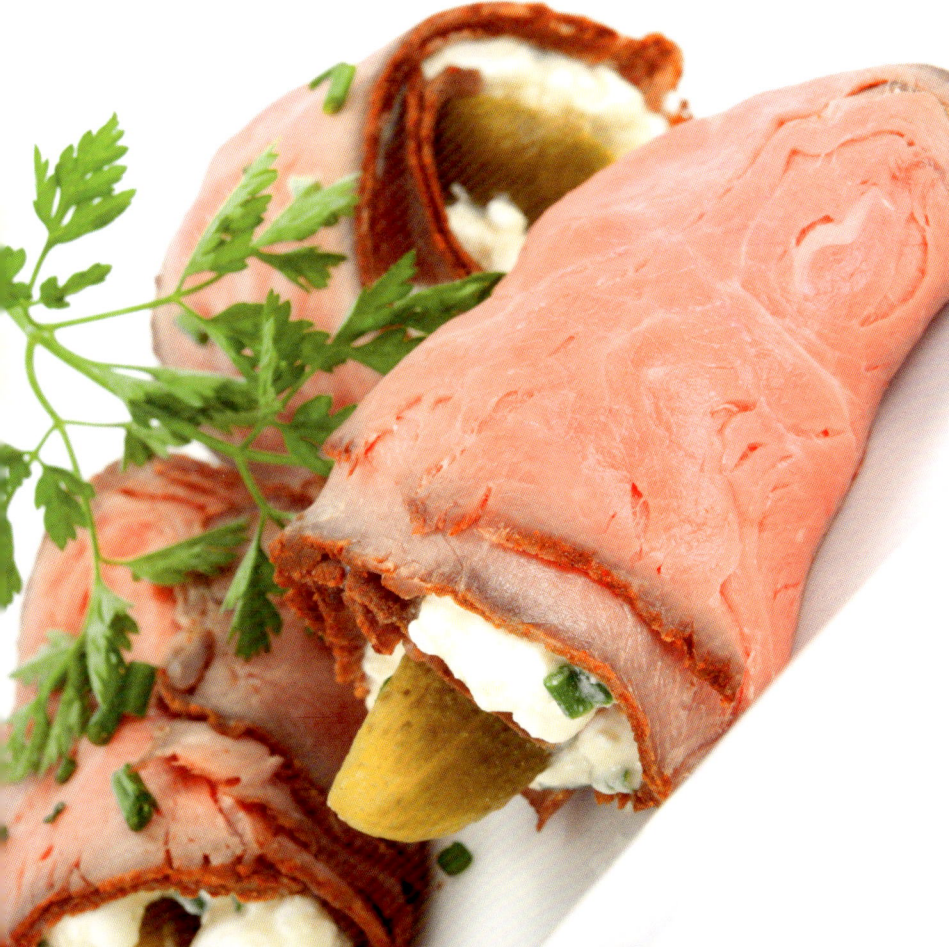

FEINER SONNTAGSBRATEN-ERSATZ
Kohlrabi mit Kalbsrahmschnitzel

⏱ ca. 15 Minuten

Zutaten für 1 Portion:

2 kleine Kalbsschnitzel (à 60 g)

1 EL Olivenöl

2 mittelgroße Kohlrabis

1 EL Doppelrahm-Kräuterfrischkäse

1 TL Gemüsebrühe (Pulver)

1 Trinkglas heißes Wasser

½ Zitrone

Salz, weißer Pfeffer

Zubereitung:

Kohlrabis schälen, waschen und klein würfeln. Öl in der Pfanne erhitzen. Kalbsschnitzel von beiden Seiten je 1 Minute bei größerer Hitze braten, aus der Pfanne nehmen. Kohlrabi in derselben Pfanne 2 Minuten braten, dabei öfter mal rühren. Mit Frischkäse, Brühe und dem Wasser auffüllen. Kohlrabigemüse zum Kochen bringen, würzen und die Kalbsschnitzel hinzugeben. Alles mit geschlossenem Deckel bei mittlerer Hitze etwa 3 Minuten kochen lassen. Mit dem Zitronensaft abschmecken.

Ab ins Büro: Das Gericht abkühlen lassen, in eine Plastikbox füllen und kühlen. Morgens mit ins Büro nehmen, dort mittags in der Mikrowelle aufwärmen.

Tipp 1: Gibts im Supermarkt keine Kalbsschnitzel, Schweine-Minutensteaks kaufen.
Tipp 2: Wer Lust auf Fisch hat, kann Lachs, Pangasius oder Zander wählen, sollte den aber mit Spinat oder Broccoli kombinieren.

Tipp 3: Vegetarier nehmen Gemüse-Bratlinge. Lecker: kurz vor dem Servieren zerbröselten Pumpernickel und frisch geriebenen Schafskäse oder Parmesan darüber geben.
Tipp 4: Bei starker **Laktoseintoleranz** den Frischkäse weglassen, Brühe mit Guarkernmehl binden. Rahmig wird's mit Sojamilch.

🍳 Schneidebrett, großes und kleines Messer, Küchenpapier, Pfanne mit Deckel, Pfannenwender, Esslöffel, Teelöffel, Rührlöffel, Trinkglas, Saftpresse

Portion: Kalorien (kcal) 529 | Proteine (g) 37 | Kohlenhydrate (g) 24 | Fett (g) 30

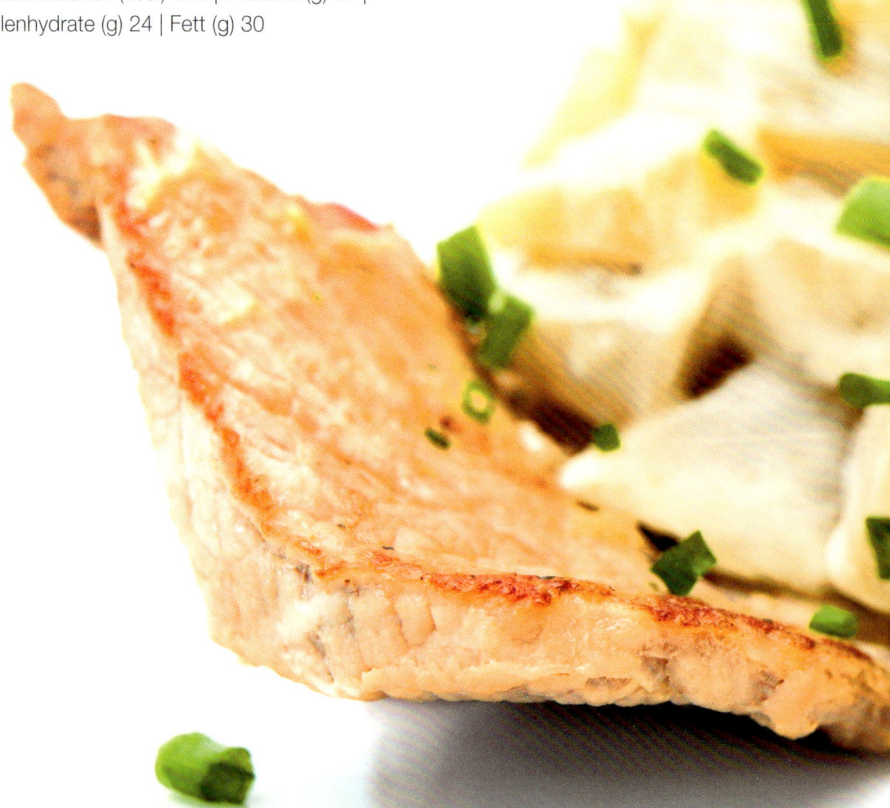

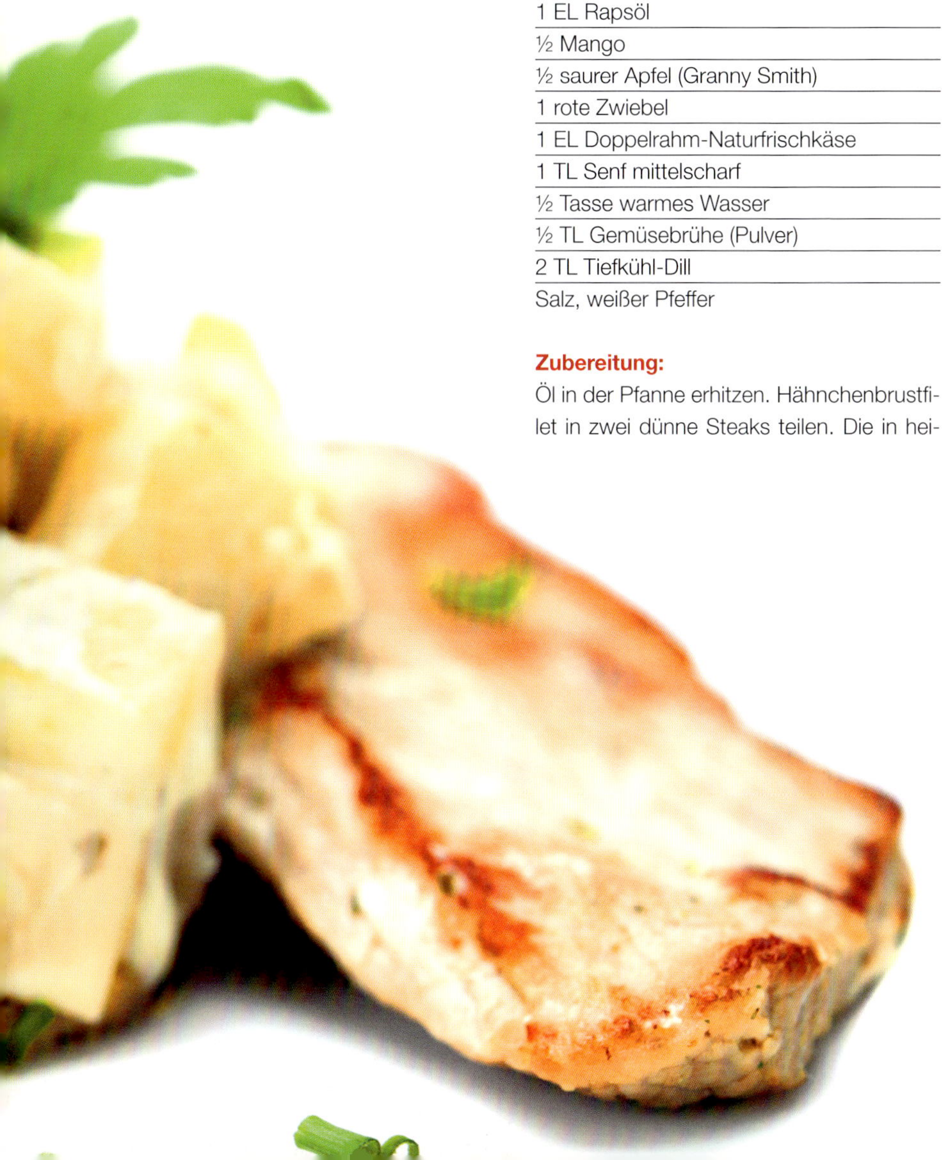

SÜSS-SCHARFE-KOALITION
Huhn in fruchtiger Senfsauce

🕐 **ca. 12 Minuten**

Zutaten für 1 Portion:

1 Hähnchenbrustfilet à 150 g
1 EL Rapsöl
½ Mango
½ saurer Apfel (Granny Smith)
1 rote Zwiebel
1 EL Doppelrahm-Naturfrischkäse
1 TL Senf mittelscharf
½ Tasse warmes Wasser
½ TL Gemüsebrühe (Pulver)
2 TL Tiefkühl-Dill
Salz, weißer Pfeffer

Zubereitung:

Öl in der Pfanne erhitzen. Hähnchenbrustfilet in zwei dünne Steaks teilen. Die in heißem Öl von jeder Seite etwa 3 Minuten bei mittlerer Hitze braten. Obst waschen. Mango schälen, Fruchtfleisch vom Stein trennen und würfeln. Apfel halbieren, entkernen, in grobe Stücke teilen. Zwiebel schälen, halbieren, in dünne Scheiben schneiden. Obst und Zwiebel in die Hähnchenpfanne geben und etwa 2 Minuten mitbraten. Frischkäse und Senf unterrühren, mit Wasser auffüllen. Zum Kochen bringen, mit Brühe, Dill und Gewürzen abschmecken, noch 2 Minuten kochen.

Ab ins Büro: Am besten am Abend vorher zubereiten, kühlen und morgens in einer Plastikbox ins Büro transportieren. Dort in der Mikrowelle aufwärmen.

Tipp 1: Zur fruchtigen Senfsauce passt auch gebratener Fisch wie Lachs, Rotbarsch, Kabeljau, Scholle oder Zander.
Tipp 3: Vegetarier nehmen Grünkern-Bratlinge oder gebratenen Käse.
Tipp 4: Bei leichter **Laktoseintoleranz** fettreichen Frischkäse (> 30 % Fett) wählen.
Express: Zuckerfreier Tiefkühl-Fruchtsalat oder Apfelkompott statt Obstschnippelei.

 Esslöffel, Pfanne, Schneidebrett, großes und kleines Messer, Küchenpapier, Pfannenwender, Schüssel, Tasse, Teelöffel

Portion: Kalorien (kcal) 492 | Proteine (g) 41 | Kohlenhydrate (g) 27 | Fett (g) 23

MIXED PICKLES-EINLAGE
Pikante Wurstsuppe

🕐 **ca. 13 Minuten plus Backzeit**

Zutaten für 1 Person:

3 Scheiben gekochter Schinken	
3 Scheiben Salami	
1 EL Schinkenwürfel	
1 kleine Zwiebel	
150 g Mixed Pickles	
1 EL Rapsöl	
1 TL Tomatenmark	
½ TL Majorangewürz	
½ TL Paprikapulver edelsüß	
1 Trinkglas heißes Wasser	
1 TL Fleischbrühe (Pulver)	
2 TL Schmand	
Salz, schwarzer Pfeffer, Piment gemahlen	

Zubereitung:

Kochschinken und Salami in feine Streifen schneiden. Mixed Pickles im Sieb abtropfen. Zwiebel schälen, vierteln und in dünne Scheiben schneiden. Mixed Pickles eventuell klein schneiden. Öl im Topf erhitzen. Beide Schinkensorten mit Salami und Zwiebel 1 Minute kräftig anbraten, gelegentlich rühren. Tomatenmark, Majoran und Paprikagewürz hinzugeben, 1 weitere Minute braten. Mixed Pickles, Wasser und Brühe hinzufügen, 2 Minuten kochen. Würzen und Schmand draufgeben.

Ab ins Büro: Abends zubereiten, kühlen, morgens in einer Plastikdose transportieren. In der Mikrowelle aufwärmen.

Tipp 1: Eine Mixed Pickles-Sorte mit viel Gemüse wählen.
Tipp 2: Bei großem Hunger zur Wurstsuppe ein Low-Carb-Brötchen (S. 63) essen.
Tipp 3: Die Suppe hält eine Woche im Kühlschrank, eingefroren 6 Monate.

Tipp 5: Vegetarier nehmen Backerbsen, streuen Parmesan über die Suppe.

🧺 Schneidebrett, kleines und großes Messer, Sieb, Kochtopf, Esslöffel, Rührlöffel, Teelöffel, Trinkglas

Portion: Kalorien (kcal) 418 | Proteine (g) 34 | Kohlenhydrate (g) 11 | Fett (g) 25

PARMESANIG
Linsen-Ragout

🕐 **ca. 10 Minuten**

Zutaten für 1 Person:

150 g rote Linsen	
½ rote Paprika	
½ gelbe Paprika	
1 Stange Lauchzwiebel	
1 EL Rapsöl	
6 kleine Rostbratwürstchen	
300 ml passierte Tomaten	
1 TL Gemüsebrühe (Pulver)	
2 EL geriebener Parmesan	
Salz, schw. Pfeffer, Majoran, Kreuzkümmel	

Zubereitung:

Linsen in einem Sieb kurz kalt abspülen, in kochendes Wasser geben und mit geschlossenem Deckel 8 Minuten bei mittlerer Hitze weich kochen. Gemüse waschen. Paprika würfeln, Lauchzwiebel in dünne Röllchen schnippeln. Rostbratwürstchen in fingerdicke Scheiben schneiden, im zweiten Topf in Öl etwa 2 Minuten knusprig braten. Paprika hinzugeben und 1 weitere Minute braten. Linsen und Lauchzwiebel mit den passierten Tomaten zufügen und alles weitere 2 Minuten kochen. Brühe unterrühren, mit Gewürzen und Parmesan abschmecken.

Ab ins Büro: Das Ragout abends zubereiten, abkühlen lassen, in eine Plastikbox abfüllen und kühlen. Im Büro in der Mikrowelle erwärmen, Parmesan erst dann darüber streuen.

Tipp: Vegetarier nehmen statt Rostbratwürstchen gewürfelten Grillkäse.
Express: Gekochte Linsen oder weiße Bohnen aus der Dose verwenden.

🧺 Sieb, 2 Töpfe (einer mit Deckel), Rührlöffel, Schneidebrett, kl. und gr. Messer, Küchenpapier, Esslöffel, Teelöffel

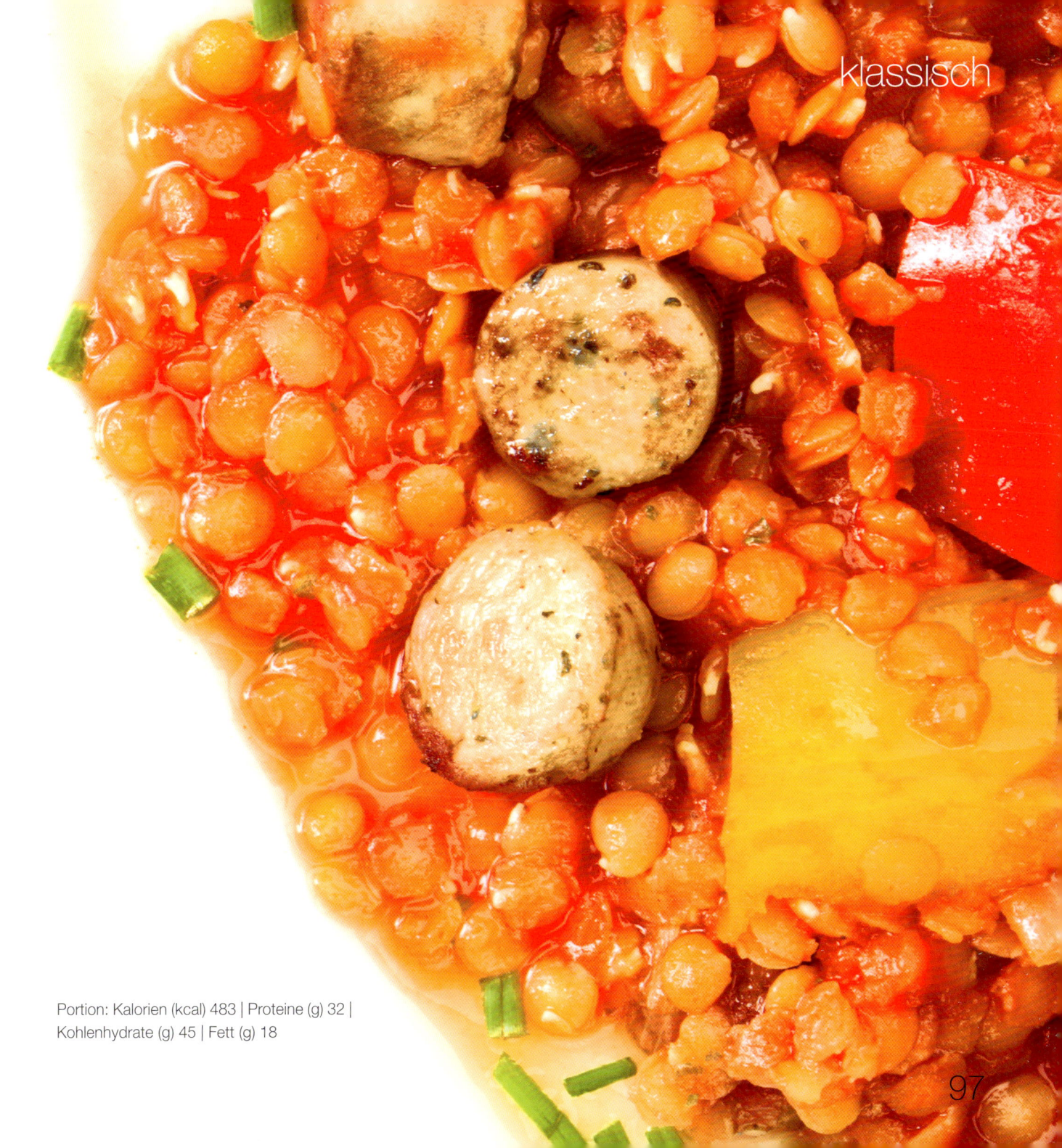

Portion: Kalorien (kcal) 483 | Proteine (g) 32 |
Kohlenhydrate (g) 45 | Fett (g) 18

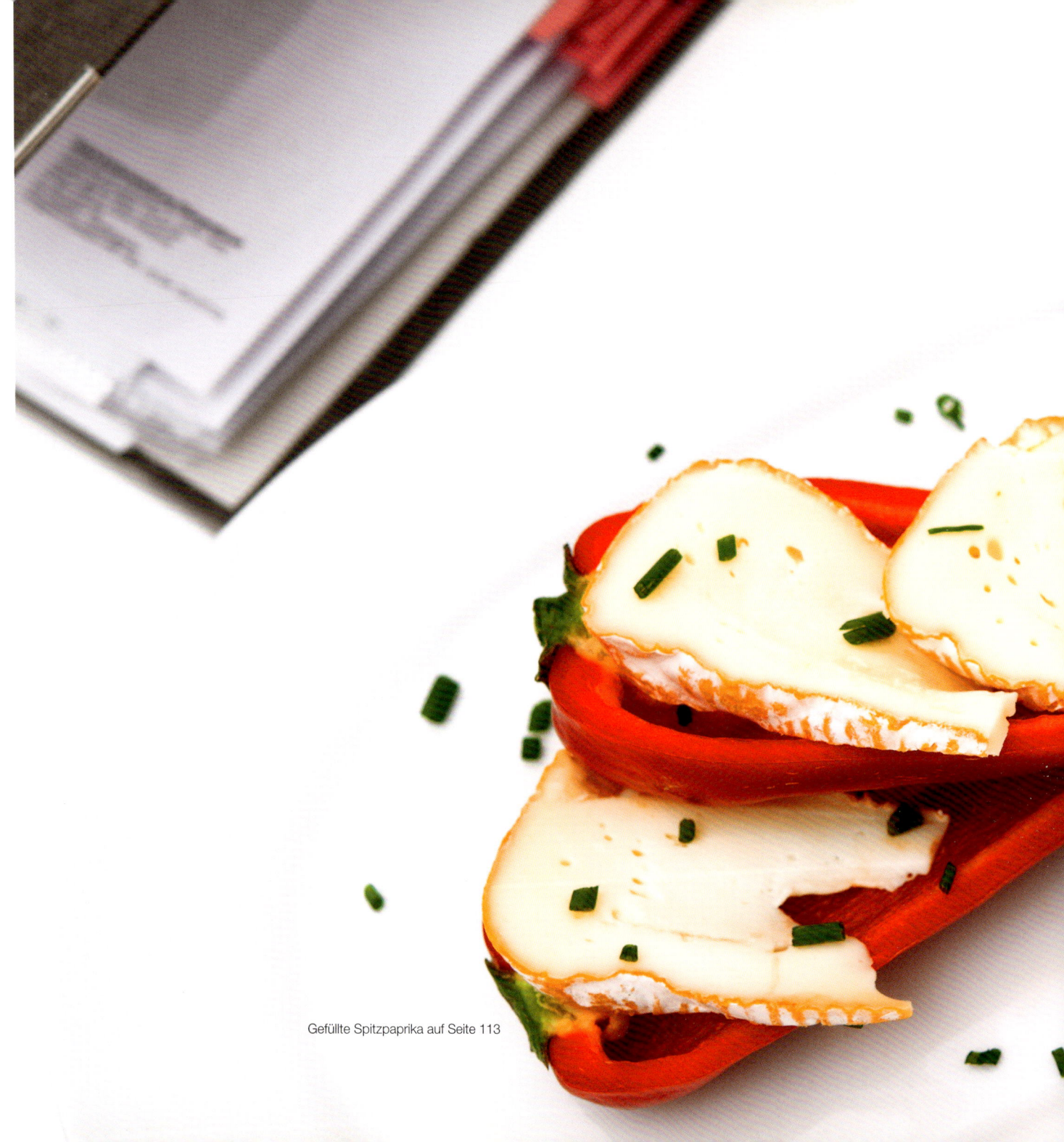

Gefüllte Spitzpaprika auf Seite 113

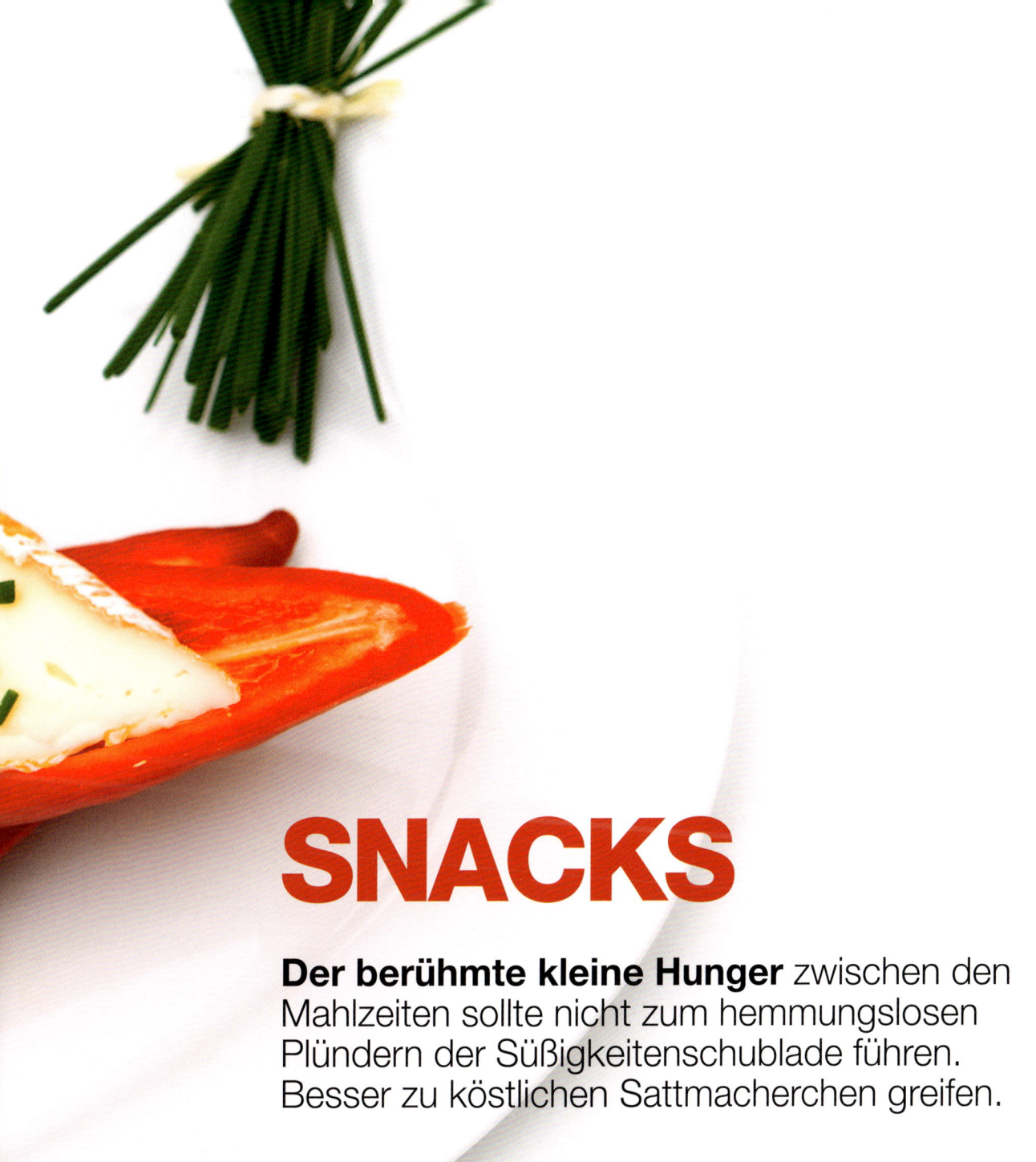

SNACKS

Der berühmte kleine Hunger zwischen den Mahlzeiten sollte nicht zum hemmungslosen Plündern der Süßigkeitenschublade führen. Besser zu köstlichen Sattmacherchen greifen.

snacks

Cookie-Vanille-Smoothie

🕐 **ca. 3 Minuten**

Zutaten für 1 Person:

2 EL Eiweißpulver Vanille

1 Trinkglas fettarme Frischmilch

2 EL saure Sahne

2 Cookies

Zubereitung:

In einem Standmixer oder mit einem Handshaker (Büro) Milch, saure Sahne und das Eiweißpulver Vanille mixen. Die Cookies mit den Händen zerbröseln und mit einem Löffel unter den Vanilleshake heben.

Ab ins Büro: Frisch mixen. Bis dahin die Milch und die saure Sahne im Büro-Kühlschrank aufbewahren.

Tipp 1: Dieser Snack lässt sich im Büro problemlos zubereiten und kann die Lust auf Süßes sofort abstellen. Deshalb sollten Naschkatzen die Zutaten immer parat haben. Ist im Büro kein Kühlschrank vorhanden, die saure Sahne weglassen und nur statt Frischmilch H-Milch verwenden.

Tipp 2: Statt Vanillegeschmack können Sie auch Eiweißpulver Schoko verwenden.

Tipp 3: Lecker ist auch, wenn Sie 20 g Zartbitterschokolade unterheben: Dafür die Schokolade kleinraspeln, den Smoothie verfeinern. Alternative: Schokolade in eine Tasse mit etwas Wasser geben und in der Mikrowelle schmelzen.

Tipp 4: Wer kein Fan von Eiweißpulver ist, der kratzt das Mark aus einer Vanilleschote heraus und kocht es mit etwas Milch auf.

🍲 Standmixer oder Handshaker, Glas, Esslöffel

Portion: Kalorien (kcal) 232 | Proteine (g) 20 | Kohlenhydrate (g) 14 | Fett (g) 10

Pfirsich-Trifle mit Hafercrunchy

🕐 **ca. 10 Minuten**

Zutaten für 1 Person:

1 frischer Pfirsich

1 EL Eiweißpulver (Vanille)

2 EL Wasser

1 EL fettarmer Joghurt

1 EL Magerquark

3 EL kernige Haferflocken

1 TL Honig

Zubereitung:

Den Pfirsich waschen, trocknen, halbieren und den Stein entfernen. Die Hälften klein würfeln. In einer Schüssel zuerst das Eiweißpulver mit Wasser und Joghurt glatt-rühren, Quark unterheben. Die Haferflocken in einer Pfanne ohne Fett etwa 1 Minute rösten. Danach den Honig hinzugeben, zum Schmelzen bringen und mit den Haferflocken etwa ½ Minute verrühren. Die Hafercrunchys mit den Pfirsichstücken vermengen und im Wechsel mit der Quark-Joghurtmasse in ein kleines Glas schichten.

Ab ins Büro: Hafercrunchy, Pfirsichstücke und Quarkmasse getrennt in Plastikboxen transportieren, im Büro schichten.

Tipp 1: Je nach Jahreszeit passt jede Sorte frisches Obst. Eilige können ungezuckertes Tiefkühl-Obst ins Crunchy mischen.

Tipp 2: Personen mit einer **starken Laktoseintoleranz** nehmen laktosefreien Joghurt und heben etwas steifgeschlagene laktosefreie Sahne darunter. Bei einer **leichten Laktoseintoleranz** wird die Menge meist gut vertragen, sonst greifen Sie auf Schmand zurück.

🍴 Küchenpapier, Schneidebrett, kleines Messer, Schüssel, Esslöffel, Teelöffel, kleine Bratpfanne, Rührlöffel, Saftglas

Portion: Kalorien (kcal) 179 | Proteine (g) 14 | Kohlenhydrate (g) 25 | Fett (g) 2

LECKER GESTREIFT
Low-Carb-Müsli-Riegel

🕐 **ca. 8 Minuten plus Backzeit**

Zutaten für 1 Person:

8 EL Früchtemüsli

5 EL Mandeln gemahlen

8 EL Koch- & Backeiweiß (z. B. von Hanuko)

8 EL Magerquark

2 Eier

1 Trinkglas kaltes Wasser

6 EL Stevia-Pulver

Zubereitung:

Den Backofen auf 170 Grad vorheizen. Das Müsli mit den Mandeln und dem Backeiweiß verrühren. Quark, Eier und Wasser hinzugeben und alles glattrühren. Mit dem Stevia-Pulver süßen. Den Teig auf einem mit Backpapier belegten Blech zu einem 1 bis 2 Zentimeter dicken Rechteck ausstreichen. Auf der mittleren Schiene des Backofens etwa 30 Minuten backen. Dann aus dem Ofen nehmen, abkühlen lassen und in ca. 20 kleine Riegel schneiden.

Ab ins Büro: Die Riegel halten im Kühlschrank gut 7 Tage und beim kleinen Hunger dürfen Sie davon zwei Stück naschen.

Tipp 1: Die Müsli-Riegel sind auch prima als Frühstück geeignet, dann als volle Mahlzeit drei Stück davon essen.

Tipp 2: Bei einer **Nussallergie** lassen Sie die Mandeln weg und verarbeiten dafür Amaranth, Kamut, Reis- oder Hirseflocken.

Tipp 3: Statt Müsli gehen auch Schokomüsli, Nussmüsli, ungezuckerte Cornflakes, oder mischen Sie 4 EL Haferflocken mit 4 EL Trocken-Cranberrys.

Tipp 4: Für mehr Aroma rühren Sie einfach ein Backaroma wie beispielsweise Vanille, Zitrone, Mandel, Rum oder Orange unter die Teigmasse.

Tipp 5: Die Riegel kann man auch sehr gut einfrieren – sie halten tiefgekühlt 4 Wochen. Nach dem Auftauen im Backofen 10 Minuten erwärmen.

🧺 Schüssel, Esslöffel, Trinkglas, Rührlöffel, Backpapier

Riegel: Kalorien (kcal) 90 | Proteine (g) 9 | Kohlenhydrate (g) 4 | Fett (g) 4

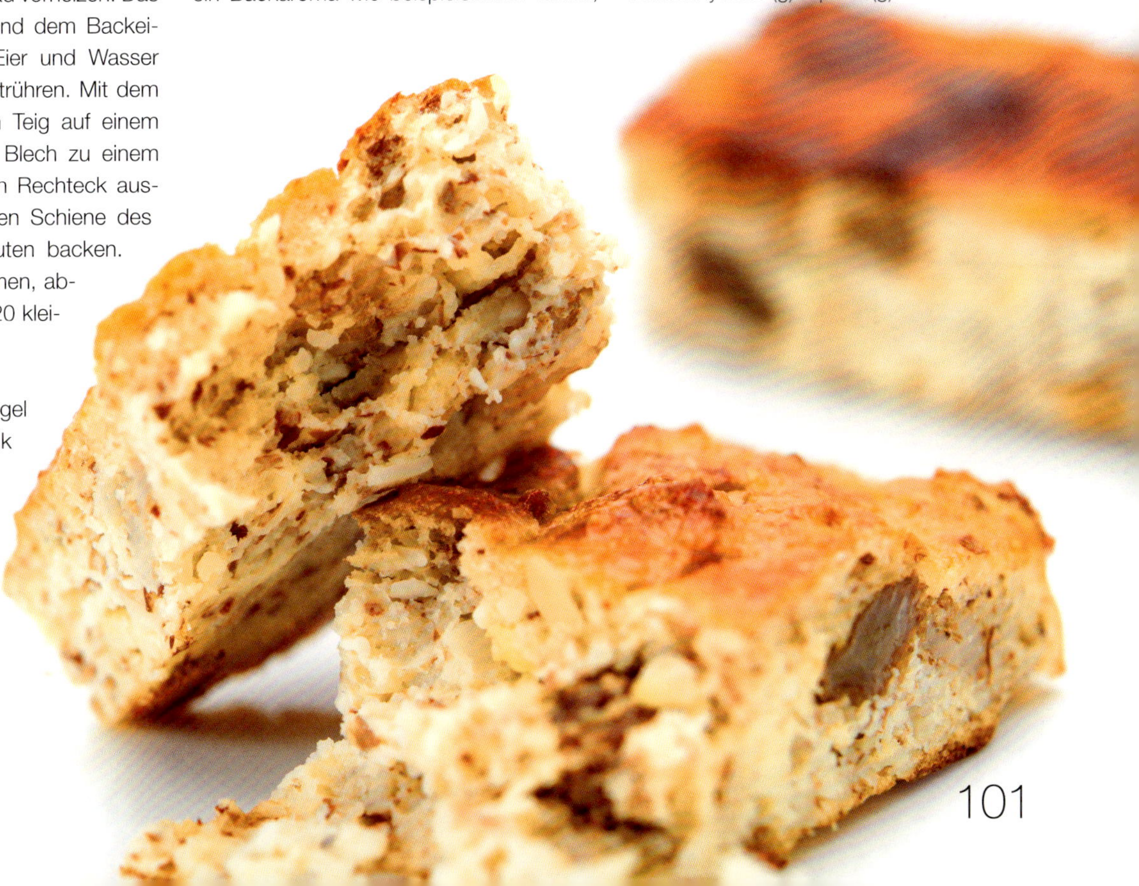

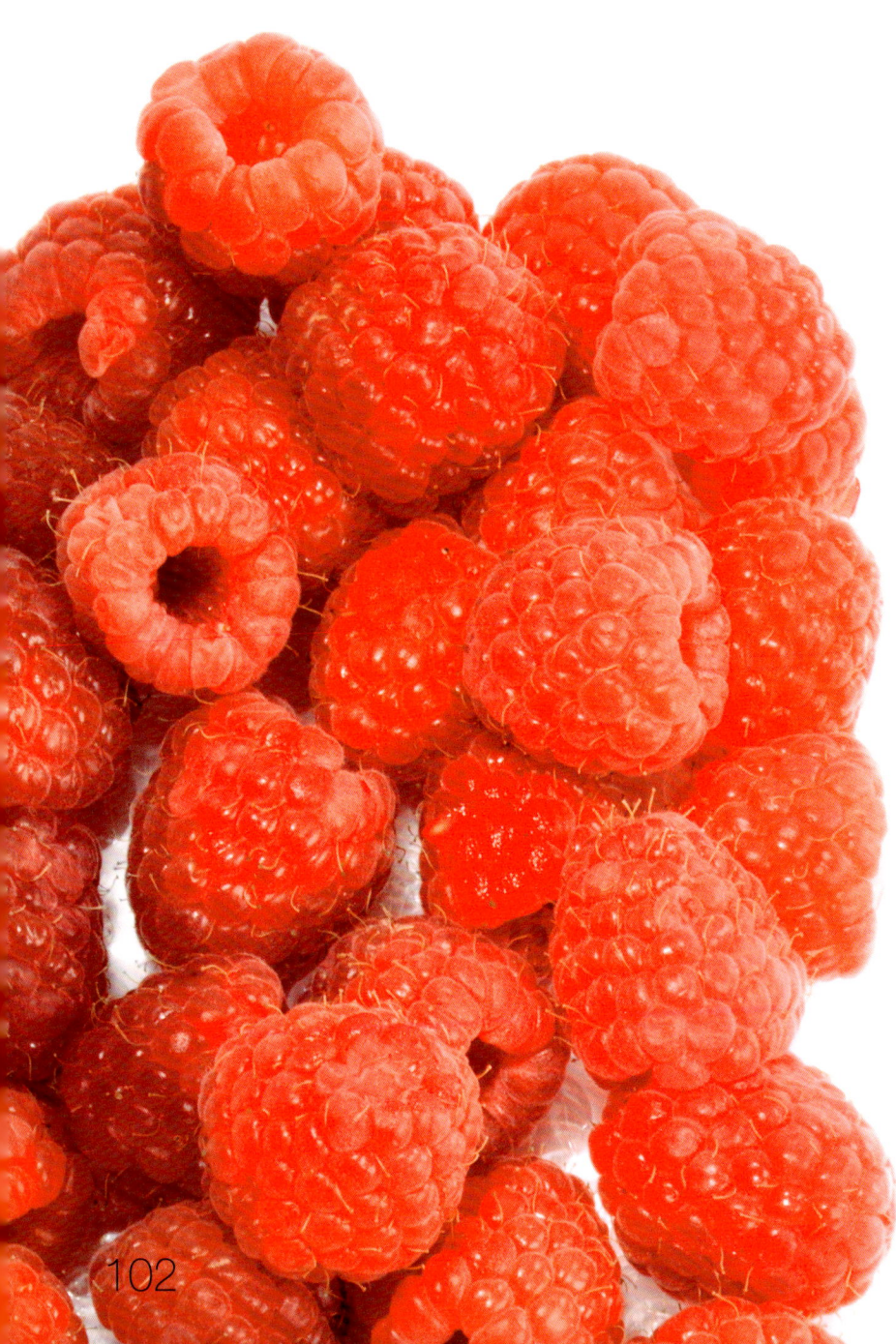

KÖSTLICH ZUM KAFFEE
Heißes Himbeer-Törtchen

🕐 **ca. 10 Minuten**

Zutaten für 2 Stück:

40 g Tiefkühl-Himbeeren

2 EL saure Sahne

4 TL Eiweißpulver (Vanille)

2 kleine Torteletts (à 21 g)

Zubereitung:

Himbeeren in der Mikrowelle (oder in einem Topf) erwärmen. Die saure Sahne mit dem Eiweißpulver glattrühren und aufs Tortelett streichen. Die heißen Himbeeren darüber geben, warm genießen.

Ab ins Büro: Himbeeren und Sahne-Eiweiß-Creme einzeln in Plastikboxen transportieren. Torteletts in Verpackung. Törtchen dort frisch zubereiten.

Tipp 1: Die Himbeeren können auch durch tiefgekühlte Wald-, Heidel-, Brombeeren und Erdbeeren ausgetauscht werden. Wer mag, kann die Torteletts mit frischem Obst wie Ananas, Äpfel, Aprikosen, Nektarinen, Kiwis, Pflaumen oder Orangen belegen.

Tipp 2: Statt saurer Sahne sind auch Schmand oder Crème fraiche lecker.

Tipp 3: Bei einer **starken Laktoseintoleranz** streichen Sie laktosefreien Natur-, Vanille- oder Fruchtjoghurt auf die Torteletts.

🍲 2 Schüsseln, Esslöffel, Teelöffel

Törtchen: Kalorien (kcal) 122 | Proteine (g) 9 | Kohlenhydrate (g) 7 | Fett (g) 6

Im Sommer besser als Eis

BEERIGES ZWISCHENDURCH
Buttermilch-Joghurt-Kaltschale

🕐 **ca. 6 Minuten**

Zutaten für 1 Person:

65 g Tiefkühl-Beerenobst

100 ml reine Buttermilch

6 EL fettarmer Joghurt

1 EL Eiweißpulver (Vanille)

3 EL ungezuckerte Cornflakes

Zubereitung:

Beerenobst einige Stunden zuvor oder in der Mikrowelle auftauen. Buttermilch mit Joghurt und Eiweißpulver glattrühren. Beeren und Cornflakes in einen tiefen Teller geben, die Buttermilch-Joghurt-Kaltschale darüber schütten.

Ab ins Büro: Kaltschale und Beeren in eine Thermobox geben. Cornflakes in einer kleinen Plastikbox transportieren.

Tipp 1: Beeren können Sie ganz nach Lust und Laune wählen. Selbst im Discounter ist die Auswahl riesengroß: Himbeeren, Heidelbeeren, Erdbeeren oder Mix aus Brombeeren, Himbeeren, Heidelbeeren. Sie haben die Qual der Wahl – aber bitte ungezuckert.

Tipp 2: Statt Cornflakes können Sie auch zerbröseltes Knäckebrot, Zwieback, Reiswaffel oder Pumpernickelbrot nehmen.

Tipp 3: Wer gerade kein Eiweißpulver parat hat, der kann alternativ zum Süßen flüssiges Stevia und Backaromen (Vanille, Rum, Mandeln) für den Geschmack verwenden.

🍳 Standmixer oder Schüssel mit Schneebesen, Trinkglas, Esslöffel, Suppenteller

Portion: Kalorien (kcal) 225 | Proteine (g) 22 | Kohlenhydrate (g) 26 | Fett (g) 3

HIMMELBLAUER KNUSPERSPASS
Mandel-Blaubeercreme auf Zwieback

🕐 **ca. 6 Minuten**

Zutaten für 1 Person:

2 Scheiben Zwieback (à 10 g)

1 EL Magerquark

1 EL saure Sahne

1 EL Mandelmus

1 kleine Handvoll (50 g) frische Blaubeeren

8–10 Tropfen Stevia flüssig

Zubereitung:

Den Quark mit der sauren Sahne und dem Mandelmus glattrühren. Die Blaubeeren waschen, trocknen und zusammen mit dem flüssigen Stevia unter die Mandelcreme rühren. Den süßen Aufstrich gleichmäßig auf die Zwiebackscheiben verteilen.

Ab ins Büro: Den süßen Aufstrich in einer Plastikbox transportieren. Den Zwieback in seiner Verpackung.

Tipp 1: Statt Blaubeeren können Sie auch Erdbeeren, Johannisbeeren, Brombeeren oder Himbeeren nehmen.

Tipp 2: Wer es eilig hat, kann den Zwieback zuerst mit Mandelmus, Quark und saurer Sahne bestreichen, die Blaubeeren darüber geben.

Tipp 3: Statt Mandelmus nehmen Sie Kokosmus oder gehackte Nüsse wie z. B. Cashewnuss, Paranuss, Pekanuss, Walnuss, Erdnuss, Haselnuss oder Macadamianuss.

Tipp 4: Wer kein Stevia hat, der weicht auf flüssigen Süßstoff, Honig, Ahornsirup oder Zuckerrübensirup aus.

🍳 2 Schüsseln, Esslöffel, Küchenpapier, Aufstrichmesser

Portion: Kalorien (kcal) 199 | Proteine (g) 9 | Kohlenhydrate (g) 19 | Fett (g) 9

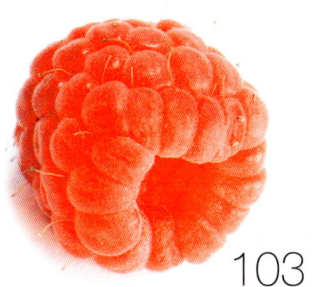

Gurken-Schiffchen mit Lachscreme

🕐 **ca. 7 Minuten**

Zutaten für 1 Person:

½ Salatgurke
2 EL Magerquark
1 EL saure Sahne
1 TL Tiefkühl-Dill
½ TL Meerrettich (Glas)
1 Scheibe Räucherlachs (40 g)

Zubereitung:

Die halbe Salatgurke der Länge nach durchschneiden und das Kerngehäuse herauskratzen. Den Quark mit der sauren Sahne, dem Dill und dem Meerrettich glattrühren. Den Räucherlachs klein würfeln und unter die Quarkcreme heben. Die Gurkenhälften mit Lachscreme füllen und nochmals in der Mitte durchschneiden.

Ab ins Büro: Lachscreme und Gurkenschiff getrennt transportieren. Im Büro bis zum Füllen kühl lagern.

Tipp 1: Vegetarier ersetzen den Lachs durch Seealgen oder fein gewürfeltes Gemüse wie Radieschen, Oliven, Paprika oder Tomaten. Die Creme kann auch mit Schafs- oder Ziegenkäse verfeinert werden.

Tipp 2: Bei einer **Laktoseintoleranz** nehmen Sie laktosearmen Frischkäse oder ersetzen den Frischkäse durch pürierte Bohnen. Bei einer Nussallergie lassen Sie die Mandeln weg und nehmen dafür Amaranth, Kamut, Reis- oder Hirseflocken. Dazu weiße fertig gekochte Bohnen in der Mikrowelle mit laktosefreier Milch erwärmen, pürieren und Lachs unterheben.

Express: Wenn es schnell gehen muss, fertige Lachscreme oder Lachsfrischkäse aus dem Supermarkt nehmen.

🧺 Küchenpapier, Schneidebrett, großes und kleines Messer, Teelöffel, Esslöffel, Schüssel

Portion: Kalorien (kcal) 137 | Proteine (g) 17 | Kohlenhydrate (g) 5 | Fett (g) 5

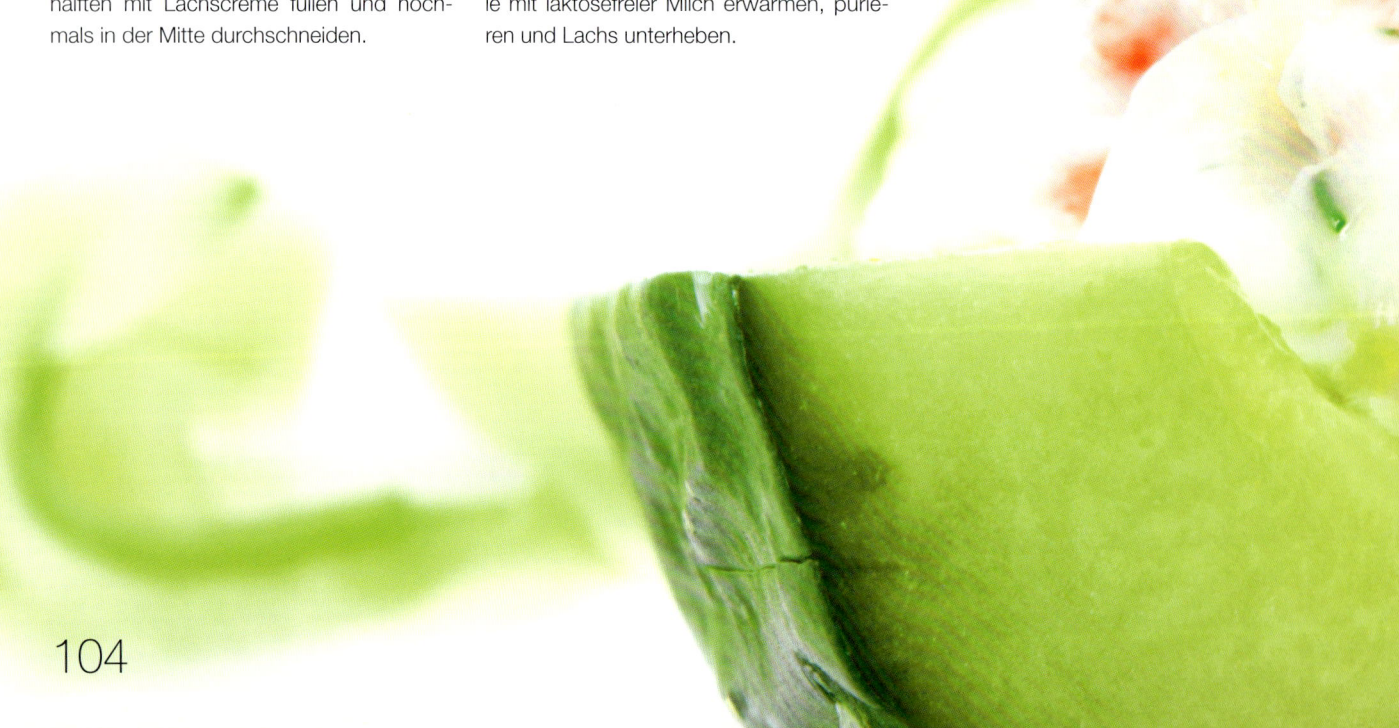

SCHEIBCHENWEISE GENIESSEN
Kohlrabi mit Paprika-Thunfisch-Aufstrich

ca. 6 Minuten

Zutaten für 1 Person:

1 großer Kohlrabi

1 kl. Dose Thunfisch in Öl (ca. 80 g) mit MSC-Siegel

2 EL Paprikamus (Ajvar)

½ TL Currypulver

1 TL Tiefkühl-Kräutermischung

Salz, schwarzer Pfeffer, Oregano

Zubereitung:

Den Kohlrabi schälen, waschen und in fingerdicke Scheiben schneiden. Thunfisch in einem Sieb abtropfen lassen. Das Paprikamus mit Currypulver, Kräutern und Thunfisch glattrühren. Mit Gewürzen abschmecken. Den Paprika-Thunfisch-Aufstrich auf die Kohlrabischeiben streichen.

Ab ins Büro: Kohlrabischeiben und den Thunfisch-Aufstrich in Plastikboxen mit ins Büro nehmen und dort zubereiten.

Tipp: Vegetarier können den Thunfisch durch zerbröselten Kuhmilchweiß- oder Schafskäse ersetzen. Auch gebratene Champignons, Steinpilze oder eingelegte Oliven passen zum Paprikamus.

Küchenpapier, Schneidebrett, großes und kleines Messer, Küchensieb, Dosenöffner, Esslöffel, Teelöffel, Schüssel

Portion: Kalorien (kcal) 232 | Proteine (g) 19 | Kohlenhydrate (g) 15 | Fett (g) 10

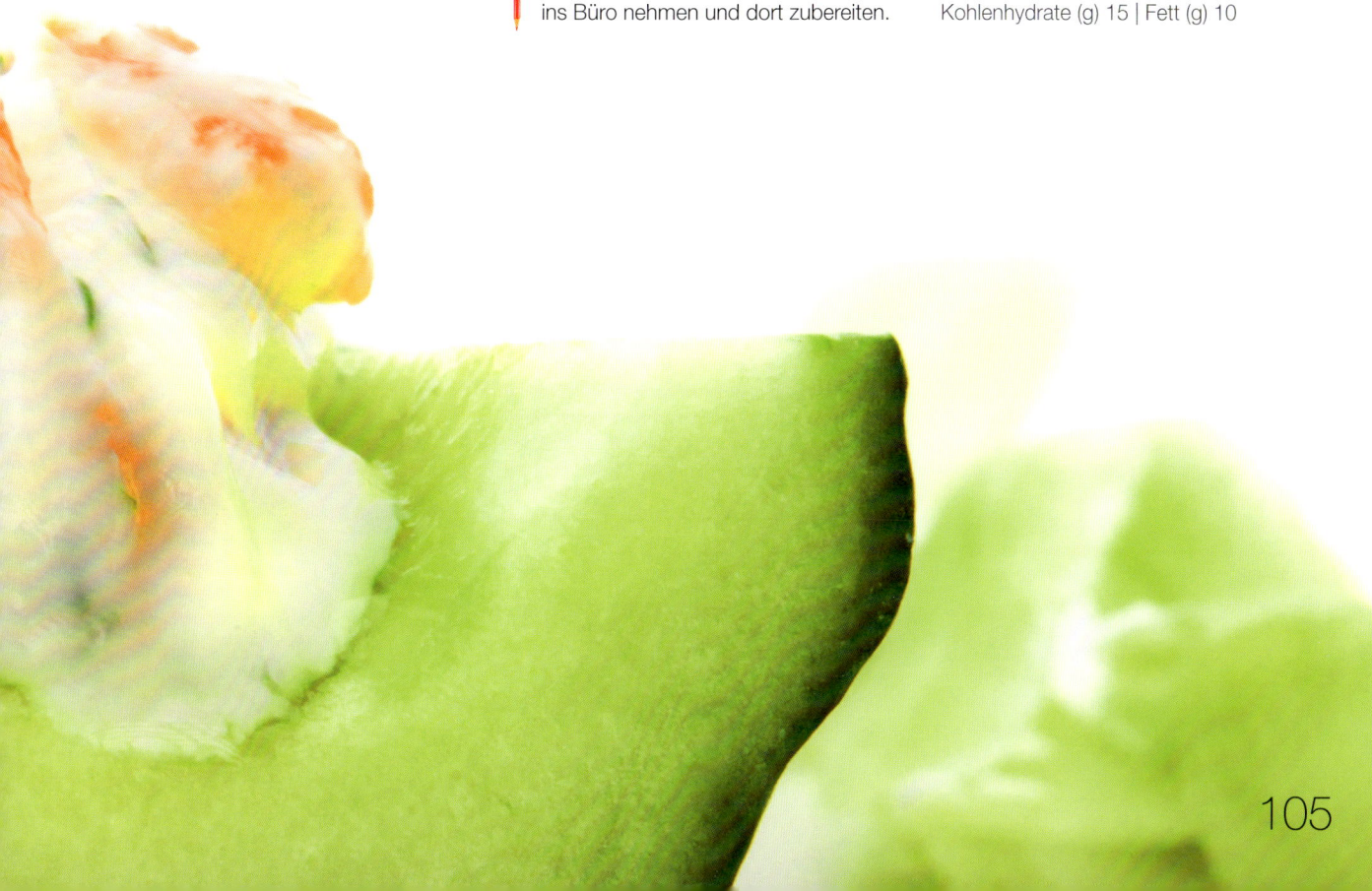

snacks

Schafskäsemus auf Chicorée-Stauden

🕐 **ca. 7 Minuten**
Zutaten für 1 Person:

1 große Staude Chicorée
¼ Stück Schafskäse
4 EL Paprikamus Ajvar
1 TL Schnittlauch

Salz, schwarzer Pfeffer, Paprikapulver rosenscharf, Kreuzkümmel

Zubereitung:

Strunk am Chicorée sparsam abschneiden, Blätter mit kaltem Wasser abspülen, trocknen. Schafskäse mit der Gabel zerdrücken. und mit Paprikamus und Schnittlauch glattrühren. Mit den Gewürzen abschmecken. Das Paprika-Schafskäsemus auf die Chicoréeblätter streichen und knabbern.

Ab ins Büro: Mus und Chicoréeblätter morgens vorbereiten, getrennt in Plastikboxen transportieren, kühl lagern.

Tipp 1: Das Mus hält im Kühlschrank 5 Tage – es lohnt, mehr zuzubereiten und es mit anderem Gemüse zu dippen.
Tipp 2: Statt Käse schmecken gebratene Schinkenwürfel oder gehackte Erdnüsse.

🧺 Küchenpapier, Schneidebrett, kleines und großes Messer, Gabel, Schüssel, Esslöffel, Teelöffel

Portion: Kalorien (kcal) 183 | Proteine (g) 10 | Kohlenhydrate (g 5 | Fett (g)13

Gelöffelte Kiwihappen mit Bratheringen

🕐 **ca. 3 Minuten**
Zutaten für 1 Person:

4 Bratheringröllchen a. d. Glas
2 Kiwis

Zubereitung:

Bratheringröllchen auf Küchenpapier abtropfen lassen. Kiwis in der Mitte durchschneiden. Die Hälften mit einem Teelöffel auslöffeln, dazu die Röllchen essen.

Ab ins Büro: Bratheringröllchen eignen sich prima, um als Notreserve im Schreibtisch aufbewahrt zu werden. Kiwis gerne ein paar Tage im Obstkorb sehr reif werden lassen (bis die Schale runzelig ist). Dann sind sie süßer und runden den Geschmack der säuerlichen Heringe perfekt ab.

Tipp 1: Statt Hering können Sie auch Rollmöpse, Matjesfilet, geräucherte Forelle oder Lachs essen.
Tipp 2: Statt Fisch passen zu den Kiwis Roastbeef, Corned Beef, geräucherte Hähnchenbrust oder aromatischer Käse (Camembert, Brie, Emmentaler, Edamer).
Tipp 3: Kiwi neutralisiert den Fischgeruch.

🧺 Küchenpapier, Schneidebrett, kleines Messer, Teelöffel

Portion: Kalorien (kcal) 277 | Proteine (g) 18 | Kohlenhydrate (g) 20 | Fett (g) 13

Rucola-Aufstrich auf Apfelscheiben

🕐 **ca. 7 Minuten**
Zutaten für 1 Person:

½ Handvoll Rucola (15 g)
1 mittelgroßer säuerlicher Apfel (Jonagold)
2 EL Magerquark
1 EL Schmand
1 EL Tomatenmark
1 EL geröstete Sojakerne

Salz, schwarzer Pfeffer, Paprikapulver edelsüß

Zubereitung:

Apfel waschen, mit einem Ausstecher das Kerngehäuse entfernen, in ½ Zentimeter dicke Scheiben schneiden. Quark mit Schmand und Tomatenmark glattrühren und würzen. Rucola abspülen, trocknen, klein hacken und mit den Sojakernen unter den Quark rühren. Die Apfelscheiben mit dem Rucola-Tomaten-Aufstrich bestreichen.

Ab ins Büro: Fertigen Aufstrich in einer Plastikbox transportieren. Apfelscheiben ebenfalls in eine Box tun, vorher mit Zitronensaft beträufeln, sonst bilden sich braune Stellen.

Tipp: Bei einer **Laktoseintoleranz** fettreichen Frischkäse, Schmand, Creme fraîche, Dickmilch oder Ricotta verwenden, die haben auf 1 EL nur kleine Mengen Laktose.

🧺 Küchenpapier, Obstausstecher, Schneidebrett, Messer, Schüssel, Esslöffel

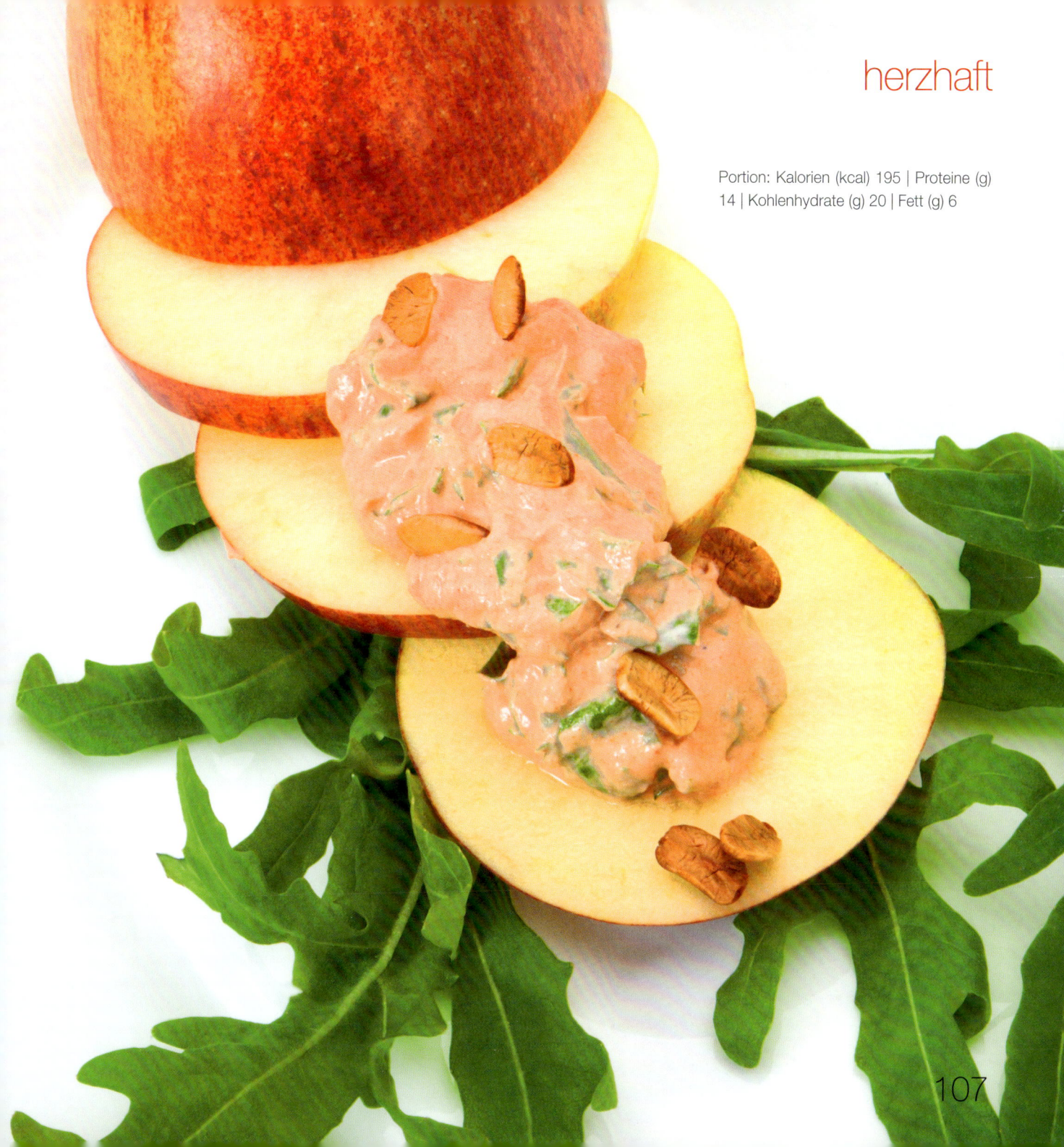

Portion: Kalorien (kcal) 195 | Proteine (g) 14 | Kohlenhydrate (g) 20 | Fett (g) 6

Erbsensuppe mit Räucherlachs

⏱ ca. 10 Minuten

Zutaten für 1 Person:

150 g Tiefkühl-Erbsen
1 Trinkglas heißes Wasser
½ TL Gemüsebrühe (Pulver)
2 TL Tiefkühl-Dill
1 EL fettarmer Frischkäse (unter 10 %)
1 Scheibe Räucherlachs (à 40 g)
weißer Pfeffer, Muskat

Zubereitung:

Die Erbsen mit dem heißem Wasser und der Gemüsebrühe in einem Topf etwa 2 Minuten bei größerer Hitze kochen lassen. Danach mit einem Pürierstab zerkleinern.

Dill und Frischkäse unterrühren und mit den Gewürzen kräftig abschmecken. Den Räucherlachs in feine Streifen schneiden und über die Erbsensuppe geben.

Ab ins Büro: Die Suppe und den Lachs getrennt transportieren. Suppe in der Mikrowelle erwärmen, Lachs drüberstreuen.

Tipp 1: Den Lachs können Sie auch durch eingelegte Shrimps, Meeresfrüchte oder Krebsfleisch (Surimi) ersetzen.
Tipp 2: Vegetarier lassen den Lachs weg und nehmen geräuchertes Tofu, vegetarische Würstchen oder Räucher-Knabber-

stangen aus Gluten, Lupinen und Tofu. Auch schon fertig eingelegter Tofu (wie Tofu Nuss oder Tofu Kräuter) passt.
Express: Im Büro die Gemüsebrühe mit heißem Wasser zubereiten und 1 Packung Tiefkühl-Kräuter statt der Erbsen hinzugeben. Anschließend den Frischkäse unterheben und Lachsstreifen darüberstreuen.

👨‍🍳 Kleiner Topf, Trinkglas, Schüssel, Küchenwaage, Teelöffel, Esslöffel, Pürierstab, Schneidebrett, kleines Messer

Portion: Kalorien (kcal) 241 | Proteine (g) 22 | Kohlenhydrate (g) 21 | Fett (g) 7

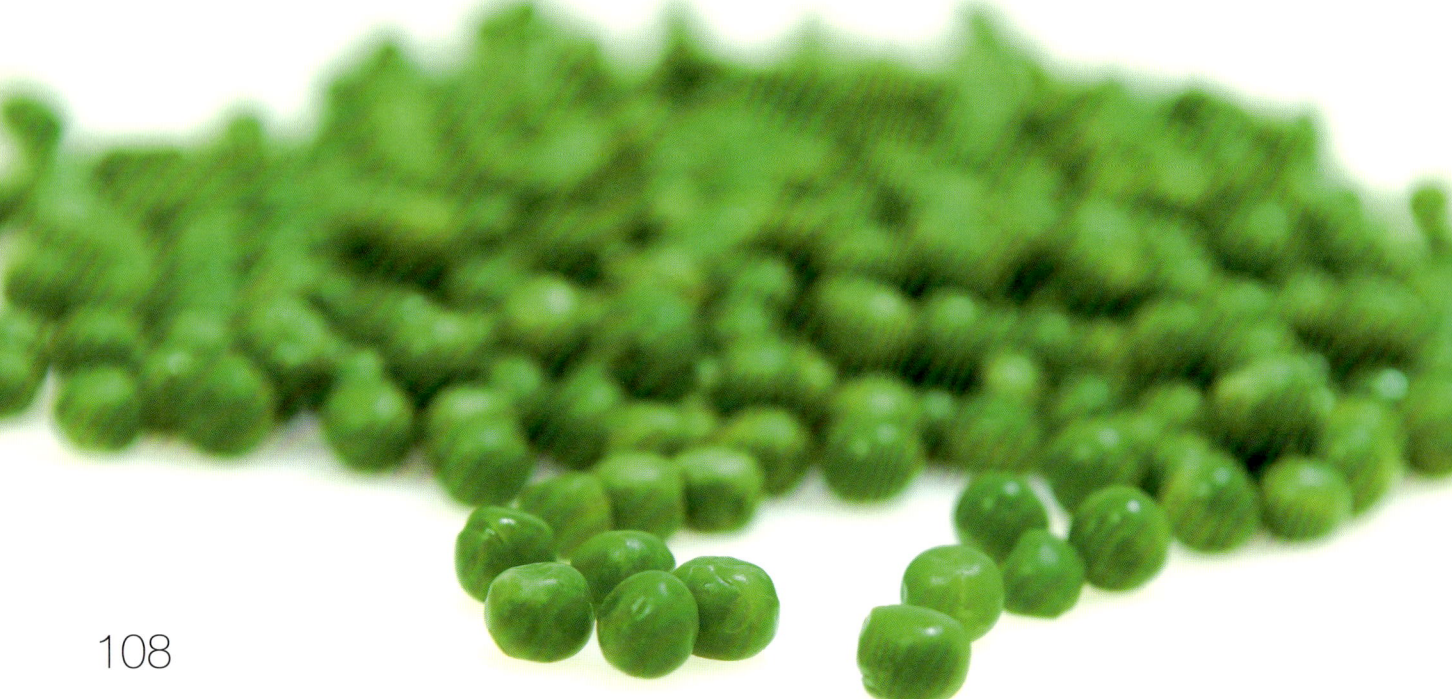

WARM UND KALT GESELLT SICH GERN
Broccoliröschen in Kräuter-Käse-Dipp

🕐 **ca. 8 Minuten**

Zutaten für 1 Person:

6 Tiefkühl-Broccoliröschen

1 Trinkglas heißes Wasser

2 Prisen Muskat

1 Prise Salz

Für den Dip:

½ kleiner Becher fettarmer Joghurt (75 g)

2 EL geriebener Parmesan

2 TL Tiefkühl-Schnittlauch

2 TL Tiefkühl-Petersilie

1 EL Remouladensauce oder Mayonnaise

Salz, schwarzer Pfeffer

Zubereitung:

Broccoli mit dem heißen Wasser in eine Schüssel geben. Mit Muskat und Salz würzen, mit geschlossener Mikrowellenhaube in der Mikrowelle etwa 6 Minuten erwärmen (oder in einem Topf sprudelnd kochen). Joghurt mit Parmesan, Kräutern und Remouladensauce glattrühren, würzen. Den Broccoli im Sieb abgießen, mit dem Dip genießen.

Ab ins Büro: Fertige Broccoliröschen und Dip getrennt transportieren. Den Broccoli in der Mikrowelle kurz erwärmen.

Tipp 1: Sie können auch anderes Tiefkühl-Gemüse wählen. Besonders lecker zum Dip sind auch Blumenkohl und Mangold.

Tipp 2: Verfeinern Sie den Dip mit gehackten Nüssen oder heben Sie zerkleinerten Thunfisch darunter. Auch Shrimps passen hinein.

🍴 2 Schüsseln, Trinkglas, Esslöffel, Teelöffel, Sieb

Portion: Kalorien (kcal) 210 | Proteine (g) 16 | Kohlenhydrate (g) 8 | Fett (g) 12

COOLER KICK, WENN'S HEISS HERGEHT
Kalte Tomatensuppe Caprese

🕐 **ca. 8 Minuten**

Zutaten für 1 Person:

2 Zweige frischer Basilikum

200 ml passierte Tomaten

2 Eiswürfel

2 EL dunkler Balsamico-Essig

4 Kirschtomaten

½ Kugel Mozzarella (45 % Fett i. Tr.)

Salz, schwarzer Pfeffer, Oreganopulver

Zubereitung:

Basilikum abspülen, trocknen, grob hacken. Mit den passierten Tomaten und den Eiswürfeln in einen Standmixer geben und mixen. Mit Essig und Gewürzen abschmecken, nochmals mixen. Die kalte Suppe in einen tiefen Teller gießen, geviertelte Tomaten und Mozzarella-Würfel unterrrühren.

Ab ins Büro: Die fertige Suppe in eine Plastikbox füllen und im Büro kühlen. Gerade im Sommer ist sie sehr erfrischend. Tipp: Dann eine größere Menge zubereiten und bis zu 1 Woche im Kühlschrank aufbewahren.

Tipp 1: Dazu schmeckt Obst wie Honig-, Galiamelone, Pfirsich oder Nektarine.

Tipp 2: Mozzarella können Sie auch durch Feta-, Schafs-, Ziegenkäse oder eingelegten Tofu (z. B. Bärlauch, Nuss) ersetzen.

Tipp 3: Sie haben keine Eiswürfel parat? Dann die passierten Tomaten einfach 40 Minuten ins Tiefkühlfach stellen.

Express: Tiefkühl-Basilikum oder Pesto im Glas unter die kalte Tomatensuppe rühren.

🍴 Küchenpapier, Schneidebrett, großes Messer, Standmixer, Suppenteller, Esslöffel

Portion: Kalorien (kcal) 210 | Proteine (g) 14 | Kohlenhydrate (g) 10 | Fett (g) 12

snacks

Gebackene Käsecräcker

🕐 **ca. 10 Minuten plus Kühl- & Backzeit**

Zutaten für 10 Käsecräcker:

3 EL Weizenvollkornmehl Type 1050

4 EL Koch- & Backeiweiß (z. B. von Hanuko)

4 EL geriebener Emmentaler (50 g)

2 kräftige Prisen Salz

1 kräftige Prise Muskat

1 TL Majoran

1 EL Butter

6 EL fettarme Milch

Zubereitung:

Das Mehl mit dem Backeiweiß, Käse und den Gewürzen vermengen. Die Butter in der Mikrowelle (oder einem Topf) zum Schmelzen bringen, dann mit der Milch und den trockenen Zutaten gut verkneten. Aus dem Teig nun 10 kleine Taler formen und auf ein mit Backpapier belegtes Ofenblech geben. In die mittlere Schiene des Backofens schieben und bei 170 Grad 20 Minuten backen. Danach aus dem Ofen nehmen und abkühlen lassen.

Ab ins Büro: Der ideale Snack, denn die Käsecräcker halten eine Woche in der Plastikbox. Also montags für die Woche mitnehmen, bei Hunger 2 Stück trocken oder mit Doppelrahm-Frischkäse essen.

Tipp 1: Die Cräcker sind auch als Frühstück super geeignet. Dann 5 Stück dick mit Doppelrahm-Kräuterfrischkäse oder Gemüsefrischkäse (Käsetheke) bestreichen.

Tipp 2: Die Cräcker können auch mit Schinkenwürfeln, Röstzwiebeln, Sesamsamen, Leinsamen, gehackten Nüssen oder Pistazien gebacken werden.

Tipp 3: Auch ein Fingerfood-Hit für Feiern im Büro. Dann einfach verschiedene Frischkäse-Dips dazustellen.

🧺 Schüssel, Esslöffel, Teelöffel, Suppentasse für die Butter, Handrührgerät mit Knethaken, Backpapier

Stück: Kalorien (kcal) 78 | Proteine (g) 6 | Kohlenhydrate (g) 4 | Fett (g) 4

Harzer in Apfel-Senfsauce

🕐 **ca. 6 Minuten**

Zutaten für 1 Person:

2 Stücke Harzer Roller (à 50 g)

½ süß-saurer Apfel

½ TL Senf mittelscharf

2 EL heller Balsamico-Essig

½ TL Olivenöl

1 TL Tiefkühl-Schnittlauch

Salz, bunter Pfeffer

Zubereitung:

Den Apfel waschen, entkernen und in kleine Würfel schneiden. Senf mit Balsamico-Essig, Öl und Schnittlauch verrühren. Apfelstücke unterrühren und würzen. Die Apfel-Senfsauce über den Käse geben.

Ab ins Büro: Die Apfel-Senfsauce und den Harzer in einer Plastikbox transportieren und bis zum Snacken kühl lagern.

Tipp 1: Der Harzer Roller schmeckt am besten und intensiver, wenn er einige Tage bei Zimmertemperatur nachreifen kann. Dadurch entfaltet sich das Aroma.

Tipp 2: Zu den süß-sauren Apfelsorten gehören Jonathan, Holsteiner Cox und Elstar.

Tipp 3: Der Harzer Roller, oder auch Korbkäse genannt, liefert aufgrund seiner Herstellung weniger als 0,1 g Milchzucker pro 100 g und ist somit laktosefrei. Außerdem ist er extrem kalorienarm.

🧺 Küchenpapier, Schneidebrett, großes und kleines Messer, Teelöffel, Esslöffel, Schüssel

Portion: Kalorien (kcal) 205 | Proteine (g) 30 | Kohlenhydrate (g) 11 | Fett (g) 4

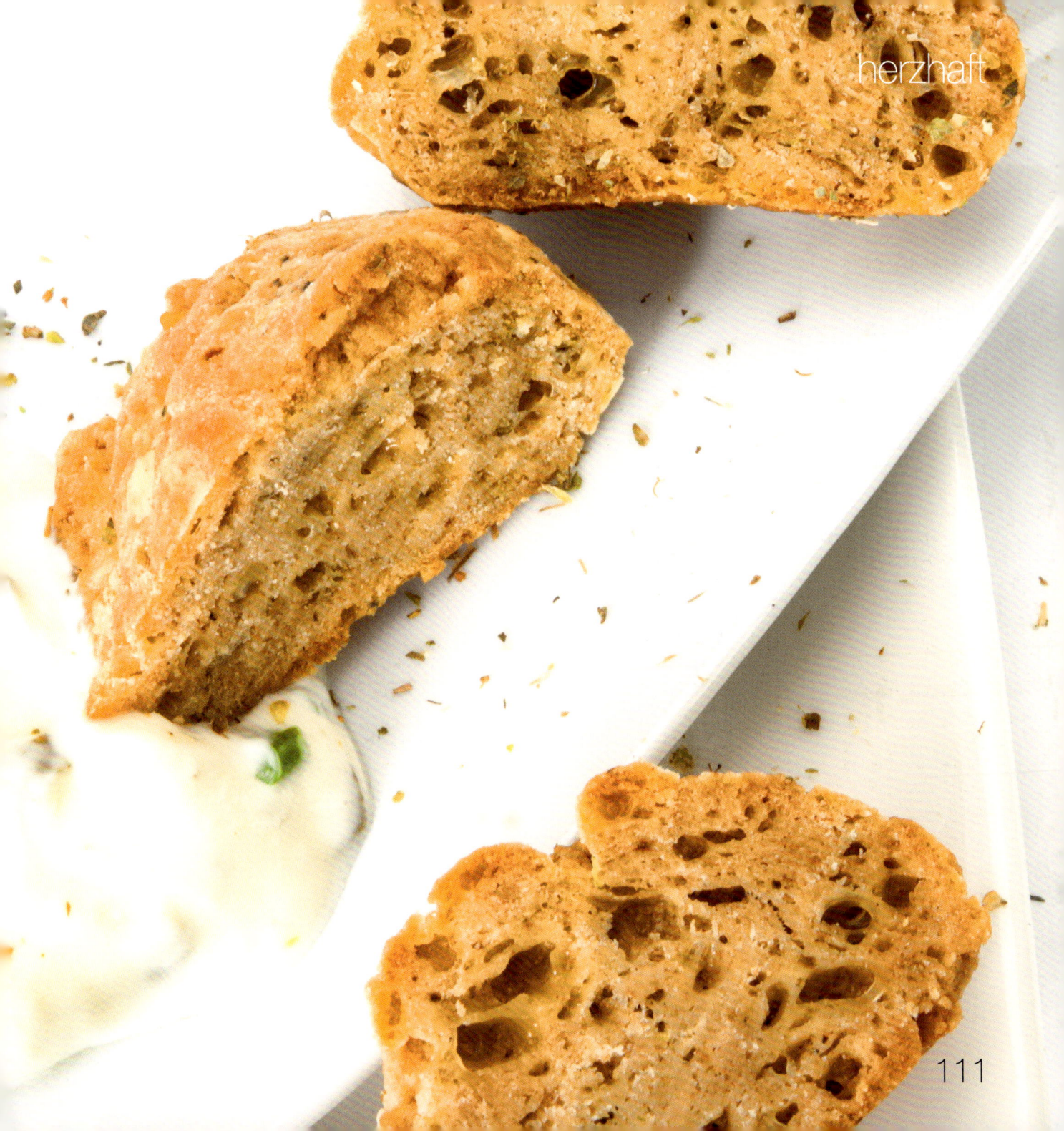

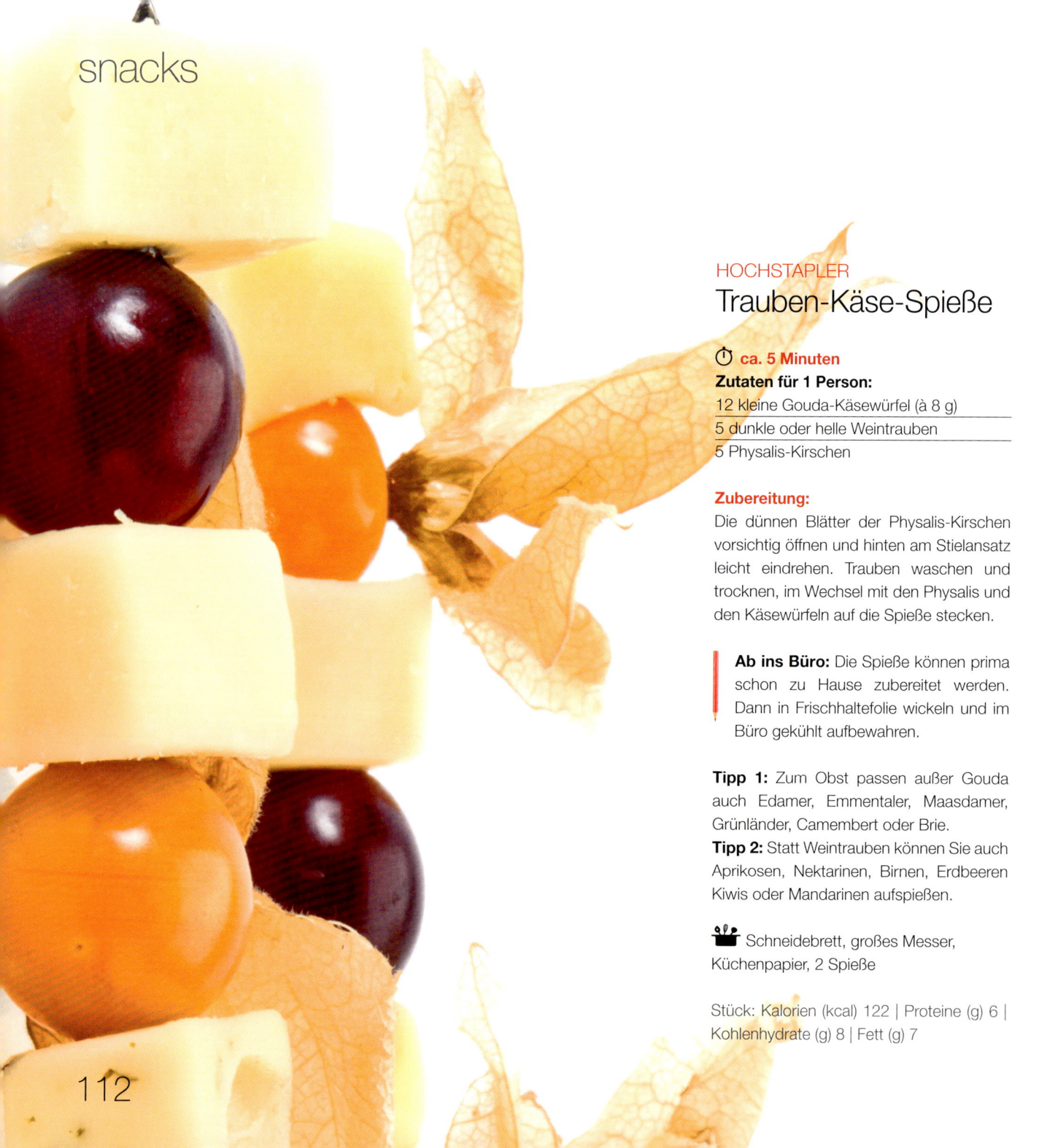

HOCHSTAPLER
Trauben-Käse-Spieße

◷ **ca. 5 Minuten**

Zutaten für 1 Person:

12 kleine Gouda-Käsewürfel (à 8 g)

5 dunkle oder helle Weintrauben

5 Physalis-Kirschen

Zubereitung:

Die dünnen Blätter der Physalis-Kirschen vorsichtig öffnen und hinten am Stielansatz leicht eindrehen. Trauben waschen und trocknen, im Wechsel mit den Physalis und den Käsewürfeln auf die Spieße stecken.

Ab ins Büro: Die Spieße können prima schon zu Hause zubereitet werden. Dann in Frischhaltefolie wickeln und im Büro gekühlt aufbewahren.

Tipp 1: Zum Obst passen außer Gouda auch Edamer, Emmentaler, Maasdamer, Grünländer, Camembert oder Brie.

Tipp 2: Statt Weintrauben können Sie auch Aprikosen, Nektarinen, Birnen, Erdbeeren Kiwis oder Mandarinen aufspießen.

Schneidebrett, großes Messer, Küchenpapier, 2 Spieße

Stück: Kalorien (kcal) 122 | Proteine (g) 6 | Kohlenhydrate (g) 8 | Fett (g) 7

MIT MORTADELLA
Gerollter Salat

🕐 **ca. 7 Minuten**

Zutaten für 1 Person:

2 Blätter Romanasalat oder Salatherzen

2 Scheiben Geflügelmortadella

2 Stück Grillpaprika (Glas)

2 TL Remouladensauce

Zubereitung:

Romanasalat abspülen, trocknen, den Strunk in der Mitte entfernen. Paprika waschen, mit Küchenpapier trocken tupfen. Geflügelmortadella mit der Remouladensauce von einer Seite bestreichen und die Scheiben halbieren. Salatblätter ausbreiten, je eine Hälfte Mortadella darauf legen, dann die Grillpaprika und als dritte Schicht wieder je eine Hälfte Mortadella. Anschließend die Salatblätter mit der Füllung vorsichtig aufrollen, wenn nötig mit Zahnstocher fixieren.

Ab ins Büro: Die Salatrollen morgens zubereiten, fest in Frischhaltefolie wickeln und mitnehmen. Kühl lagern.

Tipp 1: Grillpaprika können Sie durch in Scheiben geschnittene Oliven ersetzen.

Tipp 2: Statt der Remoulade auch mal andere Würzsaucen wie Paprikamus (Ajvar), Zwiebel- oder Gurken-Relish ausprobieren.

🧺 Küchenpapier, Schneidebrett, kleines Messer, Teelöffel, Zahnstocher

Portion: Kalorien (kcal) 202 | Proteine (g) 15 | Kohlenhydrate (g) 7 | Fett (g) 12

DREH MIT PARMASCHINKEN
Gewickelte Ananas

🕐 **ca. 6 Minuten**

Zutaten für 1 Person:

2 frische Ananasscheiben (ca. 25 g)

4 Scheiben Parmaschinken (à 15 g)

Zubereitung:

Ananasscheiben halbieren und jeweils mit einer Scheibe Parmaschinken umwickeln.

Ab ins Büro: Morgens zubereiten und in Frischhaltefolie eingewickelt transportieren. Bis zum Verzehr kühlen. Die restliche Ananas würfeln und für die nächsten Tage als süße Obst-Snacks in Portionen à 100 Gramm mitnehmen.

Tipp 1: In gut ausgestatteten Supermärkten werden häufig frisch geschnittene Ananasscheiben an der Obsttheke angeboten. Auch bei einem Obst- und Gemüsehändler bekommen Sie auf Anfrage fast immer frische Ananasscheiben.

Tipp 2: Den Parmaschinken ersetzen Sie durch Serrano-, Kochschinken oder Bratenaufschnitt.

Tipp 3: Vegetarier verwenden statt Parmaschinken einfach Scheibenkäse wie Grünländer, Emmentaler, Edamer, Gouda oder Esrom.

🧺 Küchenpapier, Schneidebrett, großes und kleines Messer

Portion: Kalorien (kcal) 38 | Proteine (g) 2 | Kohlenhydrate (g) 5 | Fett (g) 1

Foto auf Seite 98

SCHNELLER GEHT'S NICHT
Gefüllte Spitzpaprika

🕐 **ca. 3 Minuten**

Zutaten für 1 Person:

1 rote Spitzpaprika

2 große Scheiben Brie-Käse

Zubereitung:

Die Paprika längs halbieren, entkernen, waschen und trocknen. Zwei große Scheiben vom Brie in die Paprikahälften legen.

Ab ins Büro: Im Büro frisch zubereiten. Der perfekte Power-Snack – rote Paprika hat mehr Zucker als anderes Gemüse und gibt so einen kleinen Energieschub.

Tipp 1: Den Brie können Sie durch Limburger oder Romadur ersetzen.

Tipp 2: Lecker auch, wenn die Paprika mit Frischkäse (Gemüse, Chili-Paprika, Roquefort oder Kräutern) gefüllt wird.

Tipp 3: Lust auf Fleisch? Dann statt Brie Kochschinken, Serrano- oder Parmaschinken um die Spitzpaprika wickeln.

🧺 Schneidebrett, kleines und großes Messer, Küchenpapier

Portion: Kalorien (kcal) 187 | Proteine (g) 8 | Kohlenhydrate (g) 6 | Fett (g) 14

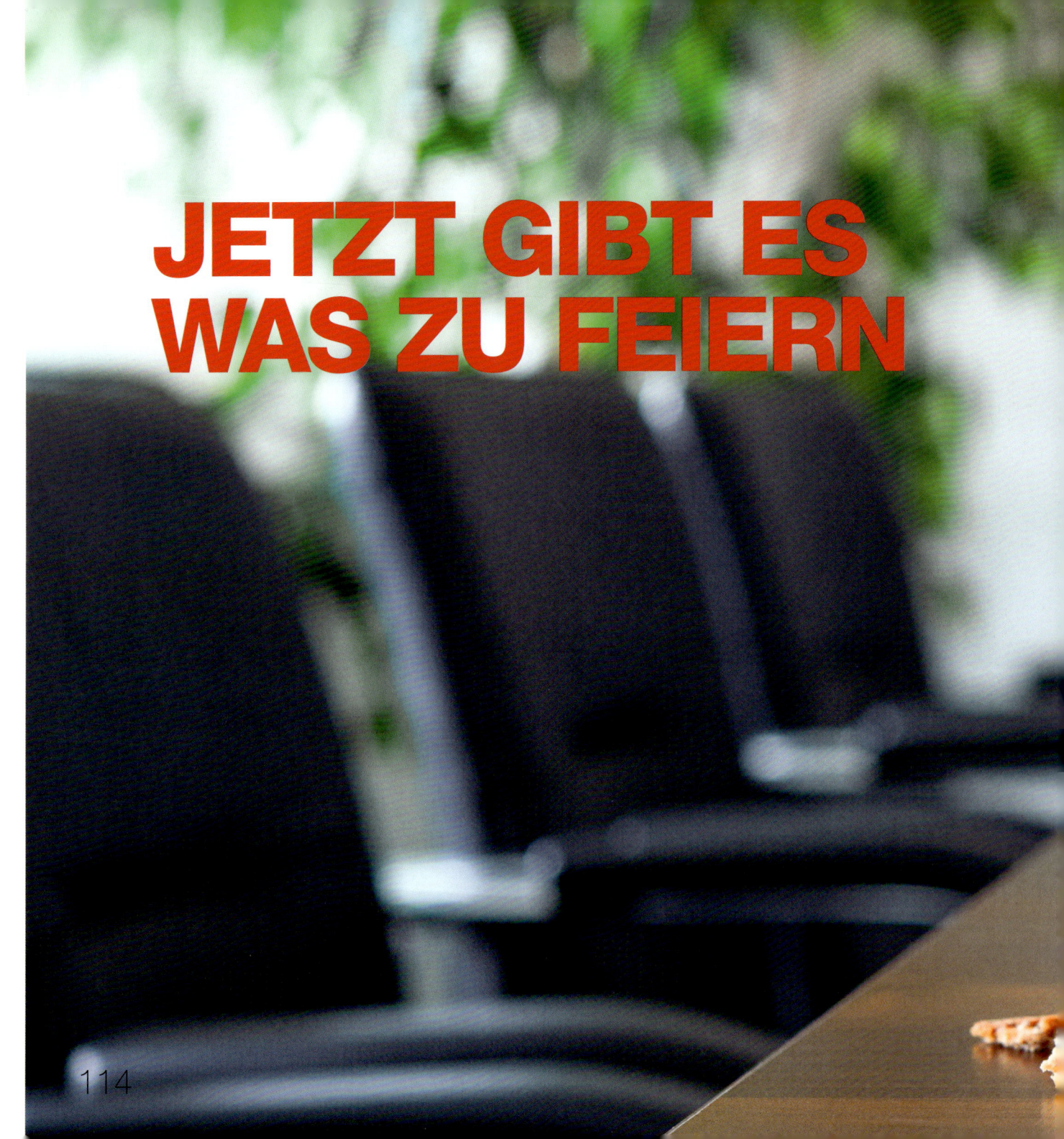

JETZT GIBT ES
WAS ZU FEIERN

Ob Jubiläum, Geburtstag oder die Weihnachtsfeier – servieren Sie Ihren Kollegen ein süßes Highlight. Während die ahnungslos ins Schwärmen geraten, wissen Sie, dass die Köstlichkeiten kalorienarm sind

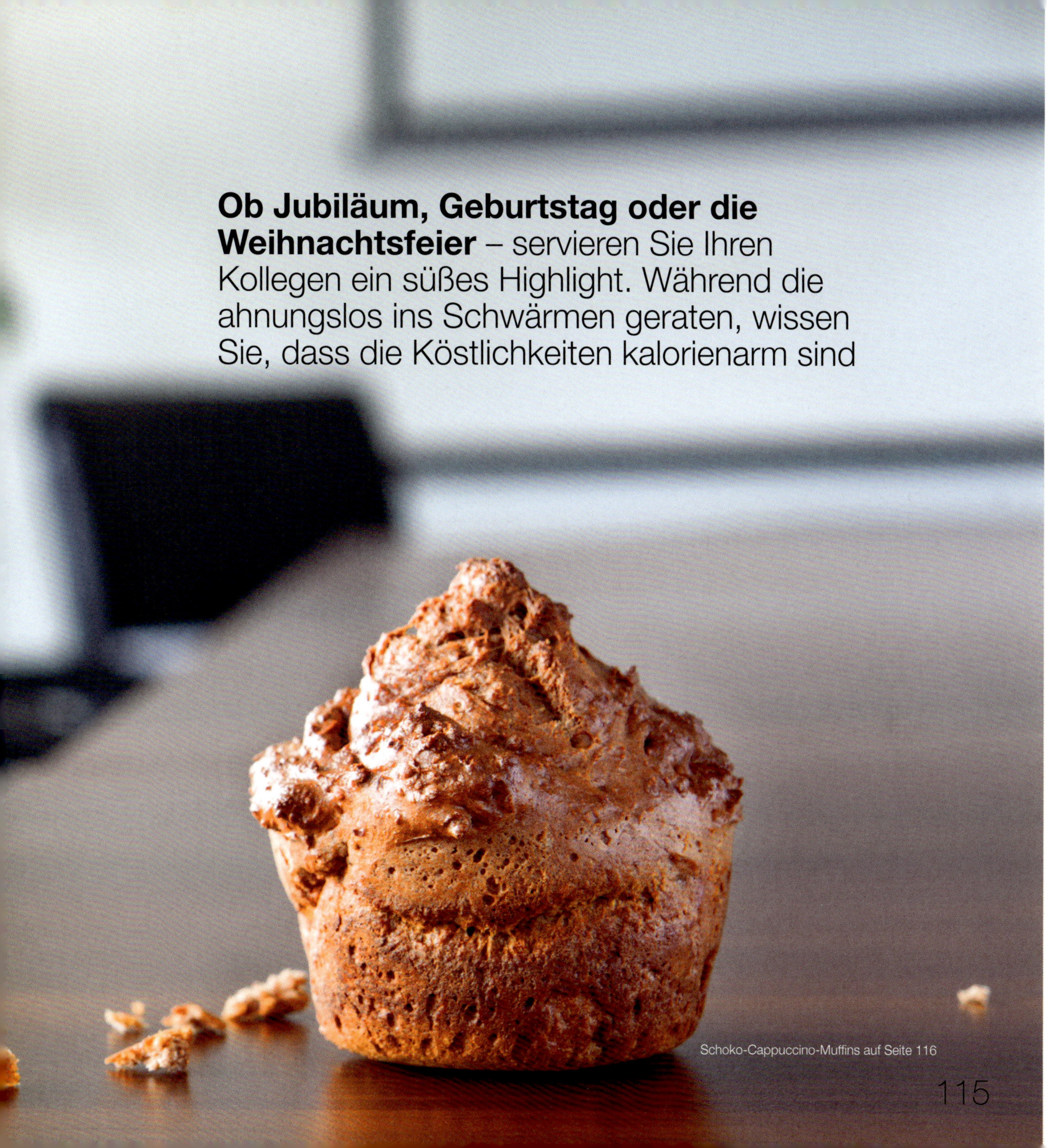

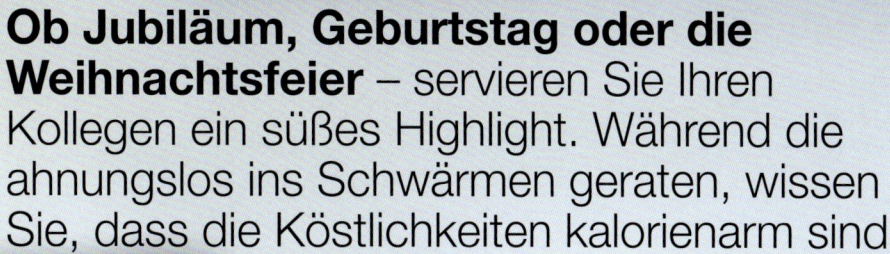

Schoko-Cappuccino-Muffins auf Seite 116

115

snacks

Foto auf Seite 114

DUNKLE VERFÜHRUNG
Schoko-Cappuccino-Muffins

⏱ **ca. 7 Minuten plus Backzeit**

Zutaten für 6 große Muffins:

6 EL Magerquark

1 Tasse Wasser

2 Eier

2 EL flüssigen Süßstoff

100 g Mandeln gemahlen

8 EL Koch- & Backeiweiß (z. B. von Hanuko)

½ TL Backpulver

1 EL entöltes Kakaopulver

2 EL Cappuccinopulver

1 TL Butter für die Muffin-Form (6 Löcher)

Zubereitung:

Den Backofen auf 170 Grad (Ober- und Unterhitze) vorheizen. Quark mit Wasser, Eiern und Süßstoff glattrühren. Mandeln, Backeiweiß, Backpulver, Kakao- und Cappuccinopulver unterrühren. Den Teig in die gebutterte Muffin-Form füllen, etwa 40 Minuten backen.

Ab ins Büro: Die Muffins ruhig am Abend vorher backen, kühlen und in einer Plastikbox transportieren.

Tipp 1: Statt Cappuccinopulver können Sie Instant-Kaffeepulver oder Zimt nehmen.
Tipp 2: Gehackte Cranberrys unterheben.
Tipp 3: Bei **Laktoseintoleranz** fettreichen Naturfrischkäse verwenden.

🧺 Schüsseln, Tasse, Esslöffel, Teelöffel, Rührlöffel, Muffin-Form

Stück: Kalorien (kcal) 252 | Proteine (g) 27 | Kohlenhydrate (g) 5 | Fett (g) 13

LIEBLING DER DEUTSCHEN
Käsekuchen mit Sauerkirschen

⏱ **ca. 5 Minuten plus Backzeit**

Zutaten für 12 kleine Stücke:

125 g Tiefkühl-Sauerkirschen

1 gr. Becher Magerquark (500 g)

1 EL Koch- & Backeiweiß (z. B. von Hanuko)

4 EL Stevia-Pulver (ca. 10 g)

2 Eier

1 TL Olivenöl zum Fetten der Auflaufform

Zubereitung:

Die Sauerkirschen ein paar Stunden zuvor oder direkt in der Mikrowelle auftauen. Den Magerquark mit Backeiweiß, Stevia-Pulver und den Eiern glattrühren. Dann die Sauerkirschen unterheben. Eine Auflaufform mit dem Öl fetten und den Teig gleichmäßig hineinfüllen. Auflaufform auf den Rost in die Mitte des Backofens schieben, bei 170 Grad (Ober-/Unterhitze) etwa 1 Stunde backen.

Ab ins Büro: Den Käsekuchen am besten abends zubereiten, nach dem Abkühlen in den Kühlschrank stellen. Im Büro kühlen, bis der Kuchen serviert wird.

Tipp 1: Gibt es in Ihrem Supermarkt keine Tiefkühl-Sauerkirschen, nehmen Sie Schattenmorellen aus dem Glas. Natürlich passen auch Mandarinen, Pfirsiche, Ananas, Aprikosen, Pflaumen oder Erdbeeren.

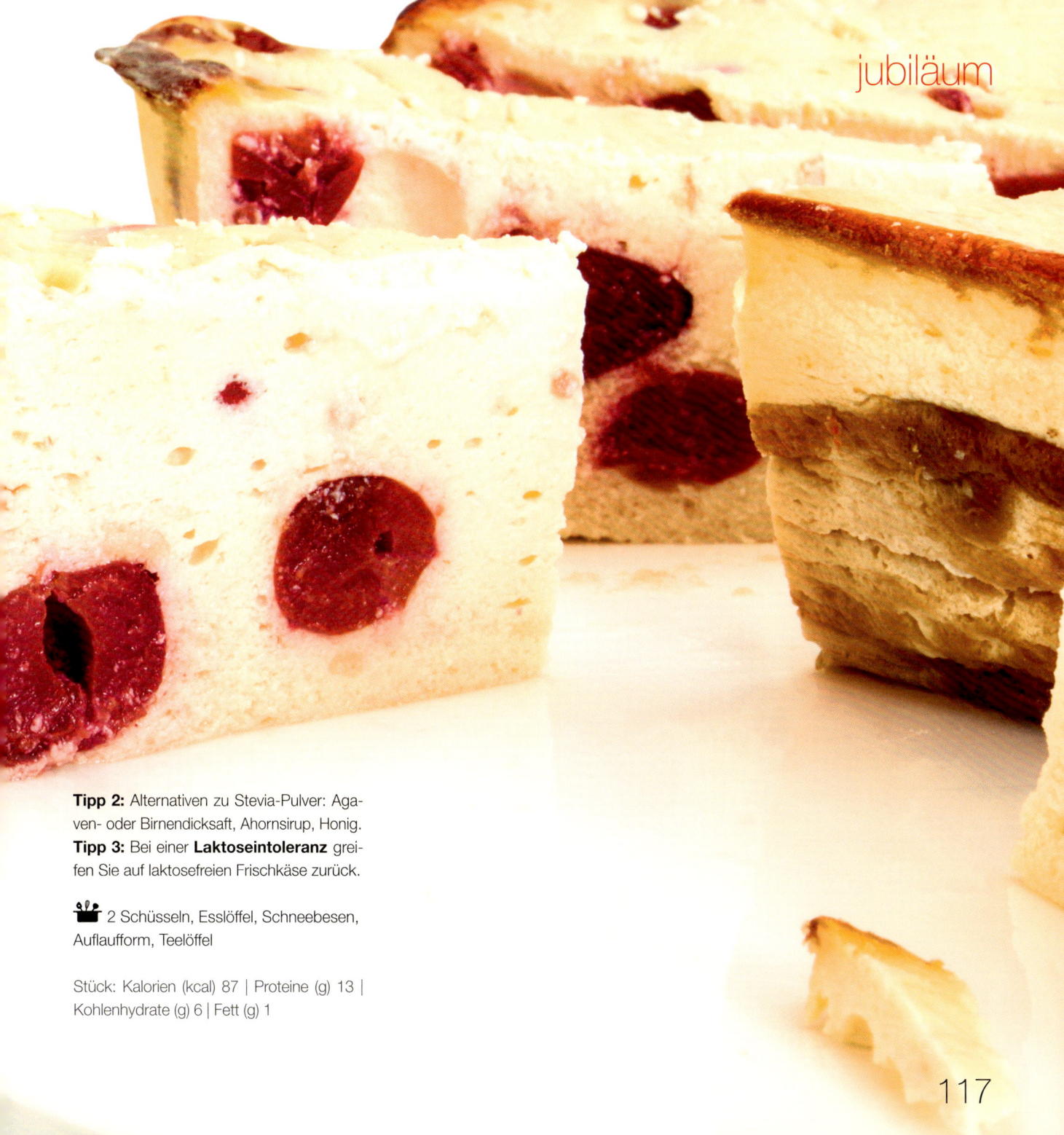

Tipp 2: Alternativen zu Stevia-Pulver: Aga-
ven- oder Birnendicksaft, Ahornsirup, Honig.
Tipp 3: Bei einer **Laktoseintoleranz** greifen Sie auf laktosefreien Frischkäse zurück.

2 Schüsseln, Esslöffel, Schneebesen,
Auflaufform, Teelöffel

Stück: Kalorien (kcal) 87 | Proteine (g) 13 |
Kohlenhydrate (g) 6 | Fett (g) 1

snacks

WARMES NASCHKATZEN-FUTTER
Birnen-Walnuss-Baiser

Auch als Adventsfeier-Versüßer

🕐 **ca. 8 Minuten plus Backzeit**

Zutaten für 2 Stück:

1 mittelgroße Birne
6 Walnusskerne
3 Eiklar
8–10 Tropfen Stevia flüssig oder 2 EL Stevia-Pulver
Nelkenpulver, Zimt

Zubereitung:

Den Backofen auf 170 Grad vorheizen. Birne waschen, halbieren, entkernen, in mundgerechte Stücke schneiden. Walnusskerne grob zerhacken und mit den Birnen vermengen. Mit etwas Nelke und Zimt würzen. Das Eiklar mit dem Stevia in einer Schüssel steif schlagen. Die Baisermasse vorsichtig unter die Birnen und Walnüsse heben. Anschließend in eine kleine Auflaufform füllen und im vorgeheizten Backofen etwa 20 Minuten backen.

Ab ins Büro: Aus der Auflaufform nehmen und in eine Plastikbox packen, In der Mikrowelle kurz aufwärmen.

Tipp 1: Die Birne können Sie durch Apfel, Ananas, Aprikosen, Nektarinen, Mandarinen, Orangen oder Beerenobst ersetzen.

Tipp 2: Bei einer Nussallergie ersetzen Sie die Walnüsse durch Haferflocken, Hirseflocken, Couscous oder nehmen statt dessen Pinien-, Kürbis- oder Sojakerne.

Tipp 3: Wer kein Stevia hat, nimmt flüssigen Süßstoff, Ahorn- oder Zuckerrübensirup.

🧺 Küchenpapier, Schneidebrett, kleines u. großes Messer, 2 Schüsseln, Handrührgerät mit Rührbesen, kleine Auflaufform

Stück: Kalorien (kcal) 126 | Proteine (g) 8 | Kohlenhydrate (g) 9 Fett (g) 6

GESTREIFTER WEGSCHNASSLER
Himbeer-Tiramisu mit Zwieback

🕐 **ca. 6 Minuten**

Zutaten für 1 Person:

100 g Tiefkühl-Himbeeren
4 EL Dickmilch (3,5 % Fett)
1 gestr. EL Eiweißpulver Vanille
1 gestr. EL Eiweißpulver Schoko
2 Stücke Zwieback
½ Tasse warmer Kaffee
½ TL Himbeergeist (Likör)

Zubereitung:

Eine Tasse Kaffee kochen. Himbeeren auftauen. Eine Hälfte der Dickmilch mit dem Eiweißpulver Vanille, die andere mit dem Eiweißpulver Schoko glattrühren. Kaffee in einer flachen Schale mit dem Himbeergeist verrühren, einen Zwieback eintunken, mit den Händen leicht zerbröseln und damit den Boden eines kleines Saftglases bedecken. Darüber die Hälfte der Himbeeren und die Vanille-Dickmilch schichten. Darauf wieder eine Schicht Zwieback bröseln, dann den Rest Himbeeren und obendrauf die Schoko-Dickmilch.

Ab ins Büro: Morgens Menge je nach Teilnehmern vervielfachen und in Gläser oder eine große Glasform schichten. Bis zum Fest im Büro kaltstellen.

Tipp 1: Statt Zwieback können Sie Knäckebrot, Pumpernickelbrot, Reiswaffeln, Maiswaffeln oder Biskuitplätzchen verwenden. Statt Himbeergeist auch mal die gleiche Menge Amaretto nehmen.

Tipp 2: Die Himbeeren lassen sich durch Erdbeeren, Heidelbeeren, Johannisbeeren oder auch andere Obstsorten (z. B. Aprikosen, Pfirsich, Melone, Mango) ersetzen.

Express: Den eingeweichten Zwieback unter die Dickmilch heben und servieren.

🧺 Tasse, 3 Schüsseln, Esslöffel, Teelöffel, flache Schale, Saftglas (oder Gläser, alternativ: Glasform)

Glas: Kalorien (kcal) 203 | Proteine (g) 13 | Kohlenhydrate (g) 25 | Fett (g) 5

STATT KUCHEN
Süßes Bananenbrot

🕐 **ca. 10 Minuten**

Zutaten für etwa 14 Stücke:

100 g Mandeln gemahlen

8 EL Koch- & Backeiweiß (z. B. von Hanuko)

1 TL Backpulver

1 Prise Salz

2 reife Bananen

6 EL Magerquark

1 Eigelb

3 Eiklar

4 EL Stevia-Pulver

Zubereitung:

Den Backofen auf 170 Grad (Ober- und Unterhitze) vorheizen. Die Mandeln mit Backeiweiß, Backpulver und Salz mischen. Bananen zu Mus zerdrücken. In einer zweiten Schüssel Quark, Eigelb und Eiklar glattrühren. Bananenmus, Stevia-Pulver und die Mandelmischung unterrühren. Den Teig in eine mit Backpapier ausgelegte Kastenform füllen und auf mittlerer Schiene etwa 45 Minuten backen.

Ab ins Büro: Das Brot im Stück mitnehmen, vor dem Essen schneiden oder Einzelscheiben in Frischhaltefolie wickeln.

Tipp 1: Die Bananen können Sie durch pürierte Äpfel, Birnen oder Beeren ersetzen.

Tipp 2: Nussallergiker nehmen Vollkornmehl, Haferflocken oder Hirseflocken.

Tipp 3: Bei starker **Laktoseintoleranz** statt Quark laktosefreie Milch – plus etwas mehr Backeiweiß verwenden.

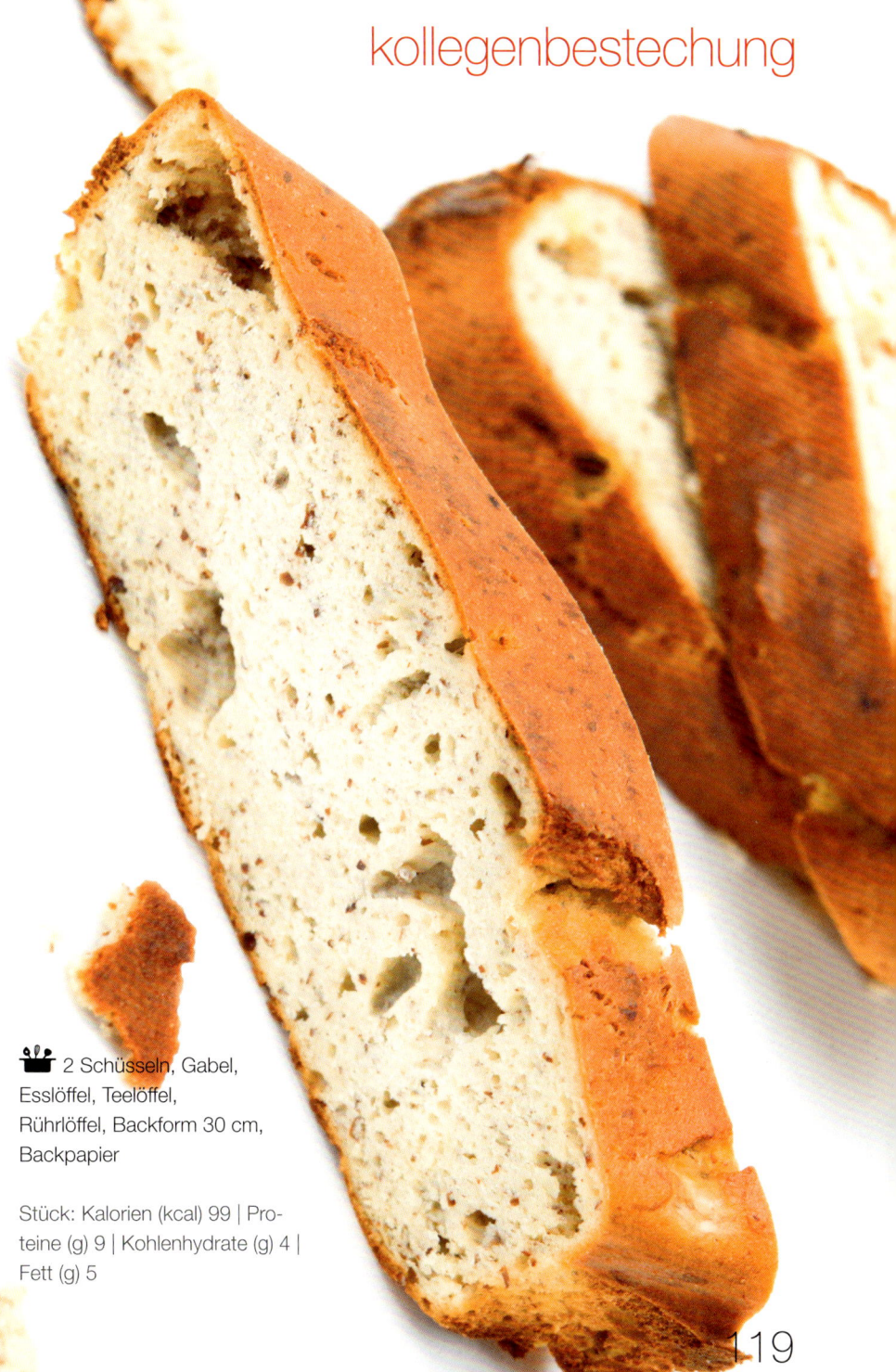

🍳 2 Schüsseln, Gabel, Esslöffel, Teelöffel, Rührlöffel, Backform 30 cm, Backpapier

Stück: Kalorien (kcal) 99 | Proteine (g) 9 | Kohlenhydrate (g) 4 | Fett (g) 5

119

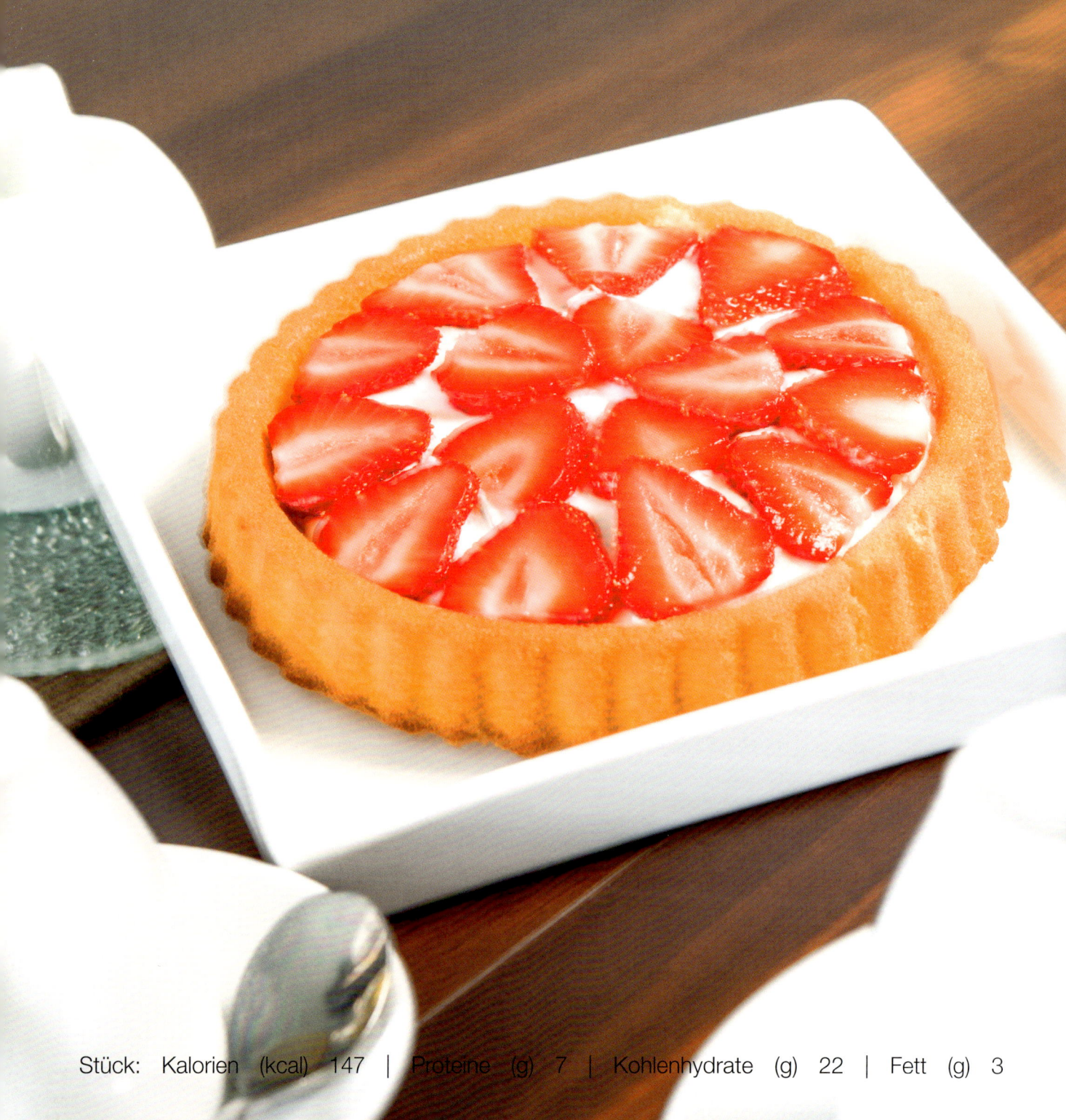

Stück: Kalorien (kcal) 147 | Proteine (g) 7 | Kohlenhydrate (g) 22 | Fett (g) 3

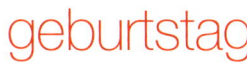

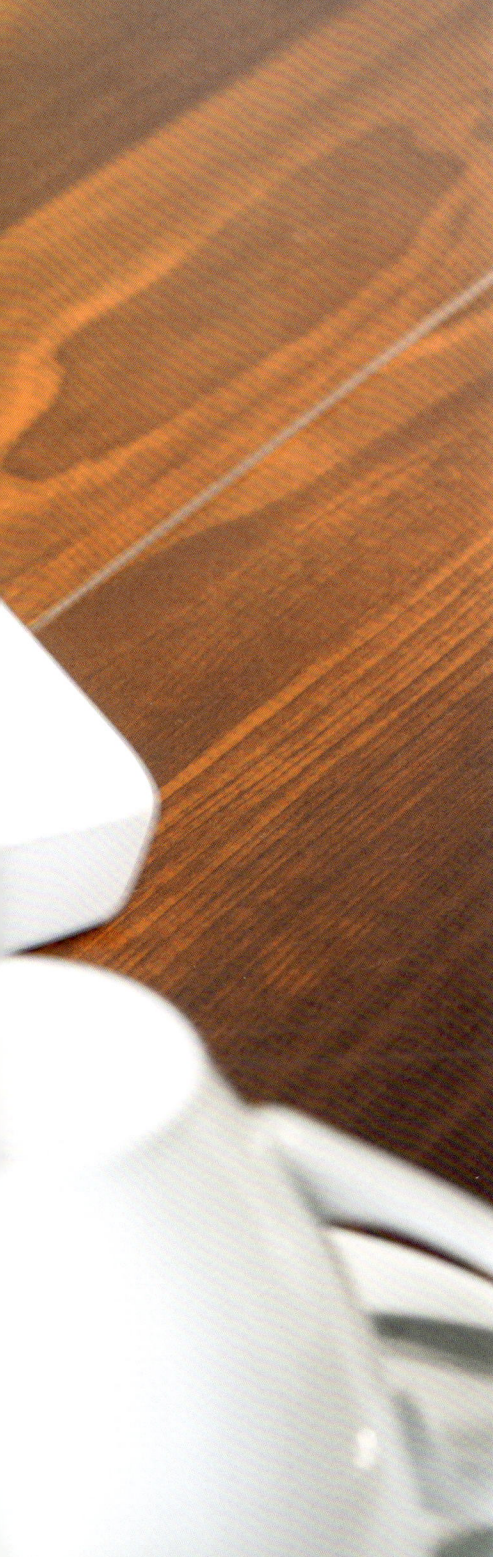

HOCH SOLL'N SIE LEBEN
Quark-Biskuit-Torte mit Erdbeeren

🕐 **ca. 8 Minuten**

Zutaten für 4 Stücke:

1 Eiklar
4 EL Magerquark
1 TL Süßstoff
1 mittelgroßer Biskuitboden (Ø 12–15 cm)
20 g geriebene Zartbitterschokolade
4 große Erdbeeren

Zubereitung:

Das Eiklar mit einem Handrührgerät steif schlagen und anschließend mit dem Quark cremig rühren. Die Schokolade mit dem Messer klein hacken und unter die Quarkmasse rühren. Mit Süßstoff abschmecken. Die Creme gleichmäßig auf dem Biskuitboden verteilen und die Torte für 30 Minuten in den Kühlschrank stellen. Inzwischen die Erdbeeren waschen und in dünne Scheiben schneiden. Die Torte aus dem Kühlschrank nehmen und die Erdbeerscheiben kranzförmig auf der Quarkmasse verteilen.

Ab ins Büro: Wer die Torte nicht fertig transportieren möchte, kann die Creme zubereitet in einer Plastikbox mitnehmen (unbedingt kühlen, siehe Tipp 3). Erdbeeren und Tortenboden extra verpacken.

Tipp 1: Je nach Saison schmecken als Belag auch Aprikosen, Äpfel, Ananas, Birnen, Orangen, Mango und Himbeeren.

Tipp 2: Statt Süßstoff können Sie auch Stevia-Pulver oder flüssiges Stevia, Honig, Ahornsirup oder Agavendicksaft nehmen.

Tipp 3: Wenn die Quark-Biskuit-Torte vor dem Verzehr länger als 30 Minuten bei Raumtemperatur stehen soll, nehmen Sie statt Eiklar lieber Schlagsahne (Salmonellen).

Tipp 4: Sollten Sie keinen mittelgroßen Biskuit-Tortenboden bekommen, können Sie auch vier kleine Biskuit-Torteletts verwenden. Die sehen bei Bürofeiern auch hübsch aus und pro Person reicht eine kleine Torte.

Tipp 5: Bei **Laktoseintoleranz** fettreichen Naturfrischkäse, Creme fraîche, Mascarpone oder Ricotta verwenden.

🧑‍🍳 Schüssel, Handrührgerät mit Rühraufsätzen, Esslöffel, Teelöffel, Schneidebrett, großes und kleines Messer

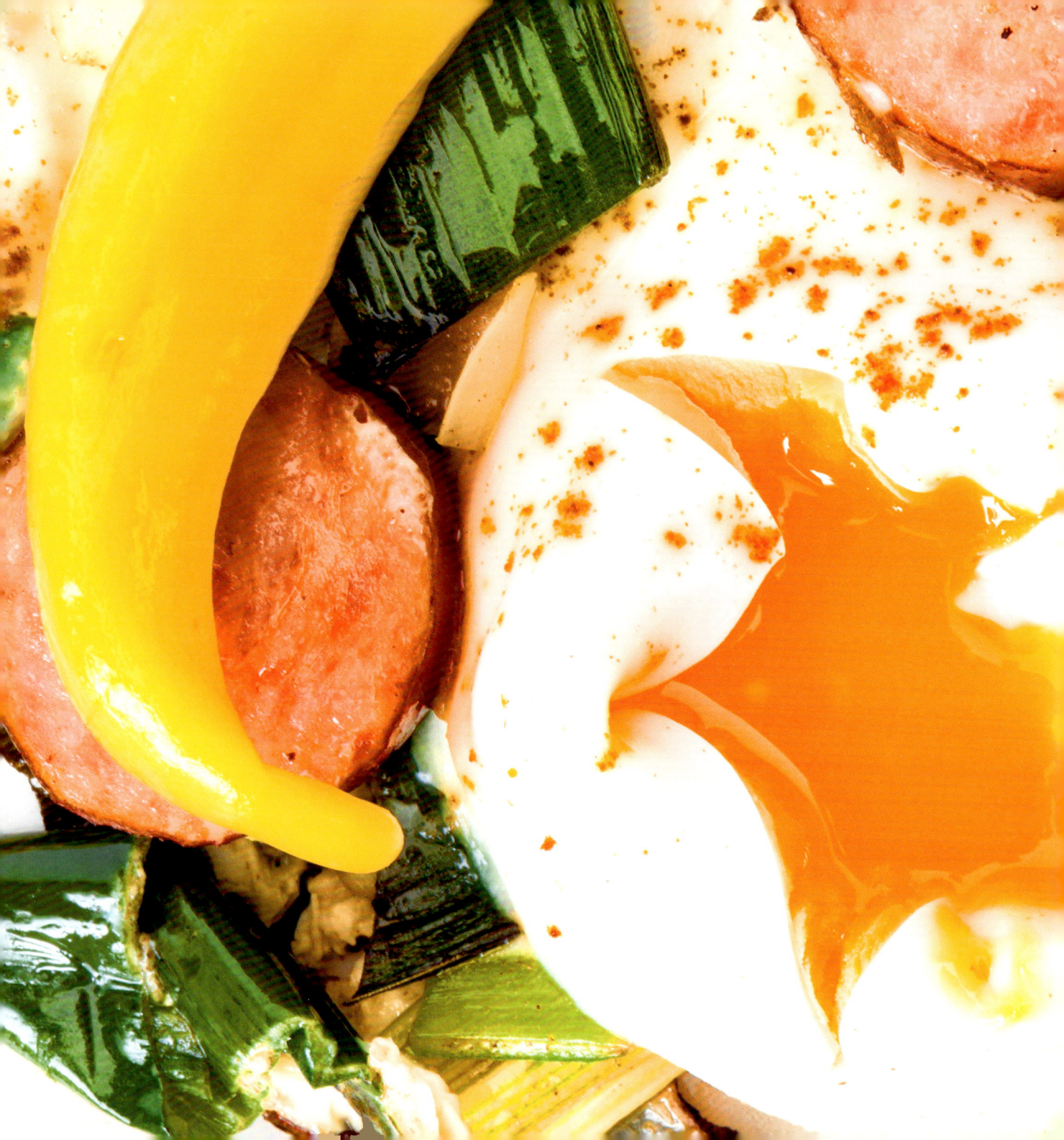

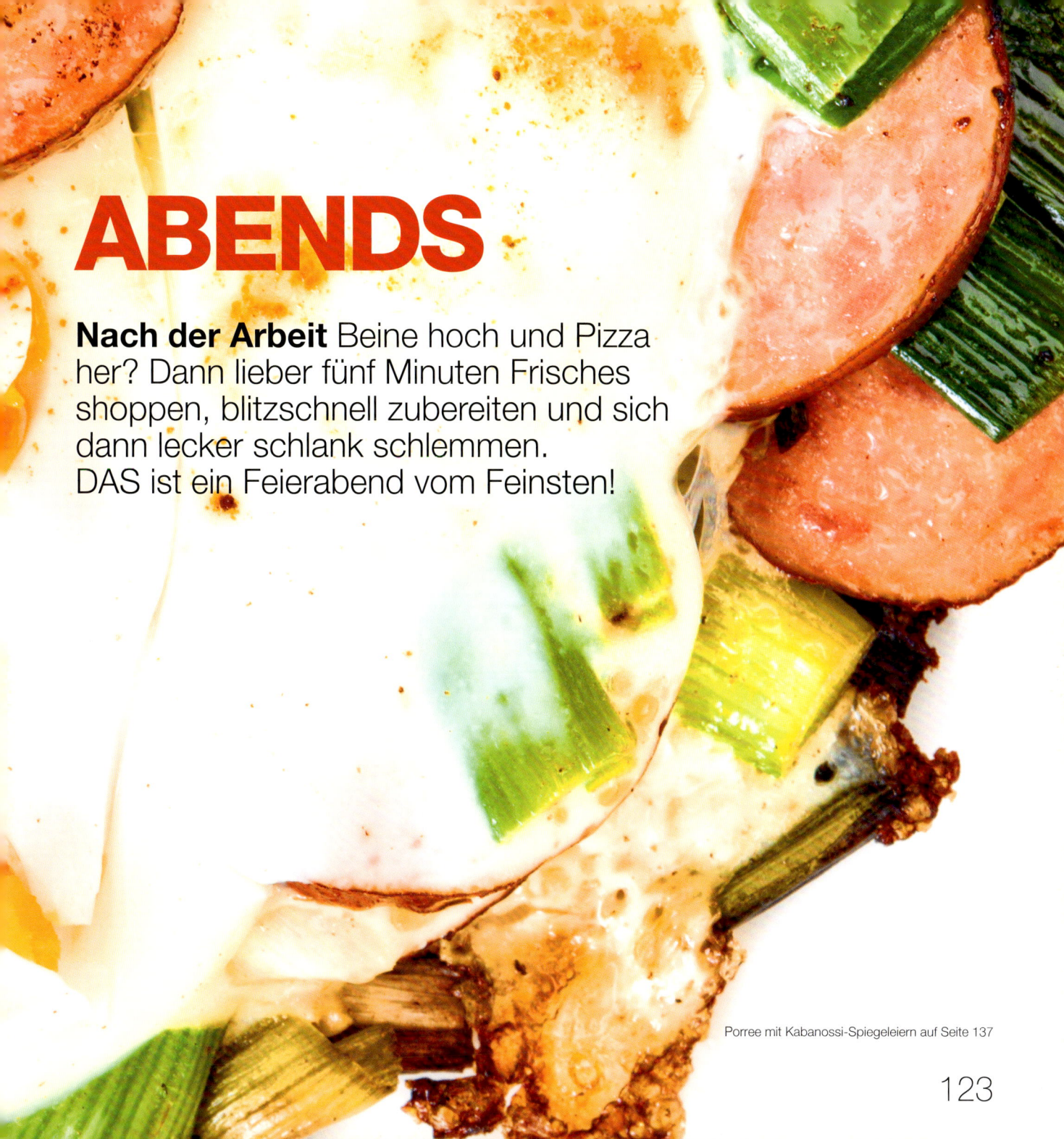

ABENDS

Nach der Arbeit Beine hoch und Pizza her? Dann lieber fünf Minuten Frisches shoppen, blitzschnell zubereiten und sich dann lecker schlank schlemmen. DAS ist ein Feierabend vom Feinsten!

Porree mit Kabanossi-Spiegeleiern auf Seite 137

123

abends

FÜR FITNESS-KÜCHE-GOURMETS
Apfel-Sellerie-Salat mit gebratener Forelle

⏱ **ca. 15 Minuten**

Zutaten für 1 Portion:

1 frische oder Tiefkühl-Forelle (ca. 200 g)
½ Zitrone
½ TL Rosmaringewürz
½ TL Thymiangewürz
100 g Butter
½ süßer Apfel
¼ kleine Knolle Sellerie
1 TL geriebener Meerrettich (Glas)
2 EL Obstessig
1 EL Doppelrahm-Kräuterfrischkäse
Salz, weißer Pfeffer

Zubereitung:

Die Forelle unter kaltem Wasser abspülen, trocken tupfen und mit etwas Saft der Zitrone rundherum beträufeln. Mit Rosmarin und Thymian bestreuen. Die Butter bei mittlerer Hitze in einer Pfanne schmelzen und die Forelle etwa 6 Minuten von jeder Seite braten. In der Zwischenzeit den Apfel klein würfeln. Sellerie schälen, waschen, trocknen und raspeln. Mit dem Apfel, Meerrettich, Essig und Kräuterfrischkäse vermengen. Würzen und mit der Forelle anrichten. Den restlichen Zitronensaft dazu reichen.

Tipp 1: Statt Forelle geht auch geräucherter Fisch, z. B. Heilbutt

Tipp 2: Vegetarier ersetzen den Fisch durch gekochte Eier, frisch geriebenen Parmesan und Kürbiskerne.

Express: Statt Knollensellerie nehmen Sie Staudensellerie klein geschnitten, das spart Zeit. Noch schneller: Selleriestreifen im Glas kaufen – auch die schmecken lecker.

🍲 Küchenpapier, Saftpresse, Pfanne, Pfannenwender, Schneidebrett, kl. und gr. Messer, Reibe, Schüssel, Teelöffel, Esslöffel

RUCK-ZUCK BESORGT UND ZUBEREITET
Geräuchertes Forellenfilet mit Senf-Dill-Creme

⏱ **ca. 6 Minuten**

Zutaten für 1 Portion:

2 geräucherte Forellenfilets (125 g)
4 EL Magerquark
1 EL saure Sahne
2 TL Senf mittelscharf
2 TL Tiefkühl-Dill
1 Scheibe Eiweißbrot
Salz, weißer Pfeffer

Zubereitung:

Die Forellenfilets auf einen Teller legen. Die restlichen Zutaten für die Senf-Dill-Creme miteinander verrühren und mit den Gewürzen abschmecken. Creme auf die Forellenfilets streichen, dazu das Eiweißbrot essen.

Tipp 1: Wer Tiefkühl-Kräuter und Gewürze im Haus hat, und außerdem einen kleinen Vorrat an eingefrorenem Eiweißbrot anlegt, braucht für dieses leckere Gericht nach Feierabend im Supermarkt nur Forellenfilets (in der Kühltheke), Quark und saure Sahne zu kaufen. 3 Teile – und ein leckeres proteinreiches Abendessen ist Ihnen sicher!

Tipp 2: Sie können das Rezept auch als Aufstrich zubereiten. Dazu die Forellenfilets mit einer Gabel zerdrücken und anschließend unter die sahnige Quarkmasse rühren. Mit Senf oder Meerrettich und Dill verfeinern. Das Ganze dick aufs Brot streichen.

Tipp 3: Personen mit einer **Laktoseintoleranz** verwenden statt Magerquark laktosearmen Frischkäse oder Joghurt. Sie können auch fettreichen Naturfrischkäse verwenden, denn der enthält in der Regel sehr wenig Milchzucker.

Oder Sie bereiten sich ein kaltes Forellenfilet-Ragout zu, indem Sie die Forellenfilets klein würfeln und mit ein paar Orangen- oder Mandarinenfilets (auch aus der Dose) vermengen – und mit Meerrettich oder Dill verfeinern.

🍲 Teller, Schüssel, Teelöffel, Esslöffel, Messer

Portion: Kalorien (kcal) 430 | Proteine (g) 62 | Kohlenhydrate (g) 9 | Fette (g) 15

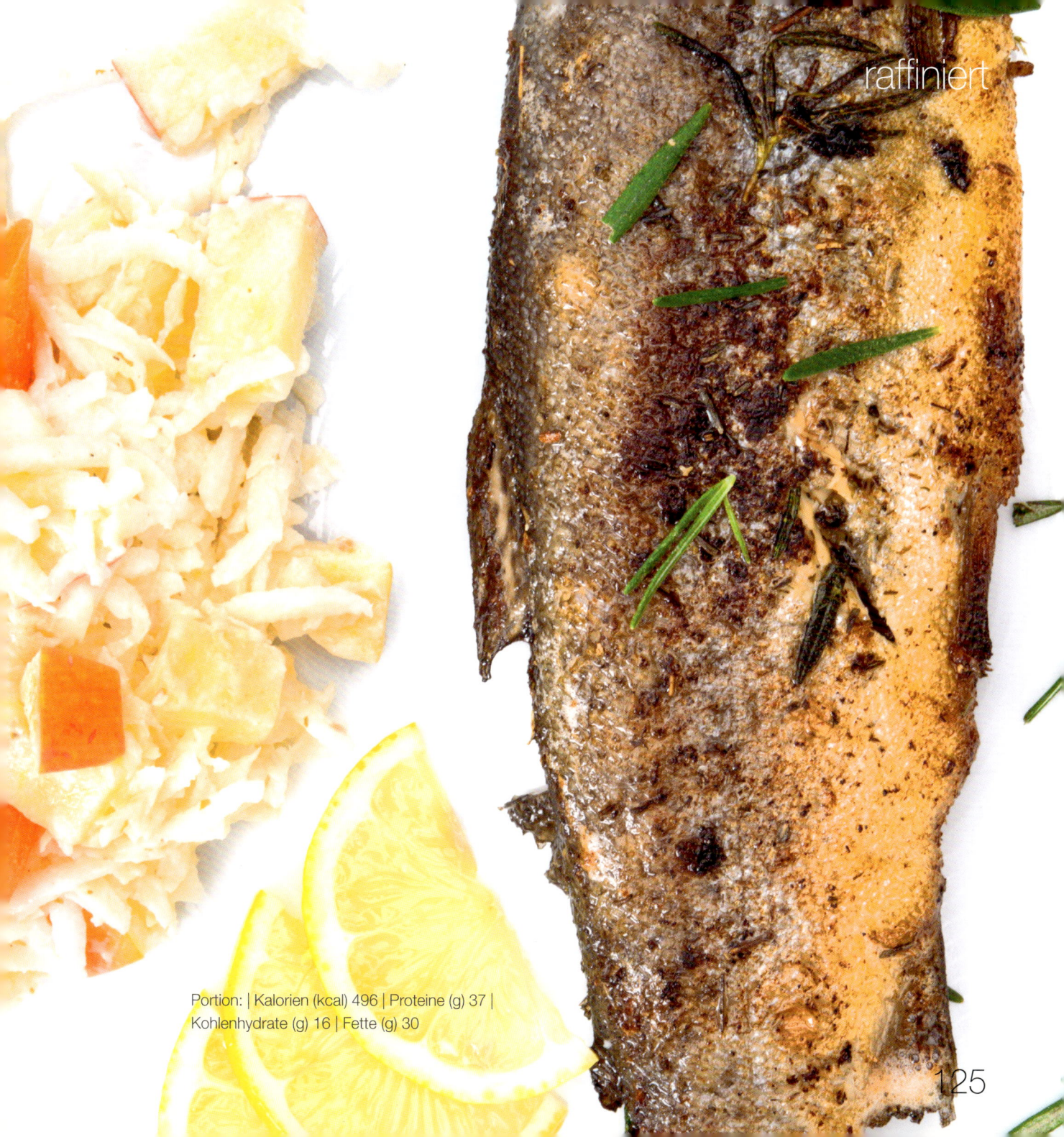

Portion: | Kalorien (kcal) 496 | Proteine (g) 37 |
Kohlenhydrate (g) 16 | Fette (g) 30

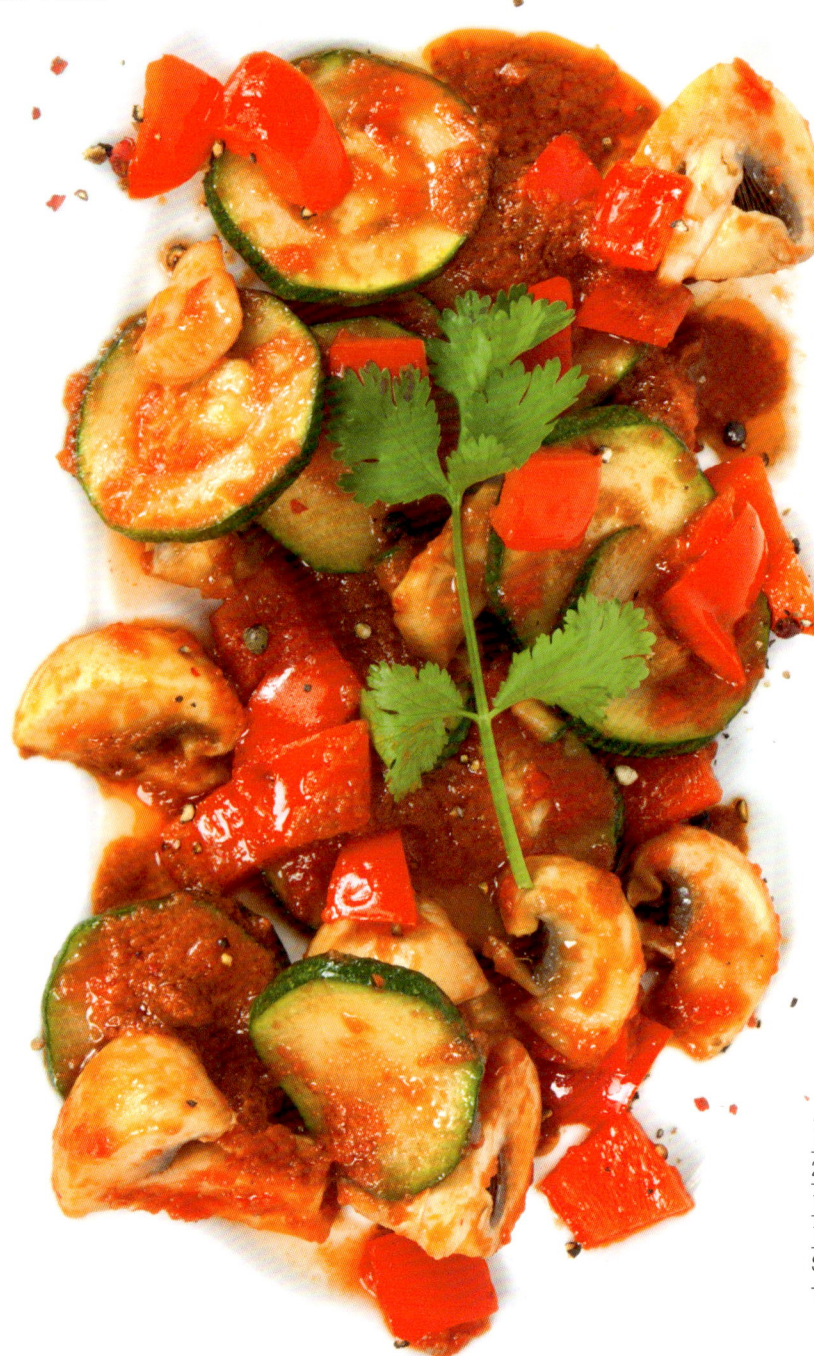

MIT GEHACKTEN EIERN
Gemüse-Curry

🕐 **ca. 12 Minuten**

Zutaten für 1 Portion:

2 Eier

4 große Champignonköpfe

1 kleine Zucchini

½ rote Paprika

1 EL Olivenöl

2 TL rote Currypaste

½ TL Currypulver

200 ml passierte Tomaten

1 TL Gemüsebrühe (Pulver)

1 frischer Korianderzweig oder Kerbel

Salz, schwarzer Pfeffer, Majoran- und Thymiangewürz

IN PIKANTEM KÄSETEIG GEBACKEN

Blumenkohl-Broccoli-Clafoutis

🕐 **ca. 12 Minuten plus Backzeit**

Zutaten für 1 Portion:

4 Tiefkühl-Blumenkohlröschen (ca. 150g)
6 Tiefkühl-Broccoliröschen (ca. 150 g)
1 kleine Zwiebel
1 EL Butter
1 Tasse fettarme Milch
2 EL Koch- & Backeiweiß (z.B. von Hanuko)
1 Ei
3 EL geriebener Emmentaler (30 g)
½ TL Gemüsebrühe (Pulver)
2 TL Tiefkühl-Gartenkräuter
Salz, schwarzer Pfeffer, Muskat

Zubereitung:

Den Backofen auf 180 Grad vorheizen. Die Blumenkohl- und Broccoliröschen in der Mikrowelle oder im Topf auftauen, dann in mundgerechte Stücke schneiden. Die Zwiebel schälen und klein würfeln. Die Butter im Topf schmelzen und die Zwiebel zusammen mit dem Kohl 4 Minuten braten. Üppig mit Gewürzen und Kräutern bestreuen. Den Kohl in eine Auflaufform füllen und gut verteilen. Die Milch mit Backeiweiß, Ei, Käse, Brühe und Kräutern in einer Schüssel glattrühren und über den Kohl geben. Im Ofen auf mittlerer Schiene 20 Minuten backen.

Tipp 1: Statt Blumenkohl und Broccoli schmecken auch Mischgemüse, Leipziger Allerlei oder Pfannengemüse.

Tipp 2: Der geriebene Emmentaler kann durch geriebenen Mozzarella, Maasdamer oder Parmesan ersetzt werden.

Tipp 3: Clafoutis ist eine gebackene Süßspeise aus Frankreich, die klassisch aus den Grundzutaten Butter, Ei, Milch und Mehl besteht. Gerne werden Kirschen, Blaubeeren oder andere Obstsorten untergehoben, im Teig gebacken und anschließend mit etwas Puderzucker bestäubt. Wollen Sie so eine Süßspeise mal morgens oder mittags zubereiten? Dann das Mehl zur Hälfte durch Koch- & Backeiweiß ersetzen. Das reduziert die Kohlenhydrate und macht außerdem auch noch schneller satt.

🍲 2 Schüsseln, Schneidebrett, kl. und gr. Messer, Esslöffel, Topf, Rührlöffel, ovale Auflaufform, Tasse, Teelöffel, Schneebesen

Portion: Kalorien (kcal) 558 | Proteine (g) 45 | Kohlenhydrate (g) 14 | Fette (g) 34

Zubereitung:

Eier hart kochen, unter kaltem Wasser abschrecken, die Schale abpellen. Für das Gemüse-Curry die Champignonköpfe mit einem feuchten Küchentuch säubern und vierteln. Zucchini waschen, Enden entfernen, ebenfalls vierteln und in 0,5 Zentimeter dicke Scheiben schneiden. Paprika halbieren, entkernen, waschen und grob würfeln. Inzwischen das Öl in der Pfanne erhitzen, das Gemüse bei größerer Hitze etwa 2 Minuten braten, gelegentlich rühren. Currypaste und Currypulver hinzugeben und 1 weitere Minute braten. Mit den passierten Tomaten und der Brühe auffüllen und alles zum Kochen bringen. Mit den Gewürzen abschmecken und das Gemüse 3 Minuten weiterkochen. Inzwischen die Eier klein hacken und kurz vor dem Servieren über das Gemüse-Curry streuen.

Tipp 1: Die gekochten Eier lassen sich auch durch zerbröselten Schafs- oder Ziegenkäse ersetzen. **Vegetarier** können gewürfelten Bärlauch-Tofu übers Gemüse-Curry geben.

Tipp 2: Lecker sind auch Wiener oder Rostbratwürste, die in dünne Scheiben geschnitten und unters Gemüse gehoben werden.

Tipp 3: Eingefleischte Beilagenfans können zum Gemüse-Curry 75 g exotische Getreidesorten wie Amaranth (14,6 g Protein/100 g), Couscous (12,3 g Protein/100 g) oder Quinoa (13,8 g Protein/100 g) zubereiten. Die schmecken prima zum Curry und liefern viele Proteine zum Sattwerden.

🍲 Küchenpapier, Schneidebrett, großes Messer, 2 Schüsseln, Pfanne, Esslöffel, Rührlöffel, Teelöffel

Portion: Kalorien (kcal) 479 | Proteine (g) 28 | Kohlenhydrate (g) 23 | Fette (g) 29

abends

Ideal für Schichtarbeiter

DIE HESSEN KOMMEN!
Spinatauflauf mit Kasseler

🕐 **ca. 10 Minuten plus Backzeit**

Zutaten für 1 Portion:

250 g Tiefkühl-Blattspinat (portioniert)

1 Zwiebel

1 schmale Scheibe Kasseler (ca. 80 g)

½ TL Butter

½ Tasse Wasser (75 ml)

1 TL Gemüsebrühe (Pulver)

3 EL Magerquark

1 Ei

3 EL geriebener Emmentaler

Salz, Pfeffer, Muskat

Zubereitung:

Den Backofen auf 180 Grad vorheizen. Den Spinat Stunden vorher oder in der Mikrowelle auftauen. Zwiebel schälen und würfeln. Das Kasseler in mundgerechte Stücke schneiden. Die Butter bei mittlerer Hitze schmelzen, Zwiebeln etwa ½ Minute darin braten, dann den Spinat zugeben und 1 weitere Minute braten. Mit Wasser auffüllen, Brühe und Kasseler unterheben. Alles zusammen 1 Minute kochen. Quark mit Ei und Emmentaler glattrühren. Spinat und Kasseler mit der Ei-Quarkmasse vermengen, würzen und in einer Auflaufform auf mittlerer Schiene 20 Minuten backen.

Tipp 1: Der ideale Auflauf für Schichtarbeiter. Die Zutaten sind leicht und belasten die Verdauung nicht. So wird man nicht – wie sonst so häufig – nach dem Essen müde.

Tipp 2: Den Spinat können Sie mit Basilikum, Liebstöckel, Ingwer und Knoblauch verfeinern. Statt Spinat können Sie ebenso gut Tiefkühl-Grünkohl nehmen.

Tipp 3: Kasseler können Sie durch gebratene Hähnchenbrust oder Rindswurst ersetzen. Sogar Fisch passt. Dann grätenfreien Tilapia oder Pangasius wählen.

Tipp 4: Vegetarier sollten den überbackenen Spinat als Beilage zu Tofu-Frikadellen essen.

🍴 2 Schüsseln, Schneidebrett, kleines und großes Messer, kleiner Topf, Rührlöffel, Tasse, Teelöffel, Esslöffel, kleine Auflaufform

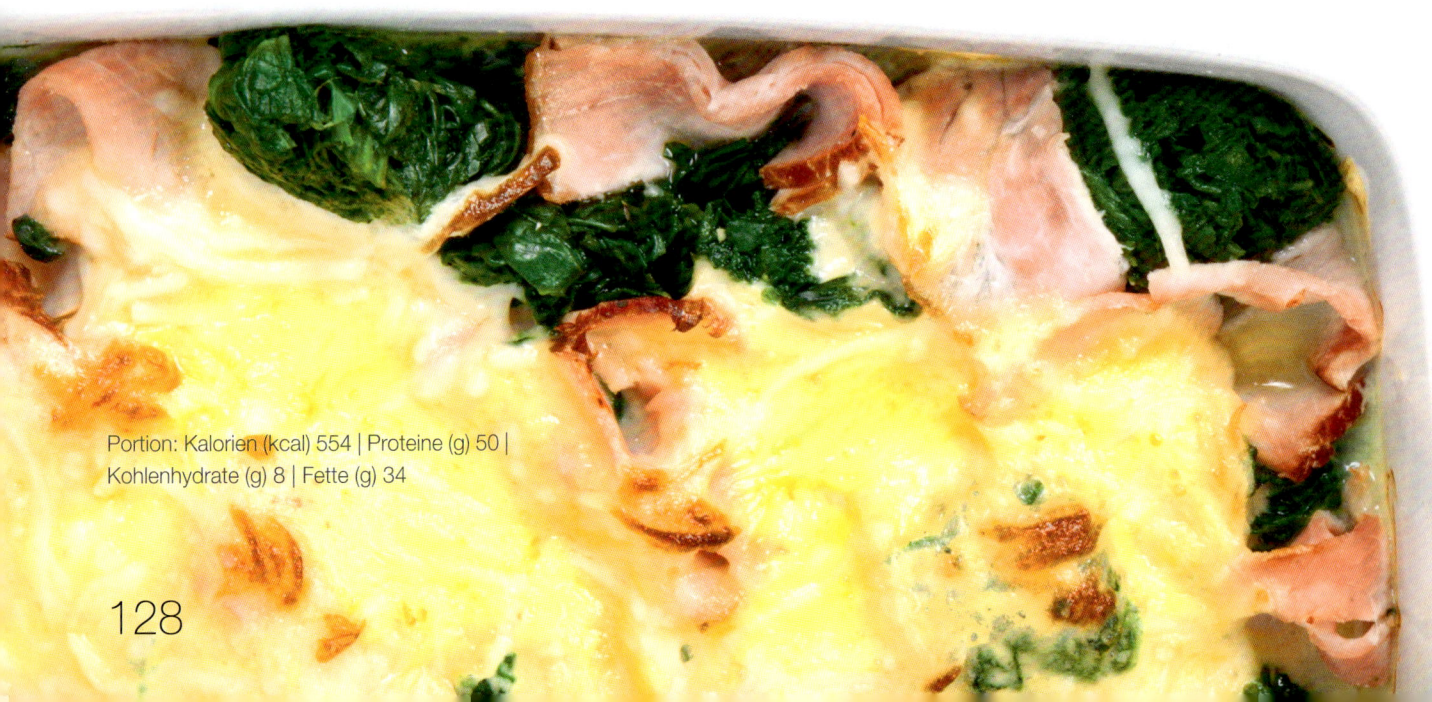

Portion: Kalorien (kcal) 554 | Proteine (g) 50 | Kohlenhydrate (g) 8 | Fette (g) 34

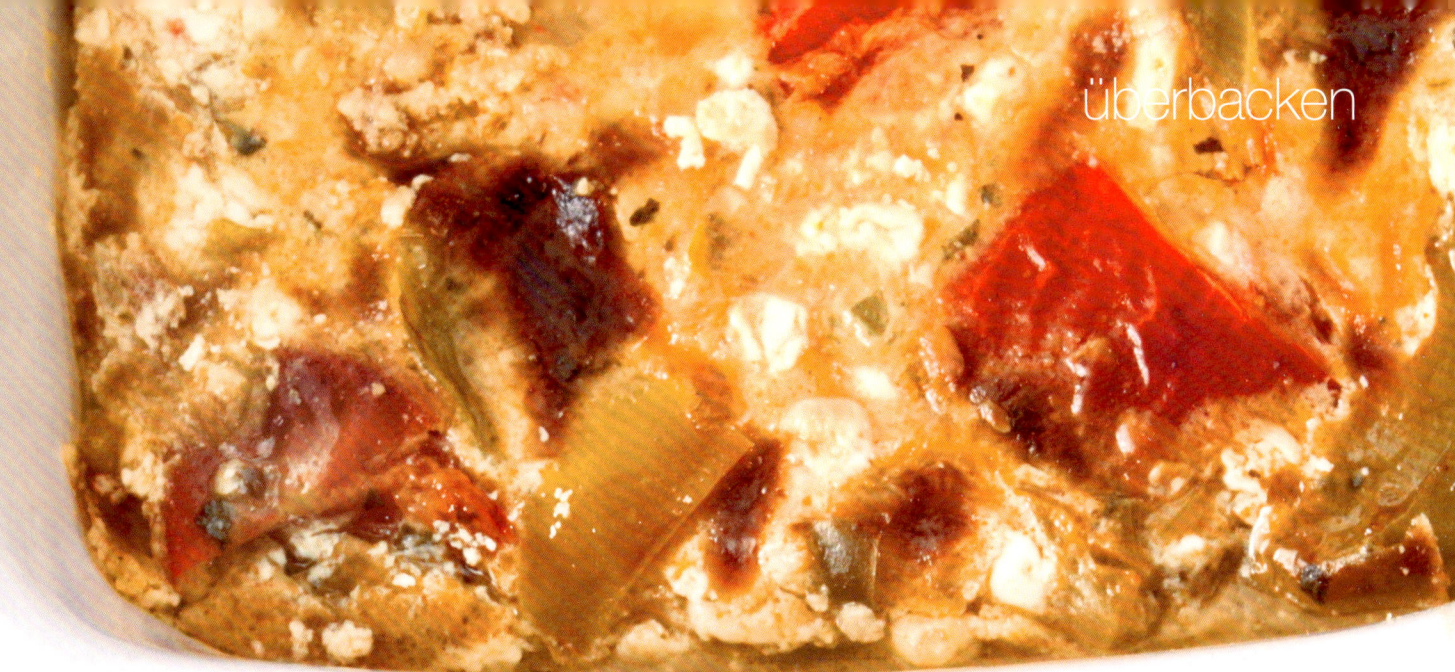

Portion: Kalorien (kcal) 526 | Proteine (g) 43 |
Kohlenhydrate (g) 15 | Fette (g) 31

MIT TOMATEN-PAPRIKAGEMÜSE
Gebackener Hüttenkäse

🕐 **ca. 10 Minuten plus Backzeit**

Zutaten für 1 Portion:

2 mittelgroße Tomaten

1 kleine Zwiebel

1 kleine grüne Paprika

1 EL Olivenöl

1 Becher Hüttenkäse (4 % Fett)

2 EL Schmand

2 EL geriebener Parmesan

1 Ei

Salz, schwarzer Pfeffer, Oregano, Basilikum

Zubereitung:

Den Backofen auf 180 Grad vorheizen. Die Tomaten waschen, trocknen, vierteln, die Kerne entfernen und den Rest in kleine Stücke schneiden. Zwiebel schälen. Die Paprika halbieren, entkernen und mit der Zwiebel klein würfeln. Öl erhitzen, das Gemüse 4 Minuten bei größerer Hitze braten, dann würzen und den Topf vom Herd stellen. Die anderen Zutaten vermengen und unter das Gemüse heben. Alles in einer Auflaufform etwa 30 Minuten backen.

Tipp 1: Soll die Zubereitung noch schneller gehen, Tiefkühl-Gemüse wie Broccoli, Asia-Gemüse, Spinat oder Wirsing wählen.

Tipp 2: Wer mag, kann zusätzlich Tatar, Schinkenwürfel, Geflügelfleischwurst oder Rostbratwürstchen hinzufügen.

Tipp 3: Wer keinen Hüttenkäse mag, nimmt stattdessen fettarmen Frischkäse.

🍴 Küchenpapier, Schneidebrett, großes Messer, 2 Schüsseln, Topf, Rührlöffel, Esslöffel, Auflaufform

129

abends

MIT FREUNDLICHER IMBISS-UNTERSTÜTZUNG

Geflügel-Karotten-Pfirsich-Salat

🕐 **ca. 15 Minuten**

Zutaten für 1 Portion:

| ¼ Hähnchen vom Grill (Bruststück) |
| 1 frischer Pfirsich |
| 1 mittelgroße Karotte |
| ½ mittelgroße Zucchini |
| 1 Stange Lauchzwiebel |
| 2 Zweige frische Zitronenmelisse |
| 3 EL Dickmilch (3,5 % Fett) |

Salz, weißer Pfeffer, Currypulver, Ingwerpulver

Zubereitung:

Hähnchen vom Knochen lösen und mit der Haut in mundgerechte Stücke schneiden. Den Pfirsich waschen, halbieren, entsteinen und klein würfeln. Karotten und Zucchini waschen, trocknen, den Wurzel- und Stielansatz entfernen. Beides dann auf einer Küchenreibe klein raspeln. Die Lauchzwiebel und die Zweige der Zitronenmelisse waschen. Den Wurzelansatz bei der Lauchzwiebel entfernen, Rest in dünne Röllchen schneiden. Die Blätter der Zitronenmelisse abpflücken und klein hacken. Lauchzwiebel und Zitronenmelisse mit den Karotten, Zucchini, Pfirsich und dem Hähnchen mischen. Die Dickmilch unterrühren und mit den Gewürzen pikant abschmecken.

Tipp 1: Ein halbes Grillhähnchen können Sie schon in der Mittagspause besorgen. Wenn Sie davon 2 Portionen zubereiten, haben Sie gleich für den nächsten Mittag oder Abend vorgesorgt.

Tipp 2: Gibt es bei Ihnen keinen Imbiss, im Supermarkt fertig gegrillte Hähnchen- oder Putenbruststreifen kaufen.

Tipp 3: Der Salat kann noch mit geriebenem Knollen- oder Staudensellerie verfeinert werden. Die Lauch- bzw. Frühlingszwiebel können Sie durch Rucola ersetzen. Statt Pfirsich schmecken auch Apfel, Aprikosen, Mango oder Mandarine.

Tipp 4: Vegetarier heben vegetarische Würstchen, Bratkäse oder Tofu unter den Salat. Aber auch Nüsse (Walnuss, Erdnuss) sind super im Salat.

Tipp 5: Bei **Laktoseintoleranz** ersetzen Sie die Dickmilch durch laktosearmen Joghurt.

🍴 Schneidebrett, kl. und gr. Messer, Küchenpapier, Reibe, Pfanne mit Deckel, Esslöffel, Rührlöffel, Sieb, Schüssel, Teelöffel

Portion: Kalorien (kcal) 308 | Proteine (g) 43 | Kohlenhydrate (g) 23 | Fette (g) 4

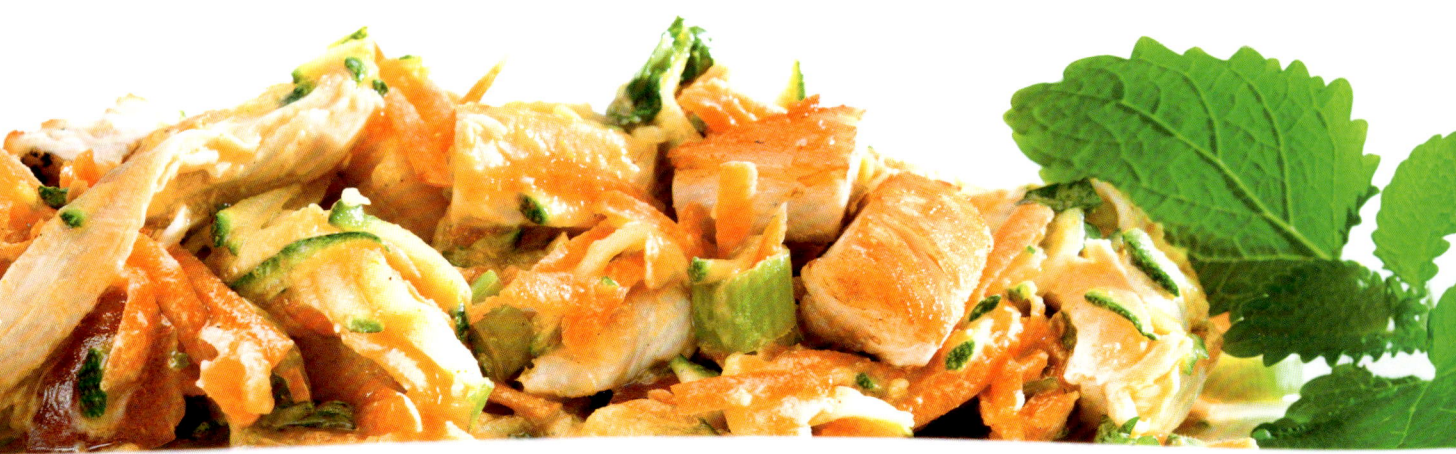

FEINE HALLOWEEN-PFANNE

Kürbis-Salat mit Hähnchenstreifen

🕐 **ca. 15 Minuten**

Zutaten für 1 Portion:

1 Hähnchenbrustfilet (ca. 150 g)

1 EL Olivenöl

¼ Stück vom kleinen Hokkaido-Kürbis

½ Stange Porree

2 mittelgroße Tomaten

4 EL fettarmer Joghurt

1 EL Branntweinessig

2 TL Tiefkühl-Schnittlauch

Salz, schwarzer Pfeffer, Kreuzkümmel

Zubereitung:

Hähnchenbrust in Streifen schneiden, in heißem Öl in der Pfanne bei mittlerer Hitze 4 Minuten braten, dabei gelegentlich rühren. Kürbis klein würfeln. Porree längs halbieren, in dünne Scheiben (Halbmonde) schneiden, im Sieb kalt abduschen. Hähnchen aus der Pfanne nehmen. Porree und Kürbis in derselben Pfanne bei stärkerer Hitze 2 Minuten braten, öfters rühren. Tomaten waschen, entkernen, in Stücke schneiden, mit dem Kürbis, Porree, und Fleisch in einer Schüssel vermengen. Joghurt, Essig und Schnittlauch zufügen, würzen und anrichten.

Tipp 1: Der Kürbis kann auch geraspelt und unter den Salat gehoben werden.

Tipp 2: Da Kürbis nicht das ganze Jahr im verfügbar ist, alternativ Aubergine, Champignons oder Steckrübe nehmen.

Tipp 3: Vegetarier verwenden ersetzen das Fleisch durch gehackte Nüsse.

 Schneidebrett, kleines und großes Messer, Pfanne, Pfannenwender, Esslöffel, Sieb, Rührlöffel, 2 Schüsseln, Teelöffel

Portion: Kalorien (kcal) 429 | Proteine (g) 45 | Kohlenhydrate (g) 21 | Fette (g) 17

DARF'S ETWAS MEER SEIN?

Salat nach mediterraner Art

🕐 **ca. 13 Minuten**

Zutaten für 1 Portion:

2 Handvoll gekochte oder Tiefkühl-
    Meeresfrüchte (à 250 g)

½ kleine Zucchini

6 Kirschtomaten

4 schwarze Oliven

1 kleine Knoblauchzehe

½ Zitrone

1 TL Olivenöl

1 EL Worcestersauce

2 TL Tiefkühl-Dill

Salz, schwarzer Pfeffer

Zubereitung:

Meeresfrüchte in der Mikrowelle auftauen oder nach Packungsanleitung garen. Die Zucchini waschen, in Streifen schneiden. Tomaten waschen und halbieren. Oliven in dünne Scheiben schneiden. Knoblauchzehe schälen, klein würfeln und auf einer festen Arbeitsfläche mit dem Messer in etwas Salz zerreiben. Zitrone entsaften. Meeresfrüchte, Gemüse, Knoblauch und Zitronensaft vermengen. Mit Öl, Worcestersauce und Dill marinieren, würzen.

Ab ins Büro: Der Salat bleibt 4 Tage im Kühlschrank frisch. Bereiten Sie also gerne mehr zu, dann ist fürs nächste Abendessen gesorgt – oder Sie können den Salat morgens mit ins Büro nehmen.

Tipp 2: Auch mal nur die halbe Menge Meeresfrüchte verwenden und dafür gebratene Riesengarnelen hinzufügen.

Tipp 3: Zum Salat schmeckt ein warmes Low Carb-Brötchen (S. 63). Mittags die Meeresfrüchte alternativ in ein kleines Ciabattabrötchen füllen. Oder zu zwei mittelgroßen Pellkartoffeln oder einer Back-Kartoffel (S. 74) genießen.

 2 Schüsseln, Schneidebrett, großes Messer, Saftpresse, Küchenpapier, Esslöffel, Teelöffel

Portion: Kalorien (kcal) 371 | Proteine (g) 30 | Kohlenhydrate (g) 15 | Fette (g) 20

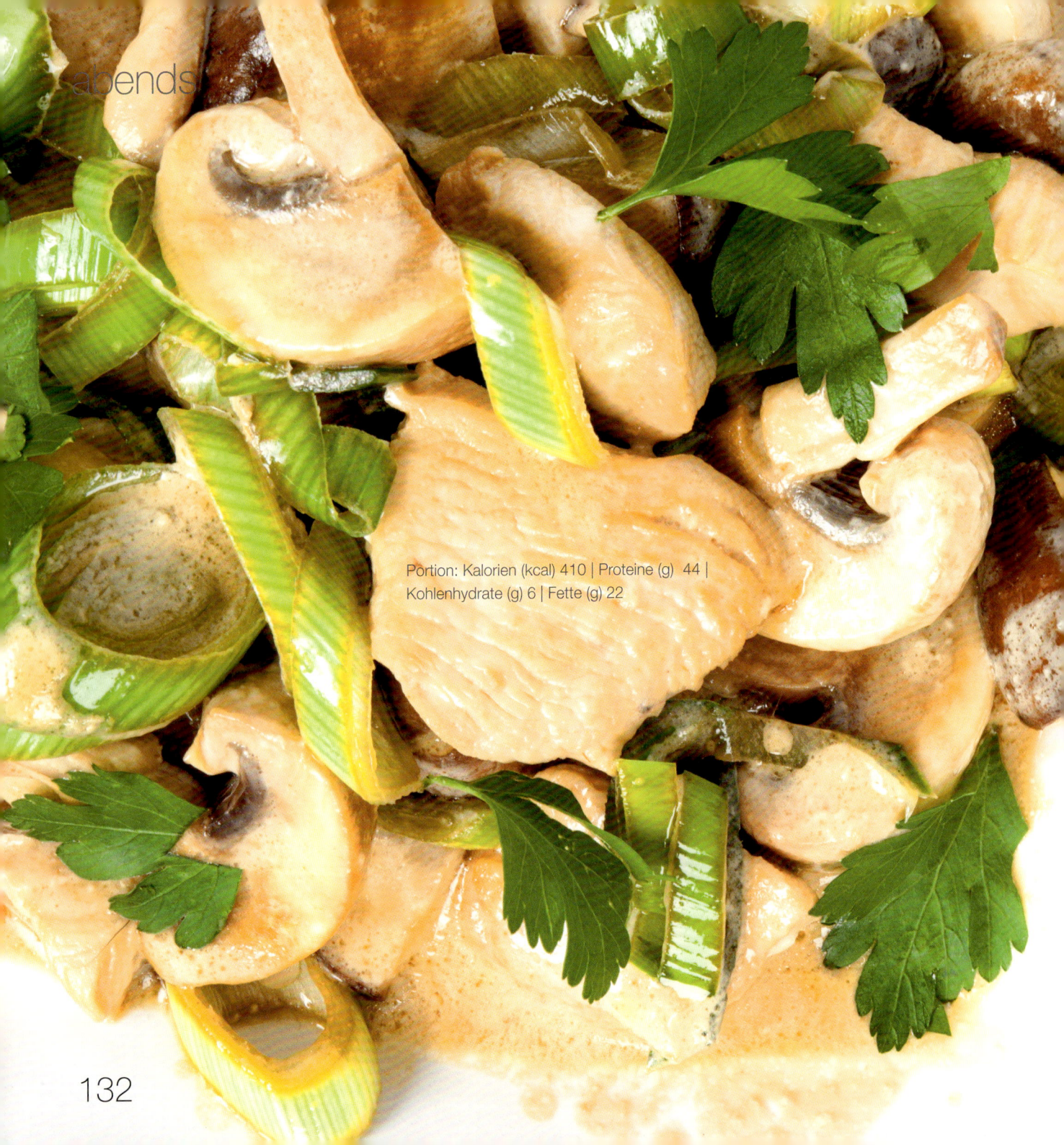

Portion: Kalorien (kcal) 410 | Proteine (g) 44 | Kohlenhydrate (g) 6 | Fette (g) 22

WALD- ODER KÜHLTRUHEN-SAMMELEI
Pilzragout mit Hähnchenbrust

🕐 **ca. 15 Minuten**

Zutaten für 1 Portion:

2 Handvoll Tiefkühl-Pfifferlinge oder
-Steinpilze (ca. 130 g)

6 große Köpfe Champignons

½ kleine Stange Porree

1 Hähnchenbrustfilet (à 150 g)

1 EL Rapsöl

½ TL Thymian oder Kräuter der Provence

1 Tasse heißes Wasser

1 TL Gemüsebrühe (Pulver)

2 TL Tiefkühl-Petersilie

1 EL Schmand

Salz, schwarzer Pfeffer

Zubereitung:

Die Pfifferlinge nach Packungsangabe in der Mikrowelle oder einige Stunden vorher auftauen. Champignons mit feuchtem Küchentuch säubern, in Scheiben schneiden. Porree in Scheiben schneiden, in einem Sieb abwaschen. Hähnchenbrustfilet in feine Streifen schneiden. Öl in der Pfanne erhitzen, Fleisch und die Pilze 2 Minuten bei stärkerer Hitze braten, ab und zu rühren. Porree und Thymian hinzugeben, weitere 2 Minuten braten. Mit dem Wasser und der Brühe auffüllen, 3 Minuten bei starker Hitze kochen. Mit Gewürzen abschmecken, zum Schluss Petersilie und Schmand unterrühren.

Tipp 1: Das Hähnchen kann durch Putenbrustfilet, Roastbeef oder Schweinelachs ersetzt werden. Aber auch Fisch (z. B. Rotbarsch, Kabeljau, Seelachs, Zander) und Garnelen passen sehr gut zum Pilzragout.

Tipp 2: Wer mag, kann sich zwei Portionen kochen und eine davon für das morgige Mittagessen in eine Plastikbox abfüllen. Dazu als Beilage eine Scheibe Vollkornbrot mit ins Büro nehmen.

Express: Um die Zubereitungszeit noch weiter zu verkürzen, ersetzen Sie die frischen Zutaten durch Tiefkühl-Champignons und -Porree.

🍲 2 Schüsseln, Küchenpapier, Schneidebrett, großes und kleines Messer, Sieb, Esslöffel, Pfanne, Rührlöffel, Tasse, Teelöffel

NACH JÄGERART
Broccoli-Gratin auf Schinkenecken

🕐 **ca. 13 Minuten plus Backzeit**

Zutaten für 1 Portion:

8 Tiefkühl-Broccoliröschen

8 mittelgroße Champignonköpfe

2 Scheiben gekochter Schinken

1 TL Rapsöl

80 g geriebener Mozzarella

4 EL Paprikamus (Ajvar)

Salz, weißer Pfeffer, Muskat, Thymian

Zubereitung:

Broccoli kurz in der Mikrowelle oder im Topf erwärmen. Backofen auf 180 Grad vorheizen. Champignons mit einem feuchten Küchentuch säubern, Stiele abtrennen. Aus den Schinkenscheiben 8 Ecken schneiden. Auflaufform mit Öl ausfetten und den Boden mit dem Schinken belegen. Den Broccoli im Wechsel mit den Champignonköpfen kranzförmig über den Schinken legen. Erst mit Gewürzen, dann mit Mozzarella bestreuen. Im Ofen 30 Minuten überbacken. Zusammen mit dem Paprikamus servieren.

Tipp 1: Wer keine Pilze mag, sollte Aubergine, Romanesco oder Tomaten nehmen.

Tipp 2: Statt Rapsöl auch mal Mandelöl oder leckere Kräuterbutter probieren.

Tipp 3: Salami, Braten-Aufschnitt oder Kabanossi passen ebenfalls zum Auflauf.

Tipp 4: Vegetarier können gehobelte Mandeln, Pinien- oder Kürbiskerne verwenden.

🍲 Schüssel, Küchenpapier, Schneidebrett, kleines und großes Messer, kleine Auflaufform, Teelöffel, Esslöffel

Portion: Kalorien (kcal) 464 | Proteine (g) 43 | Kohlenhydrate (g) 9 | Fette (g) 27

abends

MIT AUBERGINE UND SCHAFSKÄSE
Warmer Chicorée-Salat

⏱ ca. 15 Minuten

Zutaten für 1 Portion:

½ Aubergine

1 EL Olivenöl

2 kleine Tomaten

2 Stauden Chicorée

1 Stange Frühlingszwiebel

½ Würfel Schafskäse (100 g)

4 EL Balsamico-Essig

Salz, schwarzer Pfeffer, Marsalagewürz

Zubereitung:

Aubergine und Tomaten waschen, würfeln. Öl in einer Pfanne erhitzen, die Auberginenwürfel 2 Minuten bei mittlerer Hitze braten. Mit Marsalagewürz bestreuen, ab und zu rühren. Chicorée von der Länge halbieren, in fingerdicke Stücke schneiden. Den Strunk sparsam abschneiden und entfernen, die Blätter in einem Sieb kalt abspülen. Die Frühlingszwiebel in dünne Röllchen schneiden, Schafskäse grob würfeln. Alles mit den Tomatenwürfeln in einer Schüssel mit dem Balsamico-Essig vermengen. Mit Salz und Pfeffer würzen. Den Salat anrichten und die Aubergine darüber geben.

Tipp 1: Die Aubergine schmeckt nach dem Anbraten ein wenig wie Champignons, daher können Sie den Salat auch sehr gut mit Pilzen kombinieren.

Tipp 2: Der Schafskäse kann auch durch Bratkäse ersetzt werden. Fleischfreunde fügen 100 Gramm gebratene Putenbruststreifen, Rinderfiletstreifen, klein geschnittene Bratwürstchen oder Leberkäse hinzu.

Tipp 3: Statt Chicorée passen auch Chinakohl, Radicchio oder Römersalat.

Tipp 4: Mehr Pep bekommt der Salat, wenn man zusätzlich eine Handvoll Rucola oder Löwenzahn, Pfefferminze oder Zitronenmelisse unterhebt.

🍴 Schneidebrett, gr. Messer, Pfanne, Esslöffel, Rührlöffel, Sieb, Schüssel

Portion: Kalorien (kcal) 469 | Proteine (g) 23 | Kohlenhydrate (g) 19 | Fette (g) 32

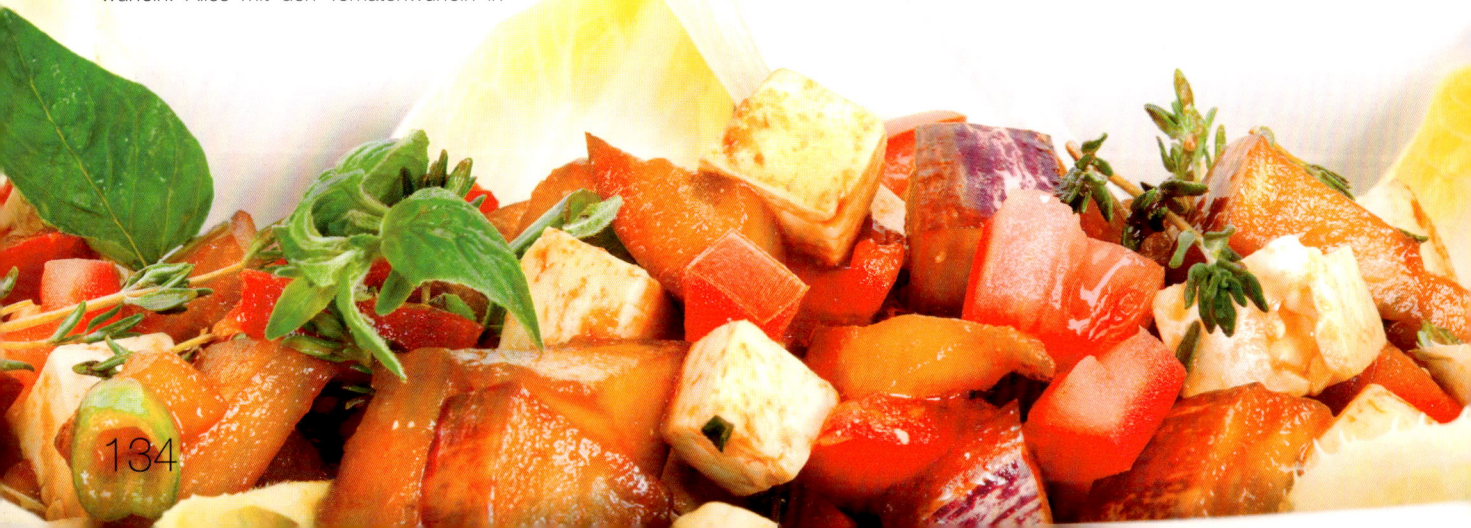

ON THE ROAD VERNASCHBAR
Bunter Wurstsalat
Super für Unterwegs

○ **ca. 13 Minuten**

Zutaten für 1 Portion:

8 Scheiben Geflügelmortadella (ca. 120 g)

½ rote Paprika

6 Maiskölbchen (Glas)

4 Gewürzgurken (Glas)

2 EL Gurkenfonds (Glas)

2 TL Tiefkühl-Schnittlauch

½ TL Senf mittelscharf

1 Scheibe Schwarzbrot (ca. 50 g)

1 TL Doppelrahm-Kräuterfrischkäse

Salz, schwarzer Pfeffer

Zubereitung:

Die Wurst in feine Streifen schneiden. Paprika klein würfeln. Maiskölbchen und Gewürzgurken auf Küchenpapier trocknen. Den Mais dann in dünne Scheiben schneiden, die Gewürzgurken vierteln und kleinschnippeln. Alles in einer Schüssel mit Gurkenfonds, Schnittlauch und Senf verrühren. Mit Gewürzen abschmecken. Dazu das mit Kräuterfrischkäse bestrichene Schwarzbrot essen.

Tipp 1: Der Salat eignet sich auch perfekt für Brummi-Fahrer oder Vertreter, die im Auto unterwegs sind. Er lässt sich gut in der Plastikbox transportieren und in den Pausen bequem weglöffeln.

Tipp 1: Auch Geflügelfleischwurst oder etwas Bratenaufschnitt wie Roastbeef und Schweinebraten sind geeignet.

Tipp 2: Vegetarier machen einen Käsesalat draus – mit Maasdamer, Grünländer, Romadur, Harzer oder Brie.

🧺 Schneidebrett, großes Messer, Küchenpapier, Schüssel, Esslöffel, Teelöffel

Portion: Kalorien (kcal) 497 | Proteine (g) 44 | Kohlenhydrate (g) 25 | Fette (g) 23

DAZU IST BROT ERLAUBT
Salat-Duo mit warmer Schafskäsesauce

○ **ca. 15 Minuten**

Zutaten für etwa 1 Portion:

½ Kopf Eisbergsalat

1 Handvoll Feldsalat (30 g)

½ Aubergine

1 kleine Knoblauchzehe

1 EL Olivenöl

60 g Schafskäse

1 EL Doppelrahm-Kräuterfrischkäse

½ Tasse heißes Wasser

1 Scheibe Eiweißbrot

Salz, schwarzer Pfeffer, Marsalagewürz

Zubereitung:

Die Salate waschen, Strünke entfernen und den Eisbergsalat in mundgerechte Stücke zupfen. Die Aubergine waschen, in kleine Würfel schneiden, den Knoblauch schälen und klein würfeln. Öl in einer Pfanne erhitzen, Aubergine und Knoblauch 2 Minuten bei stärkerer Hitze braten. Schafskäse mit den Händen fein zerbröseln, mit Frischkäse und Wasser in die Pfanne geben, 1 Minute kochen. Dann in einem hohen Gefäß pürieren. Mit den Gewürzen abschmecken. Den Eisberg- und Feldsalat auf einem Teller anrichten und darüber die warme Aubergine-Schafskäsesauce geben.

Tipp 1: Zum Sattwerden servieren Sie zum Salat 1 Scheibe Eiweißbrot vom Bäcker oder 2 Low Carb-Brötchen (siehe S. 63).

Tipp 2: Der Schafskäse kann problemlos durch Ziegenkäse, Blauschimmelkäse oder Limburger ersetzt werden.

Tipp 3: Da der Salat sehr kalorienarm ist, dürfen Sie dazu gerne noch 100 g gebratene Hähnchen-, Putenbrust- oder Rinderfiletstreifen servieren. Auch Kochschinken, geräucherte Hähnchenbrust oder Räucherlachs passen prima dazu.

🧺 Schneidebrett, kleines und großes Messer, Sieb, Schüssel, Pfanne, Esslöffel, Rührlöffel, Kaffeetasse, Pürierstab mit Becher

Portion: Kalorien (kcal) 345 | Proteine (g) 19 | Kohlenhydrate (g) 20 | Fette (g) 31

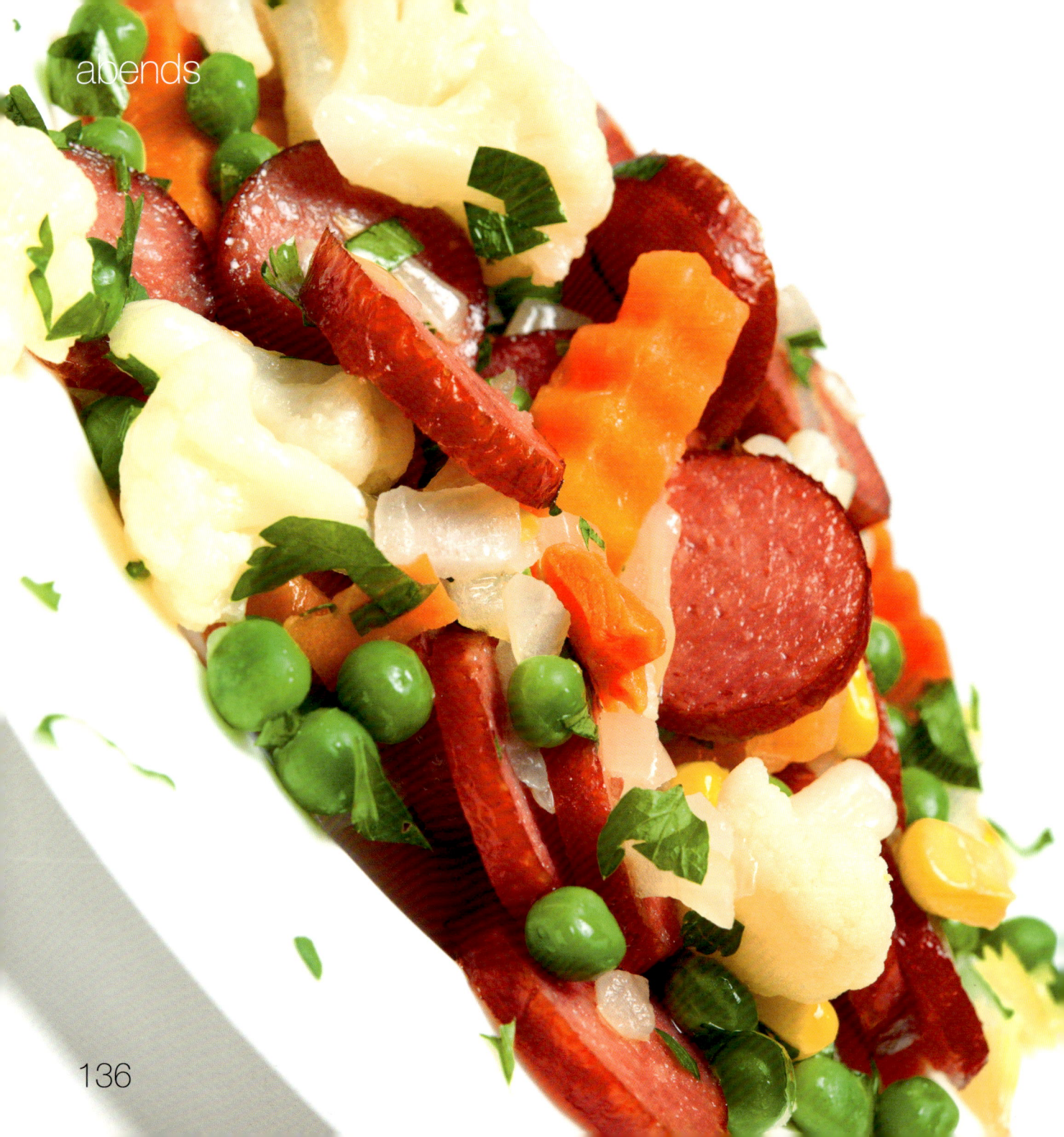

BLITZ-EINTOPF FÜR EILIGE
Gemüsesuppe mit Kabanossi

🕐 **ca. 13 Minuten**

Zutaten für 1 Portion:

200 g Tiefkühl-Kaisergemüse

1 kleine Zwiebel

1 Kabanossi (80 g)

1 TL Butter

1 1/2 Trinkgläser heißes Wasser

1 TL Gemüsebrühe (Pulver)

2 TL Tiefkühl-Petersilie

Salz, schwarzer Pfeffer, Majoran, Thymian

Zubereitung:

Zwiebel schälen und klein würfeln. Die Kabanossi in fingerdicke Stücke schneiden. Im Topf die Butter bei mittlerer Hitze schmelzen. Zwiebel und Wurststücke 2 Minuten braten. Das Tiefkühl-Gemüse hinzugeben, mit dem Wasser auffüllen und die Suppe zum Kochen bringen. Mit Brühe und Gewürzen abschmecken. Den Gemüseeintopf mit geschlossenem Deckel 8 Minuten bei stärkerer Hitze kochen. Petersilie drübergeben.

Tipp 1: Die Kabanossi können Sie durch Geflügelfleischwurst, Fleischkäse, Rostbratwürstchen, Rindswurst oder Wiener Würstchen ersetzen.

Tipp 2: Vegetarier nehmen statt der Kabanossi vegetarische Würstchen. Oder Sie heben Backerbsen unter den Eintopf.

Tipp 3: Von der Suppe kann man größere Mengen zubereiten, portionieren und im Tiefkühler für 3 Monate einfrieren. Dann sollten Sie die Suppe aber 15 Minuten kochen, damit die Zutaten länger haltbar sind.

🍴 Schneidebrett, kleines oder großes Messer, Teelöffel, Topf mit Deckel, Rührlöffel, Trinkglas

Portion: Kalorien (kcal) 397 | Proteine (g) 15 | Kohlenhydrate (g) 7 | Fette (g) 33

KÖSTLICHE KALTE KÜCHE
Porree mit Kabanossi-Spiegeleiern *Foto auf Seite 123*

🕐 **ca. 12 Minuten**

Zutaten für etwa 1 Portion:

1 mittelgroße Stange Porree

1 Kabanossi (ca. 100 g)

1 EL Butter

2 Eier

4 eingelegte Peperoni

Salz, schwarzer Pfeffer, Paprika rosenscharf

Zubereitung:

Den Porree längs halbieren, Wurzelansatz entfernen, in fingerdicke Scheiben schneiden. In einem Sieb kalt abduschen, abtropfen lassen. Die Kabanossi in dünne Scheiben schneiden. Butter in der Pfanne schmelzen, die Porreescheiben 3 Minuten bei mittlerer Hitze braten. Mit Salz und Pfeffer würzen. Die Kabanossi unter den Porree rühren, 1 weitere Minute braten. Eier aufschlagen, über den Porree geben, mit Pfeffer und Paprika würzen. Porree und Eier bei geschlossenem Deckel 2 Minuten weiterbraten. Dazu werden die Peperoni serviert.

Tipp 1: Zu den Spiegeleiern passen auch Gemüsesorten wie Broccoli, Spinat, Mangold, Prinzessbohnen, Zucchini und Zuckerschoten.

Tipp 2: Lecker schmeckt der Porree auch mit Shrimps, Meeresfrüchten oder Lachs.

Tipp 3: Sie können auch leckeres Rahmgemüse aus dem Porree machen, indem Sie Frischkäse und Gemüsebrühe darunterrühren. Dazu statt der Kabanossi-Scheiben ein gegrilltes Lachssteak oder Rindersteak zubereiten.

Tipp 4: Vegetarier tauschen die Kabanossi-Wurst durch Soja-Schnetzel oder Sojawurst aus oder heben geriebenen Käse unters Gemüse.

🍴 Schneidebrett, großes Messer, Sieb, Pfanne mit Deckel, Esslöffel, Rührlöffel

Portion: Kalorien (kcal) 514 | Proteine (g) 44 | Kohlenhydrate (g) 9 | Fette (g) 32

Hähnchengulaschsuppe *Zwei tolle Nachtschicht-Rezepte*

🕐 **ca. 15 Minuten**

Zutaten für 1 Portion:

1 Hähnchenbrustfilet
1 große Zwiebel
300 g Tiefkühl-Pfannengemüse nach Wahl
1 EL Rapsöl
1 TL Paprikapulver edelsüß
1 TL Majorangewürz
250 ml passierte Tomaten
1 TL Gemüsebrühe (Pulver)
Salz, schwarzer Pfeffer, Kümmel gemahlen

Zubereitung:

Brustfilet unter kaltem Wasser abspülen, trocken tupfen und klein würfeln. Zwiebel schälen, halbieren und in dünne Scheiben schneiden. Öl im Topf erhitzen, die Zwiebel mit dem Fleisch 2 Minuten bei stärkerer Hitze braten. Mit Paprikapulver und Majorangewürz bestreuen, 1 weitere Minute braten. Passierte Tomaten, Brühe und Pfannengemüse hinzugeben. Alles 4 Minuten bei stärkerer Hitze mit geschlossenem Deckel kochen und kräftig abschmecken.

Tipp 1: Perfekt zum Mitnehmen in die Nachtschicht. Speisen, die nicht lange im Magen verweilen, machen nicht so schnell müde.

Tipp 2: Statt der Hähnchenbrust können Sie ebenso gut Schweinefilet, Kasseler, Kalbsrücken oder Lammrücken nehmen.

Tipp 3: Das Pfannengemüse gibt es in marinierter und unmarinierter Form. Wählen Sie am besten eine möglichst pure Variante, damit Sie den leckeren Gulaschgeschmack nicht überdecken. Statt Pfannengemüse schmecken auch Tiefkühl-Paprikastreifen besonders lecker.

🧺 Küchenpapier, Schneidebrett, kleines und großes Messer, Topf mit Deckel, Rührlöffel, Esslöffel, Teelöffel

Portion: Kalorien (kcal) 461 | Proteine (g) 47 | Kohlenhydrate (g) 29 | Fette (g) 16

Rinderhack süß-sauer

🕐 **ca. 13 Minuten**

Zutaten für 1 Portion:

100 g mageres Rinderhackfleisch
1 EL Sesamöl
1 kleine Zwiebel
½ grüne Paprika
½ TL Paprikapulver rosenscharf
½ TL Currypulver
½ Trinkglas heißes Wasser
1 TL Gemüsebrühe (Pulver)
½ Dose Kidney-Bohnen (125 g)
3 ungezuckerte Ananasringe a. d. Dose
2 EL Branntweinessig
1 EL Sojasauce
Salz, schw. Pfeffer, Koriander, Kreuzkümmel

Zubereitung:

Hack im heißen Öl 3 Minuten bei mittlerer Hitze braten, ab und zu rühren. Zwiebel schälen, vierteln und in dünne Scheiben schneiden. Paprika in schmale Streifen schneiden. Zwiebel und Paprikastreifen zum Hack geben und 1 weitere Minute braten. Paprika- und Currypulver unterrühren und ½ Minute braten. Mit Wasser und Brühe auffüllen und 2 Minuten kochen. Die Kidney-Bohnen und Ananasringe im Sieb kurz kalt abbrausen und abtropfen. Ananas in kleine Stücke schneiden und mit den Bohnen unters Hack rühren. Mit Sojasauce, Essig und den Gewürzen abschmecken.

Tipp 1: Durch den süß-sauren Geschmack werden die Sinne bei nächtlichen Arbeitszeiten geweckt und die Laune steigt. Bereits der Geruch setzt im Gehirn Sättigungshormone wie Cholecystokinin und Ghrelin frei, man wird schneller satt.

Tipp 2: Vegetarier sollten statt Hack Basilikum-Tofu klein würfeln und kurz anbraten.

🧺 Pfanne, Esslöffel, Rührlöffel, Schneidebrett, kleines und großes Messer, Trinkglas, Teelöffel, Sieb

Portion: Kalorien (kcal) 490 | Proteine (g) 31 | Kohlenhydrate (g) 25 | Fette (g) 28

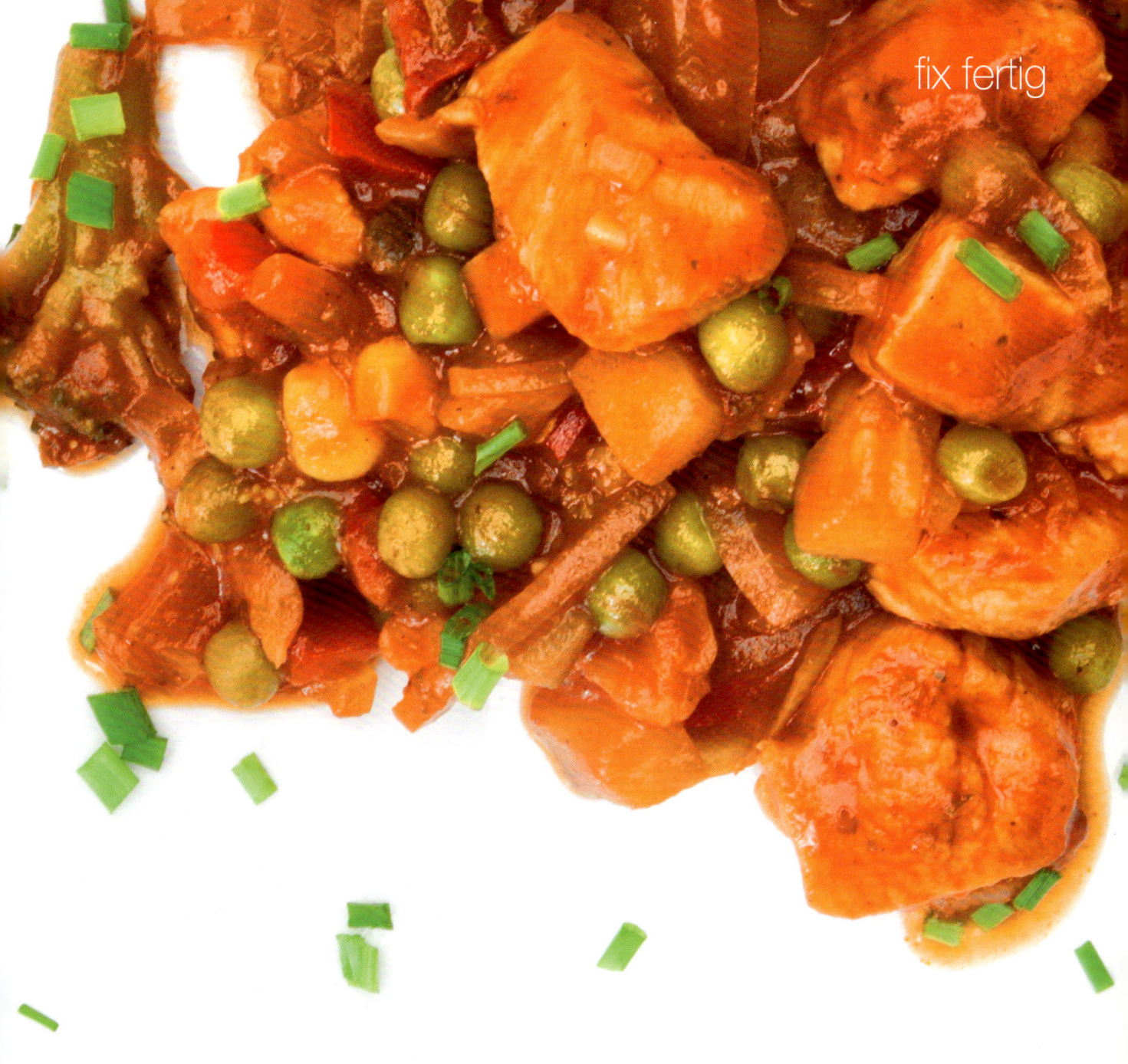

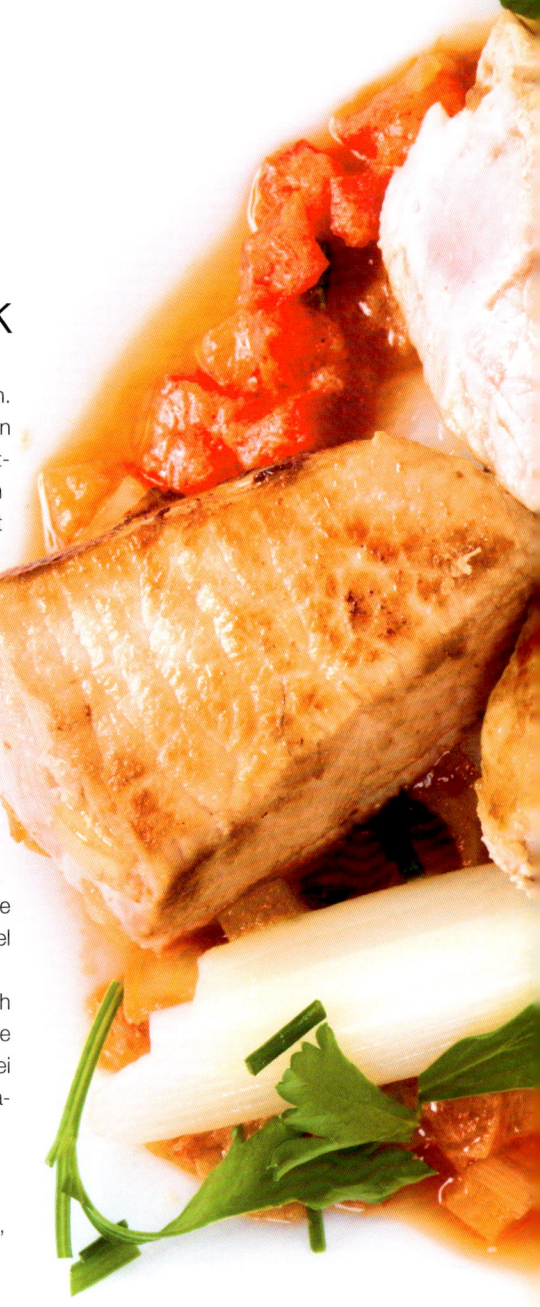

LEICHT TRIFFT LECKER DEFTIG
Spargel zu Schweine-Minutensteak

⏱ **ca. 15 Minuten**

Zutaten für 1 Portion:

250 g frisch gekochter oder
    Tiefkühl-Spargel

1 Fleischtomate

1 kleine Zwiebel

2 TL Butter

2 Schweine-Minutensteaks (à 80 g)

½ Zitrone

2 TL Tiefkühl-Petersilie

2 EL fettarmer Frischkäse (< 10 % Fett)

Salz, weißer Pfeffer, Muskat

Zubereitung:

Den Spargel nach Packungsanweisung in der Mikrowelle auftauen oder frischen Spargel geschält 20 Minuten in Salzwasser kochen. Die Tomate waschen, den Stielansatz entfernen, vierteln und die Kerne herauskratzen. Die Zwiebel schälen und mit den Tomatenvierteln klein würfeln. Die Zitrone entsaften. Einen Teelöffel Butter bei mittlerer Hitze schmelzen, die Steaks 2 Minuten von jeder Seite braten und dann herausnehmen. Die restliche Butter in der Pfanne schmelzen, Tomaten- und Zwiebelwürfel 1 Minute darin braten. Die fertig gegarten Spargelstangen halbieren und mit den Steaks zum Tomatengemüse geben. Alles noch einmal 2 Minuten zusammen braten. Nach Ihrem Geschmack noch etwas Zitronensaft hinzugeben und mit den Gewürzen abschmecken. Zu guter Letzt noch die Petersilie und den Frischkäse unterrühren.

Tipp 1: Zum Spargel können Sie statt der Steaks auch 100 Gramm gekochten Schinken in Streifen schneiden und unter das Spargel-Tomatengemüse rühren.

Tipp 2: Vegetarier nehmen zum Spargel frisch geriebenen Hartkäse (z. B. Pecorino, Greyerzer, Grana Padano). Variante ohne Käse: geröstete Pinien- oder Kürbiskerne über den Spargel streuen.

Tipp 3: Das Spargelgemüse kann auch klassisch mit 2 bis 3 EL Sauce Hollandaise oder Bernaise zubereitet werden. Gut bei **Laktoseintoleranz,** denn die Hauptzutaten sind überwiegend Eier und Speiseöl.

🍳 Schneidebrett, großes und kleines Messer, Teelöffel, Saftpresse, große Pfanne, Rührlöffel, Bratengabel, Esslöffel

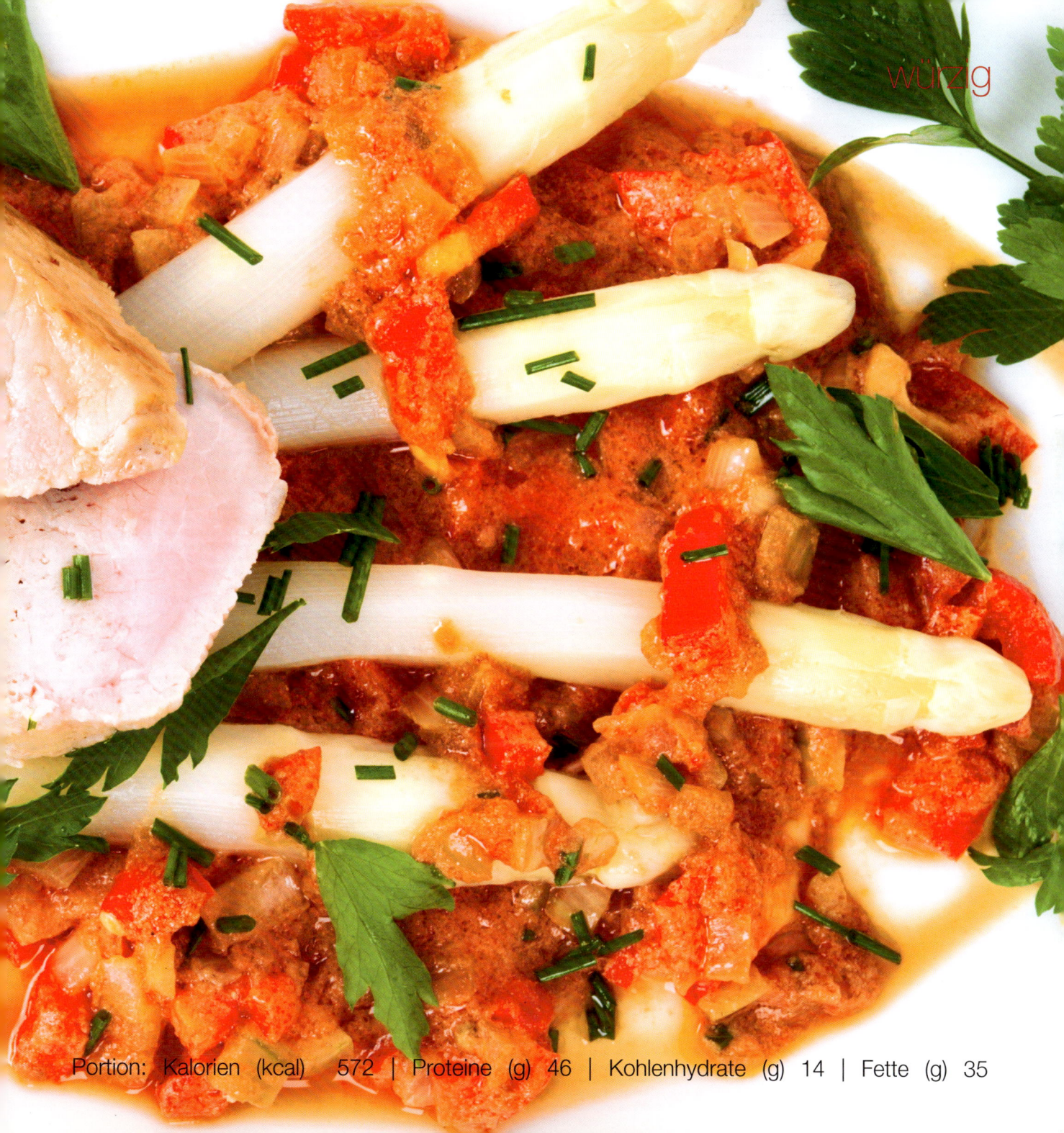

würzig

Portion: Kalorien (kcal) 572 | Proteine (g) 46 | Kohlenhydrate (g) 14 | Fette (g) 35

DAS OKTOBERFEST LÄSST GRÜSSEN
Würziges Hähnchen auf Radi-Apfelsalat

🕐 **ca. 15 Minuten**

Zutaten für 1 Portion:

1 Hähnchenbrustfilet (200 g)
2 TL Senf mittelscharf
½ TL Currypulver
½ TL schwarzer Pfeffer
1 EL Olivenöl
2 EL Sojasauce
6 große Radieschen
1 kleine rote Zwiebel
1 kleiner süß-saurer Apfel
2 TL frische oder Tiefkühl-Petersilie
1 EL saure Sahne
2 EL heller Balsamico-Essig (Bianco)
Salz, weißer Pfeffer

Zubereitung:

Das Hähnchenbrustfilet kurz unter kaltem Wasser abspülen, mit Küchenpapier trocken tupfen und in 2 kleine Steaks teilen. In einer Schüssel das Currypulver, den Senf, Pfeffer, Olivenöl und Sojasauce gut mischen. Das Fleisch darin 1 Minute marinieren und danach in einer heißen Pfanne 2 Minuten bei mittlerer Hitze von einer Seite braten und wenden. Die Radieschen putzen, halbieren und in dünne Scheiben schneiden. Die Zwiebel schälen und vierteln, dann wie auch den Apfel in dünne Scheiben schneiden. Radieschen, Apfel, Zwiebel und Petersilie mit der sauren Sahne vermengen und mit Essig, Salz und Pfeffer abschmecken. Die Steaks aus der Pfanne nehmen, über den Radi-Apfelsalat legen.

Tipp 1: Wer keine Zeit fürs Marinieren hat, sollte eingelegte Hähnchenbrust an der Fleischtheke oder beim Metzger kaufen. Positiv: Eingelegtes Geflügelfleisch hat eine kürzere Garzeit.

Tipp 2: Radieschen schmecken auch mit Aprikose, Ananas, Orange oder Mango.

Tipp 3: Vegetarier verwenden Gemüse-Bratlinge, Bratkäse oder vegetarische Würstchen. Zum Radi-Apfelsalat passen aber auch wahlweise gewürfelter Schafskäse und Nüsse (Erdnüsse, Walnüsse, Macadamia).

🧺 Küchenpapier, Schneidebrett, großes und kleines Messer, 2 Schüsseln, Teelöffel, Esslöffel, Pfanne, Bratengabel

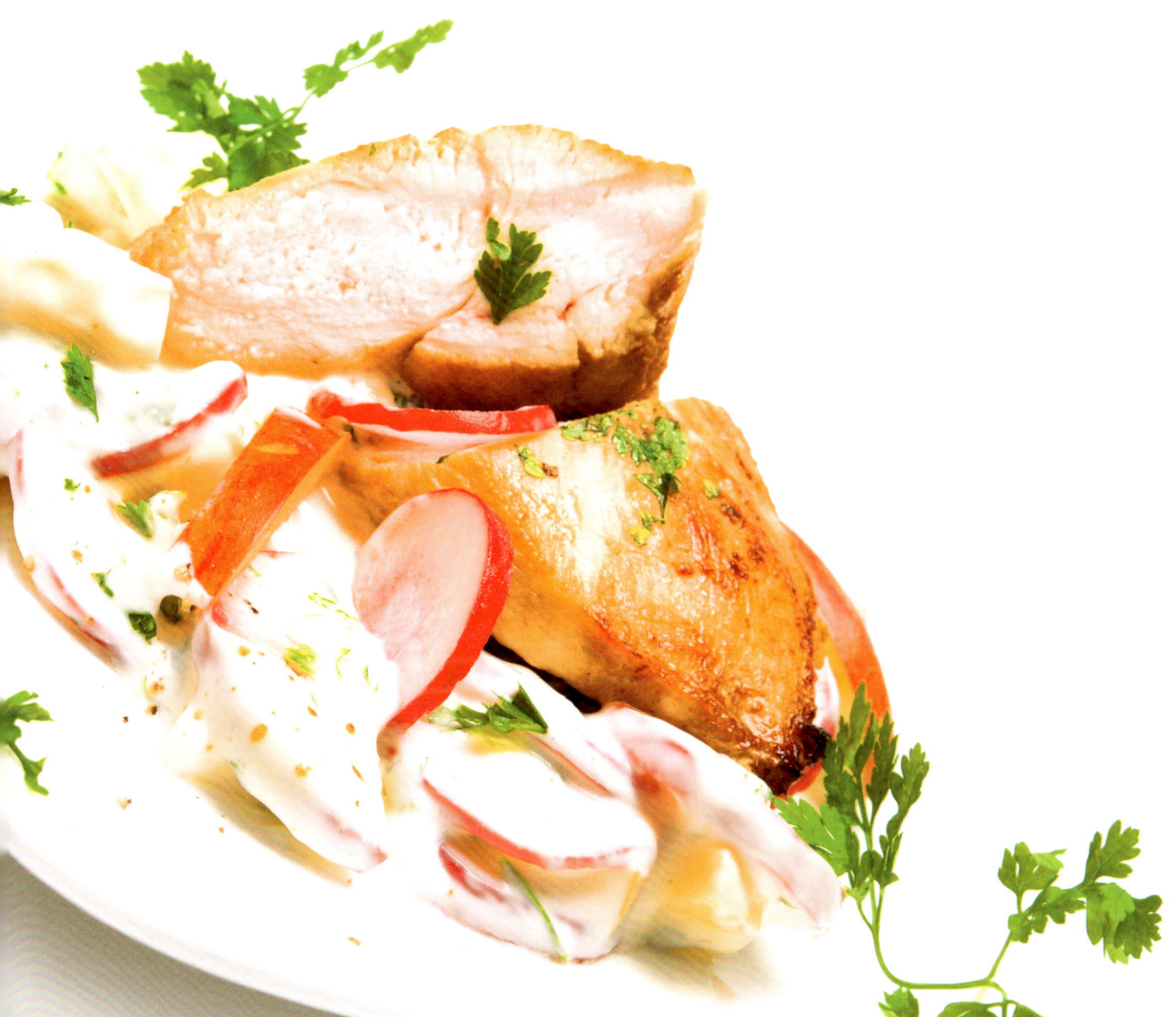

Portion: Kalorien (kcal) 525 | Proteine (g) 49 | Kohlenhydrate (g) 29 | Fette (g) 22

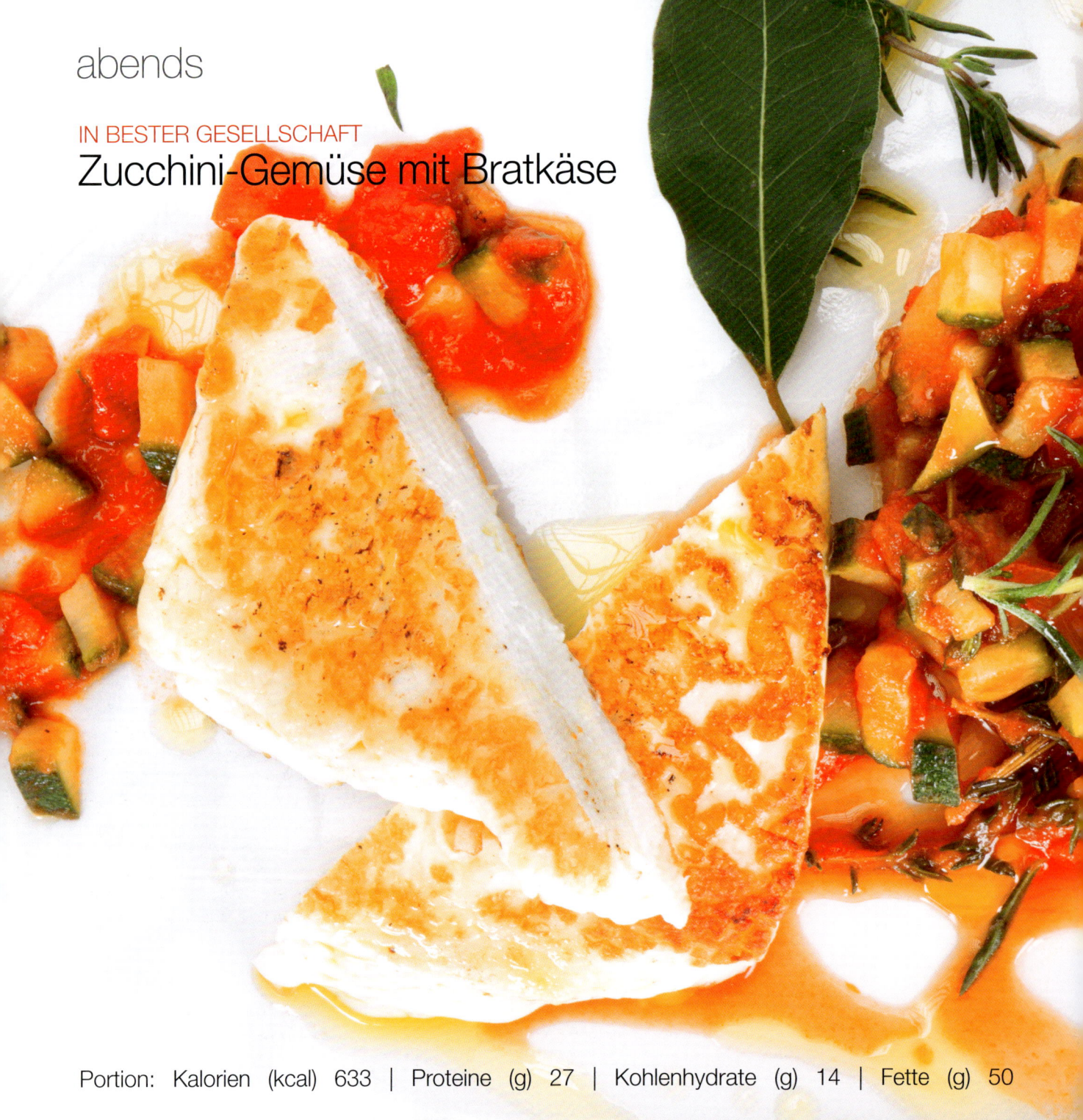

abends

Zucchini-Gemüse mit Bratkäse

Portion: Kalorien (kcal) 633 | Proteine (g) 27 | Kohlenhydrate (g) 14 | Fette (g) 50

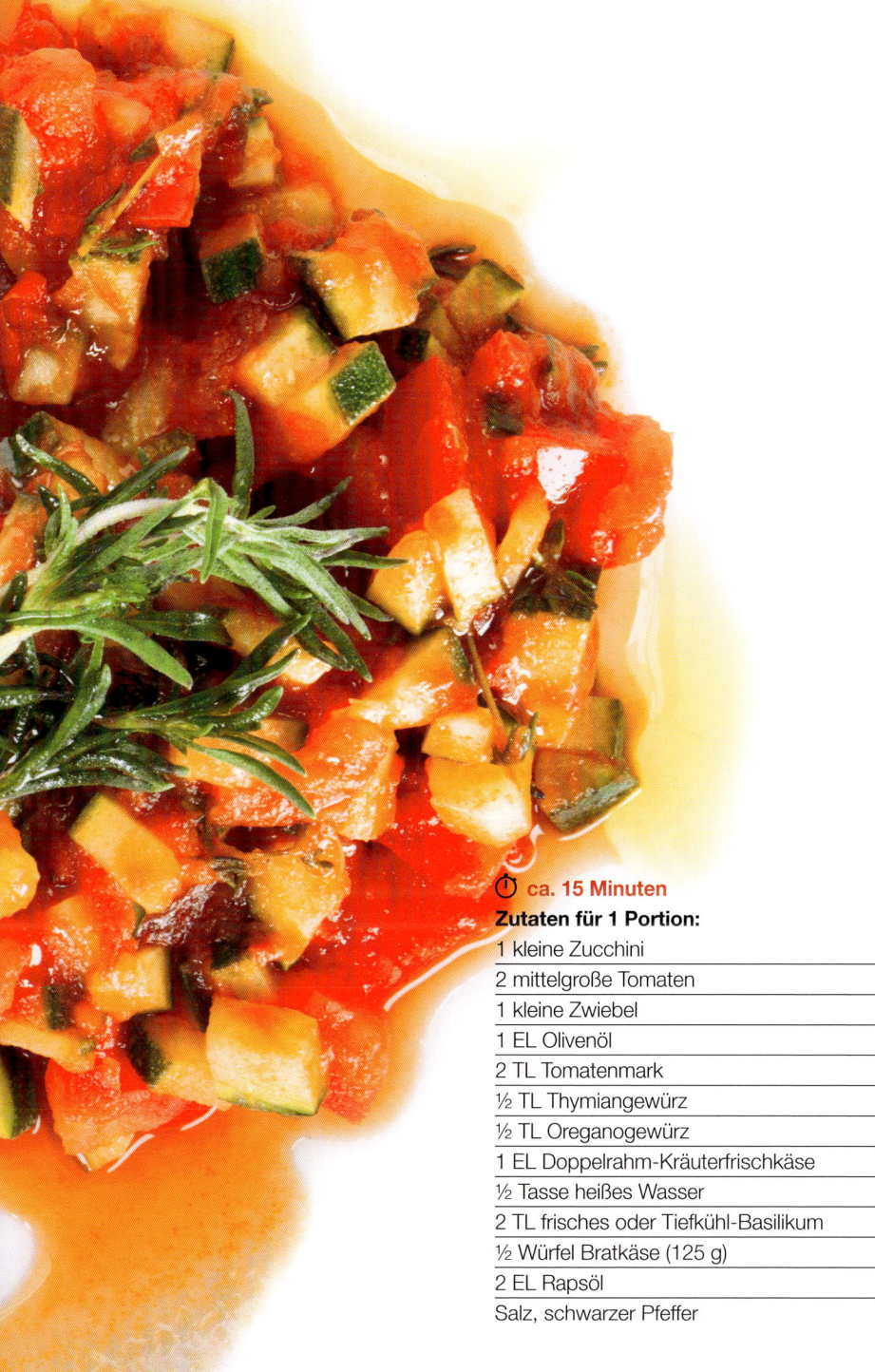

Zubereitung:

Zucchini und Tomaten waschen, trocknen, klein würfeln. Die Zwiebel schälen, halbieren, in dünne Scheiben schneiden. Das Olivenöl im Topf erhitzen und darin das Gemüse 2 Minuten bei stärkerer Hitze braten. Tomatenmark mit dem Thymian- und Oreganogewürz unterrühren, 1 weitere Minute braten. Mit Kräuterfrischkäse und Wasser auffüllen, dann 2 Minuten kochen. Mit den Gewürzen abschmecken. Rapsöl in der Pfanne erhitzen und den Bratkäse bei mittlerer Hitze 4 Minuten pro Seite braten. Danach aus der Pfanne nehmen und mit Küchenpapier entfetten. Basilikum unters fertige Gemüse rühren und servieren.

Tipp 1: Statt Zucchini können Sie auch Aubergine, Broccoli, Porree, Paprika, Kaiserschoten oder grüne Prinzessbohnen nehmen. Auch gebratener Chicorée und Chinakohl passen prima zu den Tomaten.

Tipp 2: Ein sehr leckerer Grillkäse ist der Halloumi, den man inzwischen in jedem gut sortierten Supermarkt bekommen kann. Es handelt sich dabei um einen halbfesten Käse, der aus Kuh-, Schafs- und Ziegenmilch hergestellt wird – und nicht zerläuft, wenn er gegrillt oder gebraten wird. Er gehört zu den Spezialitäten der arabischen Küche und hat einen kräftigen Geschmack. Deshalb muss man diesen Käse nicht zusätzlich würzen.

Küchenpapier, Schneidebrett, gr. Messer, Topf, Rührlöffel, Esslöffel, Teelöffel, Tasse, kl. Pfanne, Pfannenwender

ca. 15 Minuten

Zutaten für 1 Portion:

1 kleine Zucchini	
2 mittelgroße Tomaten	
1 kleine Zwiebel	
1 EL Olivenöl	
2 TL Tomatenmark	
½ TL Thymiangewürz	
½ TL Oreganogewürz	
1 EL Doppelrahm-Kräuterfrischkäse	
½ Tasse heißes Wasser	
2 TL frisches oder Tiefkühl-Basilikum	
½ Würfel Bratkäse (125 g)	
2 EL Rapsöl	
Salz, schwarzer Pfeffer	

FITMACHER-EIWEISS
Kabeljau in Dill-Gemüse

Macht Nachtschwärmer fit

🕐 **ca. 12 Minuten**

Zutaten für 1 Portion:

2 Kabeljaufilets à 100 g

½ Zitrone

1 kleine rote Zwiebel

3 mittelgroße Tomaten

6 Gewürzgurken

1 EL Olivenöl

½ TL Majoran-Gewürz

½ TL Paprika rosenscharf

1 TL Tomatenmark

1 Trinkglas heißes Wasser

1 TL Gemüsebrühe

2 TL Tiefkühl-Dill

1 EL saure Sahne

Salz, schwarzer Pfeffer

Zubereitung:

Die Fischfilets kalt abspülen, trocken tupfen und mit dem Saft einer halben Zitrone beträufeln. Den Fisch dann in grobe Stücke schneiden. Zwiebel und Tomaten klein würfeln. Die Gewürzgurken halbieren und in dünne Scheiben schneiden. Das Öl im Topf erhitzen, Zwiebel, Tomaten und Gewürzgurken 2 Minuten bei stärkerer Hitze braten. Majoran- und Paprikagewürz mit dem Tomatenmark unterrühren und 1 Minute braten. Das Wasser und die Gemüsebrühe hinzufügen und alles zum Kochen bringen. Den Kabeljau zum kochenden Tomatengemüse geben und 4 Minuten bei stärkerer Hitze mit geschlossenem Deckel weiterkochen. Den

Dill unterrühren, kräftig würzen und die saure Sahne darüber geben.

Tipp 1: Optimal für Schichtarbeiter, da die Fisch-Tomaten-Kombi leicht verdaulich ist. Zudem sind im Fisch Aminosäuren, die gegen Ermüdungserscheinungen wirken.

Tipp 2: Wer Angst vor Gräten hat, nimmt statt Kabeljau Pangasius oder Tilapia.

🧺 Küchenpapier, Saftpresse, Schneidebrett, kleines und großes Messer, Topf mit Deckel, Rührlöffel, Esslöffel, Teelöffel, Glas

Portion: Kalorien (kcal) 404 | Proteine (g) 46 | Kohlenhydrate (g) 14 | Fette (g) 17

FISCH-FRUCHT-KOMBI
Matjestatar auf Karottenpüree

🕐 **ca. 13 Minuten**

Zutaten für etwa 1 Portion:

3 mittelgroße Karotten

1 TL Butter

¾ Trinkglas heißes Wasser

½ TL Gemüsebrühe (Pulver)

1 Matjesfilet à 100 g

½ kleine Birne

½ rote Paprika

½ TL Sardellenpaste

2 TL Tiefkühl-Schnittlauch

2 EL Dickmilch

Salz, schwarzer Pfeffer, Muskat

Zubereitung:

Karotten waschen, in kleine Stücke schneiden. Butter im Topf schmelzen und die Karotten 2 Minuten bei mittlerer Hitze braten, mit Pfeffer und Muskat würzen. Wasser und Brühe hinzugeben und weitere 4 Minuten mit geschlossenem Deckel bei stärkerer Hitze kochen. Den Matjes kalt abspülen, trocken tupfen. Die Birne und die Paprika waschen, mit dem Fisch in feine Würfel schneiden und zusammen mit Sardellenpaste, Schnittlauch und der Dickmilch vermengen. Mit Salz und Pfeffer pikant abschmecken. Die Karotten in einem hohen Gefäß pürieren.

Tipp 1: Statt Karotten schmecken auch Steckrübe, Linsen oder Kichererbsen.

Tipp 2: Das Matjestatar bekommt mit Orangenfilets einen Frische-Kick.

Tipp 3: Bei **Laktoseintoleranz** die Dickmilch durch Remouladensauce ersetzen.

🧺 Schneidebrett, kleines und großes Messer, Topf mit Deckel, Teelöffel, Rührlöffel, Trinkglas, Küchenpapier, Schüssel, Esslöffel, Pürierstab und hohes Gefäß

Portion: Kalorien (kcal) 511 | Proteine (g) 28 | Kohlenhydrate (g) 24 | Fette (g) 32

MIT THUNFISCH-DIP
Kartoffel-Zucchini-Bratgemüse

⏱ **ca. 15 Minuten**

Zutaten für 1 Portion:

½ große Zucchini

1 mittelgroße Kartoffel

1 Stange Lauchzwiebel

1 EL magere Schinkenwürfel (20 g)

½ TL Thymiangewürz

½ TL Majorangewürz

1 EL Olivenöl

Für den Thunfisch-Dip:

1 kleine Dose Thunfisch mit MSC-Siegel

4 EL Magerquark

2 EL saure Sahne

½ TL Senf mittelscharf

½ TL Currypulver

Salz, weißer Pfeffer

Zubereitung:

Die Zucchini waschen, Enden entfernen, Kartoffel schälen, halbieren und mit der Zucchini in dünne Scheiben schneiden. Die Frühlingszwiebel in dünne Röllchen schneiden. Das Öl in der Pfanne erhitzen und zuerst die Kartoffelscheiben 1 Minute bei stärkerer Hitze braten, dann die Zucchini hinzugeben und weitere 4 Minuten mit geschlossenem Deckel bei mittlerer Hitze braten – dabei gelegentlich rühren. Schinkenwürfel mit Thymi-

an- und Majorangewürz unterrühren und die Pfanne mit geschlossenem Deckel vom Kochherd stellen. Nun den Thunfisch aus der Dose in einem Sieb abtropfen lassen, danach mit dem Quark, der sauren Sahne, dem Senf, Currypulver und den Lauchzwiebelröllchen glattrühren und abschmecken. Den leckeren Dip zum Kartoffel-Zucchini-Gemüse servieren.

Tipp 1: Wer noch mehr Kohlenhydrate einsparen möchte, nimmt statt der Kartoffel Aubergine oder Broccoli.

Tipp 2: Vegetarier ersetzen den Fisch durch zerdrückten Schafs- oder Ziegenkäse.

Tipp 3: Bei einer **Laktoseintoleranz** den Thunfisch-Dip mit fettarmer Mayonnaise und laktosearmem Joghurt zubereiten. Eine weitere Alternative: fettreichen Frischkäse verwenden, der in der Regel auf 1 Esslöffel weniger als 1 g Laktose (Milchzucker) liefert.

🍳 Schneidebrett, kleines und großes Messer, Pfanne mit Deckel, Esslöffel, Rührlöffel, Sieb, Schüssel, Teelöffel

Portion: Kalorien (kcal) 530 | Proteine (g) 39 | Kohlenhydrate (g) 36 | Fette (g) 24

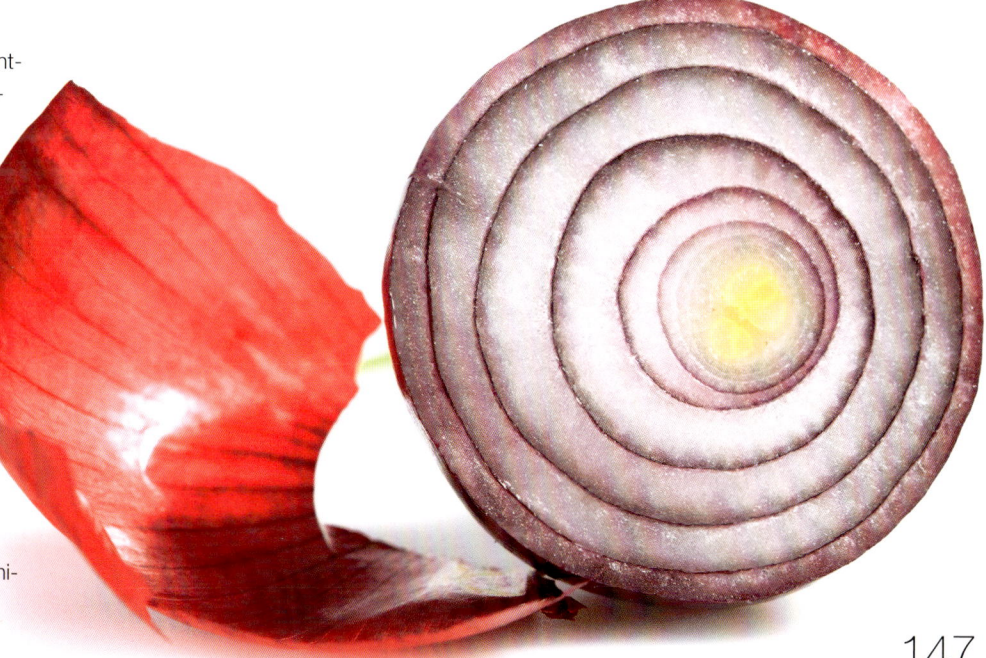

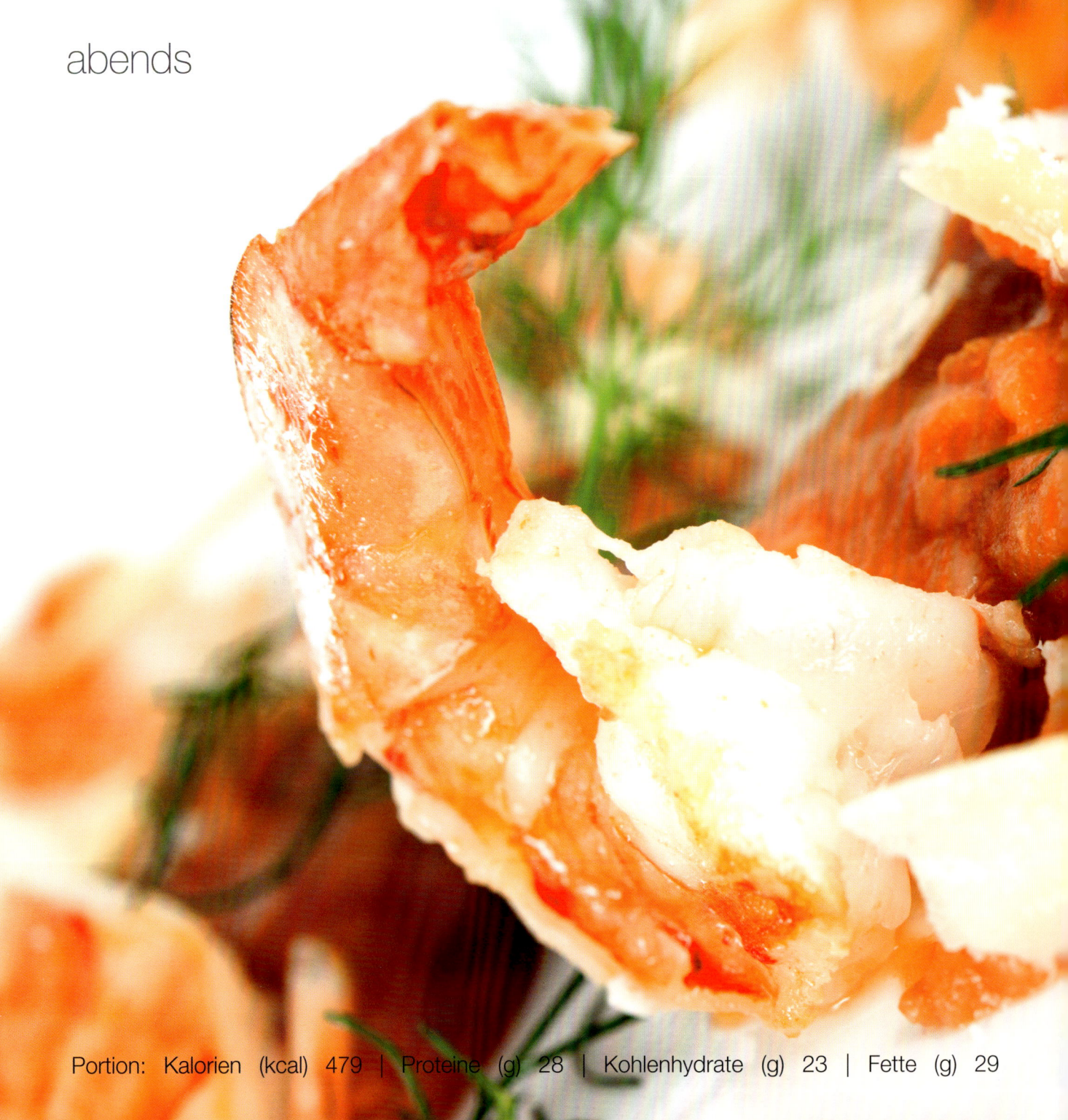

abends

Portion: Kalorien (kcal) 479 | Proteine (g) 28 | Kohlenhydrate (g) 23 | Fette (g) 29

PROTEINBOMBE MIT SPIESSIGEN GARNELEN
Rotes Püree aus weißen Bohnen

🕐 **ca. 15 Minuten plus Backzeit**

Zutaten für 1 Portion:

240 g weiße Bohnen (Dose)	
1 kleine Zwiebel	
2 TL Butter	
80 ml passierte Tomaten	
1 EL Schmand	
2 EL geriebener Parmesan	
2 fertige Garnelen-Grillspieße	
½ Zitrone	
2 TL frischer oder Tiefkühl-Dill	

Salz, Pfeffer, Majoran- u. Thymiangewürz

Zubereitung:

Bohnen im Sieb abtropfen. Zwiebel schälen und klein würfeln. Einen Teelöffel Butter in einem Topf bei mittlerer Hitze schmelzen, Zwiebel und Bohnen 2 Minuten darin braten, kräftig abschmecken. Die passierten Tomaten hinzugeben und 1 weitere Minute bei größerer Hitzen kochen. Restliche But-ter in einer Pfanne schmelzen und die ferti-gen Garnelen-Spieße je 4 Minuten pro Seite braten. Danach den Saft der Zitrone und Dill darüber geben, würzen. Die Bohnen pürie-ren und mit Schmand und Parmesan ab-schmecken. Die Spieße darauf anrichten.

Tipp 1: Pürierte Bohnen sind leicht verdau-lich, deshalb gut für die mentale Fitness. Also perfekt für Schichtarbeiter, die nach dem Abendessen Vollgas geben müssen.

Tipp 2: Gleich mehrere Portionen Boh-nenpüree zubereiten und dazu jeden Tag andere Nahrungsproteine wie z. B. Fisch, Geflügel oder Steak kombinieren.

Tipp 3: Vegetarier nehmen statt Garnelen Gemüsespieße.

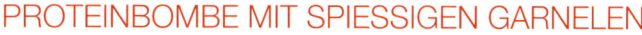 Sieb, Schneidebrett, großes Messer, Teelöffel, Topf, Rührlöffel, Pfanne, Pfannen-wender, Rührlöffel, Saftpresse, Pürierstab, Schüssel, Esslöffel

149

ABNEHMEN
UND MEHR

Im Internet unter **www.ich-bin-dann-mal-schlank.de** können Sie sich neue Anregungen holen und Gleichgesinnte treffen

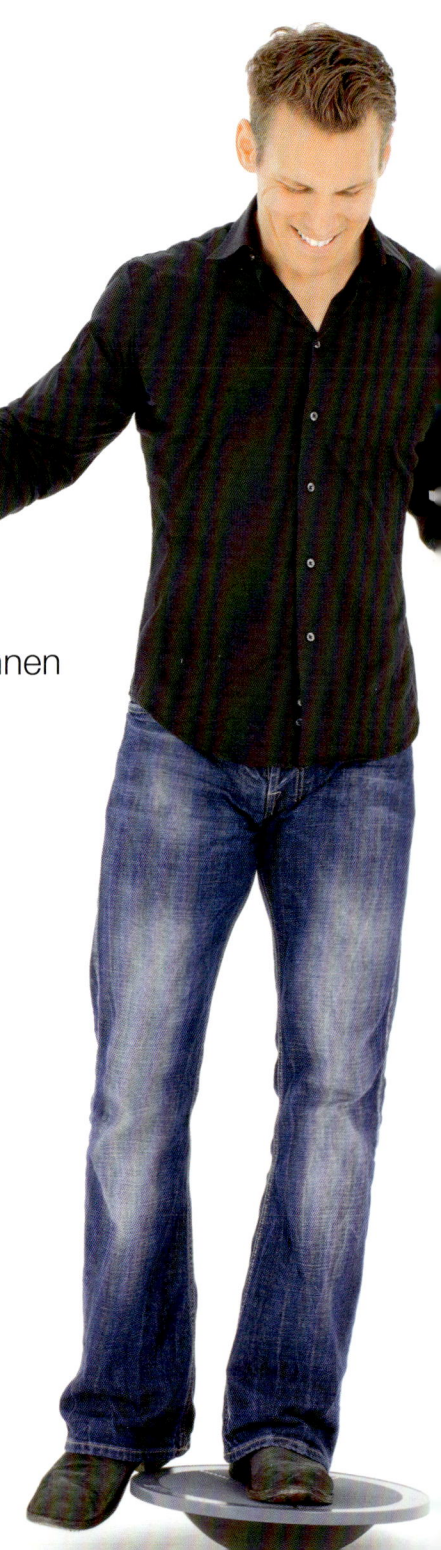

Wissenswertes
für ein gesundes Leben

Auf ich-bin-dann-mal-schlank.de geht es nicht nur ums Gewichtreduzieren. Hier bekommen Sie auch andere Tipps zum gesunden Leben. Zum Beispiel:

Wie viel Sonne? Aus Angst vor Hautkrebs nur noch im Schatten schleichen? Besser nicht, denn das könnte zu Vitamin-D-Mangel führen, der sich mit wenig, aber wohl dosierter Sonne vermeiden lässt. Täglich 15 Minuten Sonnenbad – zum Beispiel in der Mittagspause auf der Parkbank – reichen, um ohne Risiko den Vitamin-D-Speicher aufzuladen.

Besser konzentrieren Nach der Mittagspause kommt das Hirn nicht in Fahrt und verlangt einen Zucker-Kick? Besser nicht nachgeben. Denn das macht erst recht müde, wenn der Blutzuckerspiegel nach kurzer Zeit wieder abfällt. Um das Mittagstief zu vermeiden, Eiweiß statt Kohlenhydrate essen.

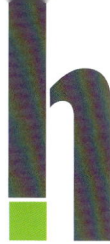

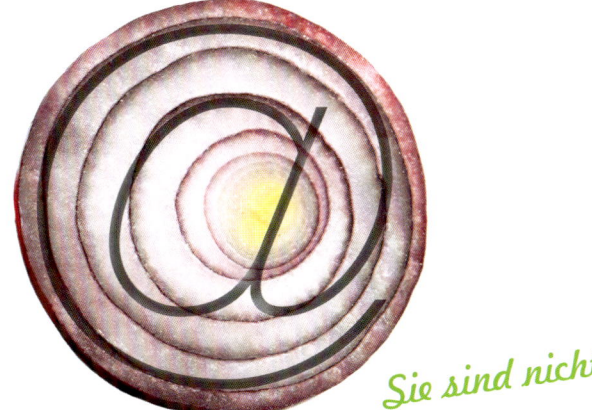

Sie sind nicht alleine!

Muss ich unbedingt einen Heimwehtag machen, wenn ich gar kein Heimweh mehr habe? Wie reagiert meine Pokerrunde, wenn ich plötzlich mit Gemüsesticks und Kräuterquark statt Chips und Flips vor der Tür stehe? Hey, ich weiß jetzt endlich, wie ich satt und zufrieden eine Einladung zu Kaffee und Kuchen bei meiner Tante überstehe.

Im Ich-bin-dann-mal-schlank-Forum können Sie sich nicht nur selbst einbringen, sondern – und das ist der übliche Einstieg – erst einmal in Ruhe mitlesen, was andere zu berichten haben. Es gibt Erfolgsgeschichten („Habe in fünf Monaten 20 Kilo verloren und wollte nur mal danke sagen"), Ideen zum Gemüse-Aufpimpen („Wie kriegt ihr das leckerer?" „Welche Soße passt am besten?") oder originelle Tricks, die sich bewährt haben („Ich stelle mir vor, wie die guten Nährstoffe in meine Muskeln gehen und die schlechten herumkriechen, bis sie sich an der Hüfte festklemmen").

Wer Informationen zu bestimmten Themen sucht, gelangt über ein Schlagwortregister ans Ziel. Wer nur mal vorbeigucken will, liest chronologisch. Außerdem beantworten die Experten vom Ich-bin-dann-mal-schlank-Team Einzelfragen, die für viele andere ebenfalls interessant sein könnten. Der Fitness-Coach Timo Krüger informiert über Wissenswertes rund um den Sport, die Ernährungswissenschaftlerin Antje Klein schreibt Fachartikel zu Userfragen („Wie halte ich es mit den Kohlenhydraten bei Krankheit und Verletzungen?"), Fitness-Koch Sebastian Benthe verrät Rezepte und Patric Heizmann schreibt über den Motivationseffekt von Diät-Tagebüchern. Unter www.ich-bin-dann-mal-schlank.de/forum können Sie jederzeit einsteigen.

Mehr Expertentipps, Übungen, Rezepte, Erfahrungsberichte und den Ich-bin-dann-mal-schlank-Shop mit viel Nützlichem rund ums Abnehmen finden Sie ebenfalls auf dem Internetportal www.ich-bin-dann-mal-schlank.de

Wer persönliche Tipps und Tricks, Filme, Umfragen, lustige Bilder oder interessante Links von Patric Heizmann via Facebook bekommen möchte, wird Fan unter www.facebook.com/patricheizmann. Aktuelle Tourneetermine für Heizmanns furiose Bühnen-Shows werden unter www.patric-heizmann.de/tournee veröffentlicht.

151

register

abends

Express-Rezepte (bis 15 Minuten):

Weitere Abend-Rezepte:

Gewusst wo: Essens-Infos und Bestell-Tipps

Backen mit Eiweiß

Koch- und Backeiweiß als Proteinlieferant für die Low-Carb-Versionen von kohlenhydratreichen Lebensmitteln können Sie unter www.hanuko.de bestellen.

Bringt's mir bitte

Wer mit frischen Zutaten kochen möchte, aber keine Zeit zum Einkaufen findet, kann sich helfen lassen: Der bundesweite Lieferservice „HelloFresh" bringt Frisches – sauber verpackt und gekühlt – mit passenden Rezepten dazu. Es gibt Boxen in verschiedenen Größen (www.hellofresh.de).

Tricks durchschauen

Wer verkauft Zuckriges im Gesundheits-Tarnmantel? Mit welchen Tricks ködern Lebensmittelhersteller Kinder und leichtgläubige Eltern? Wer sich nicht mehr so oft reinlegen lassen will, guckt bei Foodwatch vorbei (www.foodwatch.de).

Alles Bio

Kein Bioladen in der Nähe? Ob Gemüse, Obst, Fleisch, Käse, Eier oder Brot – Bioprodukte kann man sich kistenweise liefern lassen. Anbieter in Ihrer Umgebung finden Sie unter www.gemüseabo.com.

Wilde Fische

Welchen Fisch kann ich noch guten Gewissens essen? Das erkennt man am Siegel – zum Beispiel MSC (Marine Stewardship Council). Gibt's nur für Wildfische, die nachhaltig und umweltgerecht gefangen wurden (www.msc.org/de).

impressum

Bibliografische Information der Deutschen Nationalbibliothek

Die Deutsche Nationalbibliothek verzeichnet diese Publikation in der Deutschen Nationalbibliografie. Detaillierte bibliografische Daten sind im Internet abrufbar: http://d-nb.info/1025362543

Heizmann, P. (2012)
Ich bin dann mal schlank im Job.
Gesund abnehmen am Arbeitsplatz.
Leipzig: Draksal Fachverlag
ISBN 978-3-86243-083-3

Verlag:
Draksal Fachverlag GmbH
Postfach 10 04 51
D-04004 Leipzig
www.draksal-verlag.de
mail@draksal-verlag.de

Fotos: Udo Bojahr
Art Director: Britta Schult
Redaktion, Realisation:
Journalistenbüro Hamburg
Schlussredaktion: Carina Heinrich
Rezepte: Sebastian Benthe (Koch),
Dipl.oec.troph. Hans-Joachim Jäger
(Rezeptentwicklung)
Fotoassistenz: Roland Herzog
Foodstyling: Christoph Hoefs
Litho: Alexia Nendza
Gesamtherstellung: Appl GmbH
Verantwortlich für den Inhalt:
Draksal Fachverlag GmbH